Susanne Regener
Visuelle Gewalt

Image

Susanne Regener (Prof. Dr. phil.), Kultur- und Medienwissenschaftlerin, ist Inhaberin des Lehrstuhls Mediengeschichte/Visuelle Kultur an der Universität Siegen.

Susanne Regener

Visuelle Gewalt. Menschenbilder aus der Psychiatrie des 20. Jahrhunderts

[transcript]

Bibliografische Information der Deutschen Nationalbibliothek
Die Deutsche Nationalbibliothek verzeichnet diese Publikation in der Deutschen Nationalbibliografie; detaillierte bibliografische Daten sind im Internet über http://dnb.d-nb.de abrufbar.

Umschlaggestaltung: Kordula Röckenhaus, Bielefeld
Lektorat: Michael Benthack
Korrektorat: Christina Natlacen, Dominika Szope
Satz: Gunnar Schmidt
Druck: Majuskel Medienproduktion GmbH, Wetzlar
ISBN 978-3-89942-420-1

Gedruckt auf alterungsbeständigem Papier mit chlorfrei gebleichtem Zellstoff.

Besuchen Sie uns im Internet:
http://www.transcript-verlag.de

Bitte fordern Sie unser Gesamtverzeichnis und andere Broschüren an unter:
info@transcript-verlag.de

INHALT

Vorwort

Dieses Buch beschreibt die historischen Vorstellungen von Anormalität und Krankheit, die mit Patientenbildern[1] aus psychiatrischen Krankenhäusern visualisiert wurden. Das Patientenbild entwickelte und stimulierte fortwährende definitorische Unterscheidungen zwischen normal und anormal. Darstellungen von psychisch Kranken beinhalten Zeichen und Kodes, die als Vorstellungen über nichtkonformes Rollenverhalten und Erwartungsnormen in diesem Buch dechiffriert werden. Die Fotografien stehen im Kontext zeitgenössischer Diskurse über Störungen gesellschaftlicher Prozesse, über psychiatrische Behandlungsformen und ärztliche Einschätzungen. Sie sind visuelle Bestandteile des Dispositivs Psychiatrie, Ergebnisse eines Institutionalisierungsprozesses, in dem Mediziner das Wissen über Wahnsinn mit der Macht seiner Regulierung verknüpfen.

Patientenfotografien entstanden in einer Institution, in der das Arzt-Patienten-Verhältnis durch verschiedene Praktiken wesentlich bestimmt war: 1. Der staatliche Zugriff unter dem Begriff der *Gemeingefährlichkeit* verband den psychisch Kranken mit der Vorstellung, dass von ihm eine unheimliche und allzeit zu erwartende Gefahr ausgehen würde. 2. Kranke wurden eingeliefert, weil ihr Verhalten nicht den gesellschaftlichen Normen entsprach. 3. Mediziner und Pflegepersonen der Institution Psychiatrie wurden selbst zu Disziplinierenden im Sinne der gesellschaftlichen Systemerhaltung von Normen.[2]

Die fotografische Bildproduktion vollzog sich in einem Zeitraum vom Ende des 19. Jahrhunderts bis in die 1970er Jahre. Man kann diese Phase auch als *Bildwerdung des Psychiatriepatienten* be-

1 In dieser Arbeit wird zugunsten der besseren Lesbarkeit das generische Maskulinum verwendet. Es sind damit immer, sofern nicht gesondert markiert beide Geschlechter gemeint.

2 Vgl. Klaus Dörner, Diagnosen der Psychiatrie. Über die Vermeidungen der Psychiatrie und Medizin, Frankfurt a.M. 1975, 34-46.

schreiben. Die fotografischen Ergebnisse dokumentieren nicht in einem quasi objektiven Sinn Krankheit, sondern sie sind Repräsentationen einer Machtinstanz. Die Visualisierungen und zugehörigen Diskurse verbleiben nicht allein in der Institution und im Wissensbereich der klinischen Psychiatrie. Sie gelangen darüber hinaus auch über Text- und Bildmedien wissenschaftlicher und populärkultureller Art in die allgemeine und öffentliche Blickkultur. Es ist die Blickkultur einer professionellen ärztlichen Praxis, die den Patienten als eingeschlossenen, kranken und anormalen Menschen konstituiert hat. Von dieser Geschichte der Bildwerdung handelt das vorliegende Buch.

Die Darstellung endet mit Bildern der Kernspintomografie. Psychische Krankheit wird in der Gegenwart nicht mehr am Gesichts- und Körperbild gedeutet, sondern am Bild vom Gehirn. Wissenschaft dringt in die Populärkultur ein, und die Privatsphäre wird zunehmend medikalisiert. Professionelle Deutungen und Diagnosen werden in populären Praktiken der Selbsthilfe zum Beispiel in Internetblogs diskutiert. Ärztliche und pharmazeutische Kompetenz mischen sich mit Laienberatungen.[3]

Meine Analysen sind interdisziplinär im Sinne des programmatischen Anspruchs der *Visual Culture Studies*. Es geht nicht nur um ein Verstehen der Geschichte der Bilder. Es handelt sich darüber hinaus um die Konstituierung eines neuen Objekts des Wissens, wie Irit Rogoff im Anschluss an Roland Barthes formuliert hat.[4] Die Visualisierungen entstanden zwar in der Psychiatrie, inhaltlich und ästhetisch entwarfen sie aber ein Gegenbild zum Normalen und Repräsentativen, d.h. sie waren vor dem Hintergrund oder in Kommunikation mit gesellschaftlichen normativen Anschauungen außerhalb der Anstaltsmauern entwickelt worden. Sie bewegten sich sowohl im abgeschotteten Raum der Anstalt als auch in (fach-)öffentlichen Publikationen und Ausstellungen. Die vielfältigen Verbindungen zwischen dem Patientenbild und Visualisierungen wie Textualisierungen in Alltag und Kunst herzustellen, ist der transdisziplinäre Anspruch vorliegender Kulturgeschichte. Es geht nicht darum, Quel-

3 Siehe z.B.: www.kompetenznetz-depression.de; www.verrueckt.de; www.psychiatriegespraech.de (20.3.2010).

4 Siehe Irit Rogoff, Studying Visual Culture, in: Nicholas Mirzoeff (Hg.), Visual Culture Reader, London/New York 1998, 14-26, hier: 15.

lenbefunde im Rahmen einer Medizingeschichte vorzustellen, sondern sie sollen unter dem Begriff *Visuelle Gewalt* eine neue Rahmung bekommen, mit der die vielfältigen Verflechtungen von Wissenschaft, Kunst und Populärkultur sichtbar werden. Hier wird die historische Blickkultur der Psychiatrie zum Objekt des Wissens.

Meine Forschungen zu diesem Buch begannen in den 1990er Jahren. Befunde aus Studien in Archiven in Dänemark, in Italien und in Deutschland werden mit bereits publizierten Quellen in historischen Lehrbüchern, Zeitschriftenaufsätzen und mit Forschungen zur visuellen Psychiatriegeschichte aus Europa und vereinzelt aus den USA zusammengebracht. Seit etwa zwei Jahrzehnten sind Landesarchive und medizinhistorische Institute in Deutschland und weltweit verstärkt um die Aufarbeitung der Geschichte einzelner psychiatrischer Einrichtungen bemüht. Fotografien aus dem Bestand der Anstalten und insbesondere Patientenfotografien werden dabei immer noch überwiegend illustrativ genutzt. Eher selten werden sie als besondere Amateurarbeiten vorgestellt oder mit Kunstfotografien verglichen.[5]

Die Studien des US-amerikanischen Historikers und Germanisten Sander L. Gilman zur Geschichte bildlicher Stereotype von Geisteskranken sind wichtige Inspirationsquelle und Vorarbeit zu dem was mich interessiert.[6] Gilmans Untersuchungen zur Physiognomik umfassen künstlerische Darstellungen (Gemälde, Zeichnungen und naturgemäß nur wenige Fotografien) von der Antike bis ins 19. Jahrhundert. Dieses Buch hingegen beschäftigt sich mit Bildzeugnissen, die ganz und gar nicht spektakulär im Sinne einer künstlerischen Qualität und publizistischer Aufmerksamkeit waren. Im Unterschied zu Gilman stammen meine Quellen aus wenig bekannten Institutionen der Zeit nach 1850. Gerade die von Laien gemachten,

5 Siehe z.B. Marie-Gabrielle Hohenlohe, Die vielen Gesichter des Wahns. Patientenportraits aus der Psychiatrie der Jahrhundertwende, Bern/Stuttgart/Toronto 1988; Bernhard Stumpfhaus, Wissenschaftliches Pathos – humanes Ethos. Die Anstaltsfotografien von Paul Kemmler, in: Marc Gundel (Hg.), Klimt – Schiele – Kokoschka. Akt – Geste – Psyche, Heilbronn 2006, 102-127; Helen Bömelburg, Der Arzt und sein Modell. Porträtfotografien aus der deutschen Psychiatrie 1880-1933, Stuttgart 2007.

6 Siehe u.a. Sander L. Gilman, Seeing the Insane, New York 1996, 225-235.

die nicht perfekten, die billigen, in Anstalten entstandenen Fotografien sind bislang noch selten analysiert worden und stehen in diesem Buch im Zentrum des Interesses. Die Bilddiskursanalyse, mit der ich exemplarisch Bildwelten aus europäischen Krankenhäusern des 20. Jahrhunderts befrage, ist ein multiperspektivischer Ansatz, der hermeneutische, semiotische und vergleichende Methoden kulturhistorischer Provenienz und der visuellen Ethnografie zusammenbringt.

Die thematischen Schwerpunkte sind in sich chronologisch aufgebaut. Das ist ein bewusstes Zugeständnis an gegenwärtige Lesepraktiken, das insgesamt zu einigen Redundanzen führt, thematisch aber in sich geschlossene Kapitellektüren erlaubt.

Das erste Kapitel (Leidenschaft und visuelle Gewalt) gibt einen Einblick in frühe Beschreibungen und Vorstellungsbilder von der (kranken) Seele. Kontinuitäten bezüglich einer physiognomischen Erfassung werden verdeutlicht und methodische wie terminologische Präliminarien zu Blickkultur, Bildakt und visuelle Gewalt eingeführt. Kapitel 2 (Anstaltsräume) ist eine Annäherung an die Institution und ihre Architektur: In welche Gebäude und Räume wurden die Kranken gebracht und eingeschlossen? Welche symbolischen Formen signalisierten den Ausschluss und welche architektonischen Details bildeten das Ambiente für die fotografische Performance? Einen historischen Überblick gibt Kapitel 3 (Der klinische Blick), in dem die verschiedenen Visualisierungsformen der institutionellen und wissenschaftlichen Fotografie exemplarisch für die Zeit von 1850 bis 1945 vorgestellt werden. Identifizierung, Stereotypisierung und Physiognomisierung machten aus dem Patientenbild visuelle Stereotype, die Teil unserer Vorstellungen vom Kranken sind. Kapitel 4 (Fotografien-wider-Willen) untersucht die Ordnungsmacht der Psychiatrie in den beiden ersten Jahrzehnten des 20. Jahrhunderts und die verschiedenen Entwicklungsstufen einer Auseinandersetzung mit der Wissensproduktion von seelischer Krankheit. Diese visuelle und schriftliche Praxis wird exemplarisch an Hand des überlieferten Bildmaterials einer hessischen Heil- und Pflegeanstalt erkundet. In Kapitel 5 (Vermittlungen) befasse ich mich mit Illustrationen in Lehrbüchern, die aus Krankenhausarchiven und persönlichen Krankenakten stammen.

Die Akteure dieser Bilderwanderungen waren Ärzte, die ihr Pflegepersonal schulten und wissenschaftliche Beiträge oder Lehrbücher publizierten und meistens einen Bezug zur Universität hatten. Als „Nomaden“[7] gerieten die Bilder in andere Medien und es ist nicht nur zu fragen, welche Funktion sie in diesen neuen Kontexten bekamen, sondern auch, wie die Blickkultur, die sich hier entfaltete als eine Art *Programm Patientenbild* nach außen fungierte. Damit ist die Arbeit von Ärzten an einer ästhetischen Form der Darstellung von Patienten und Patientinnen gemeint im Sinne einer taxonomischen Klassifizierung. Ähnlich wie Ethnologen des 19. und 20. Jahrhunderts nutzten auch Psychiater das Medium Fotografie dazu, wissenschaftliche Fakten zu schaffen und einen Machtanspruch über Krankheitsbilder zu verfestigen. Als „unveränderlich Bewegliches“ („immutable mobile“ – Bruno Latour) wurde eine Fotografie unabhängig von Raum und Zeit in verschiedene Umgebungen transferiert, ohne dass der ursprüngliche Repräsentationszusammenhang mit referiert wurde.[8] Die Bilder dienten zur Bestätigung einer Klassifizierung des psychisch Kranken sowohl innerhalb des institutionellen Wissensraumes als auch außerhalb in Fachpublikationen, Ausstellungen, wissenschaftlichen Filmen und Medienberichten.[9]

In Kapitel 6 (Normierte Leidenschaft) werden männliche Definitionen der Images und damit auch die Macht geschlechtsspezifischer Kolonisierung dargestellt, die in der Psychiatrie mit dem semantischen Entwurf von Anormalität verbunden waren. Folgenschwere Etiketten visualisierten eine Nicht- und Über-Weiblichkeit. Im 7. Kapitel (Zerstörung von Patienten) wird die psychiatrische Bildwelt unter dem Aspekt der Behandlungsform Lobotomie näher betrachtet. Lobotomie oder Leukotomie sind in höchstem Maße be-

---

7 Hans Belting, Bild-Anthropologie. Entwürfe für eine Bildwissenschaft, München 2001, 214.

8 Vgl. Elizabeth Edwards, Andere ordnen. Fotografie, Anthropologien und Taxonomien, in: Herta Wolf (Hg.), Diskurse der Fotografie. Fotokritik am Ende des fotografischen Zeitalters, Bd. 2, Frankfurt a.M. 2003, 335-355.

9 Das Verhältnis von Psychiatrie und Film kann hier leider nicht berücksichtigt werden. Siehe Hans J. Wulff, Konzeptuelle Modelle, semantische Analyse und Wissen. Ein Beitrag zur „strukturalen Lerngeschichte“ am Beispiel von Konzeptionen der psychischen Krankheit im Film, Münster 1985; Giovanni Maio, Zum Bild der Psychiatrie im Film und dessen ethischen Implikationen, in: Wolfgang Gaebel u.a. (Hg.), Stigma – Diskriminierung – Bewältigung. Der Umgang mit sozialer Ausgrenzung psychisch Kranker, Stuttgart 2004, 99-121.

drohliche und zerstörende und von Ärzten teilweise heute noch gerechtfertigte Operationspraktiken am Gehirn. An der Geschichte dieser Behandlungsform lässt sich ein biologistisches Menschenbild studieren, das gegenwärtig wieder Konjunktur erfährt.[10]

Die durch die Bildgeschichte geprägten *Images* des psychisch Kranken behalten bis heute ihre Wirkkraft – nicht zuletzt in fiktionalen Filmen, wo die übertriebene Grimasse, der irre Blick und die ungewöhnlichen Körperbewegungen zum Repräsentationsbestand der Zuweisung gehören. Filmische Phantasien überführen die historischen Vorstellungen in ein ikonisches physiognomisches Zeichen und bedienen sich dabei (bewusst oder unbewusst) aus dem kollektiven Bildarchiv – zum Beispiel im Falle der Figur McMurphy in *One flew over the Cuckoo's Nest* (Milos Forman, USA 1975) oder des Protagonisten James Cole im Science-Fiction-Film *Twelve Monkeys* (Terry Gilliam, USA 1995). In beiden Filmen wird übrigens die Produktion des Patienten durch die Anstalt kritisch thematisiert. In Spielfilmen wie *Girl, Interrupted* (James Mangold, USA/D 1999) lebt das kollektive Bildarchiv von verstörten Gesichtern, Zwangshandlungen und gewaltsamer Unterdrückung fort.

Zu unserem Alltag indes gehört ein Diskurs, der die Definition von gesundem Verhalten drastisch verengt und in der Folge Störungsarten und psychiatrische Diagnosen vehement ansteigen lässt.[11] Jederzeit können neue Aussagen und neue Bilder aktiviert werden, die Krankheit postulieren und das Individuum in einen visuellen Gewaltzusammenhang bringen. Von der Vorgeschichte solcher Erfahrungen mit Bildern und *Images* handelt dieses Buch.

Mein Dank geht an alle Archive, die mir mit Material, Bild- und Textquellen geholfen haben, in Deutschland, Dänemark, Italien, Österreich und in der Schweiz. Vor allem danke ich dem Team der *Bibliothek des Ärztlichen Vereins* in Hamburg für seine geduldige Unterstützung.

10 Siehe Jens Kuhn u.a., Tiefe Hirnstimulation bei psychischen Erkrankungen, in: Deutsches Ärzteblatt, 7 (2010), 105-113.

11 Vgl. Eva-Maria Schnurr, Wer ist noch normal? In: ZEIT Wissen, Nr. 2, Februar/März 2008, 12-23.

1. Leidenschaft und visuelle Gewalt. Zur Konstituierung des ärztlichen Blicks

Erforschung der Seele

Am Beginn der modernen Psychiatrie steht eine Definition des Menschen. Von der Aufklärung beeinflusst, wird der Mensch im Vergleich zum Tier qualifiziert:

„Das Geschäft des Athmens nehmlich und der Verdauung, so wie das der Fortpflanzung, theilt der Mensch, wie das Thier, mit der Pflanze; das der Empfindung und Bewegung, zum Behuf seiner Erhaltung, mit dem Thiere. Aber menschlich lebt er nur im Bewußtsein, und zwar auf den verschiedenen Stufen desselben, von denen die höchste zu erreichen, das Ziel seines Lebens ist.“[1]

Diese Zeilen schrieb 1818 der deutsche Arzt Johann Christian August Heinroth. Heinroth war einer der ersten Theoretiker, der sich nur langsam in der Academia etablierenden Psychiatrie. Er bezog Irresein auf soziale und moralische Ursachen.[2] Wer auf niedriger Stufe des Bewusstseins lebe, wie „das Kind, der rohe Mensch, das rohe Volk“ sei „bloß Aeußeres, bloß Object.“[3] Der Mensch würde sich jedoch erst durch die Herausbildung eines (Selbst-)Bewusstseins in der Welt entfalten. Voraussetzung sei, wie bei Kant, das frei handelnde Wesen, das ein Erkenntnisvermögen gegenüber der Welt hat. Heinroths Begriff vom „gesunden Seelenleben“ beruft sich auf ein Lebensgefühl, das als Einheit von Leib und Seele harmonisch und

---

1 F. G. A. [d. i. Johann Christian August] Heinroth, Lehrbuch der Störungen des Seelenlebens oder der Seelenstörungen und ihrer Behandlung, 1. Theil, Leipzig 1818, 3.

2 Siehe Klaus Dörner, Bürger und Irre. Zur Sozialgeschichte und Wissenschaftssoziologie der Psychiatrie, Frankfurt a.M. 1975, 273-281.

3 Heinroth, Lehrbuch, 4.

ungetrübt sei: „Es ist, als würde der Mensch aus einem Reich der Finsternis in ein Reich des Lichts, sein eigentliches Element, emporgehoben, wo er zuerst frey athmen und sich frey bewegen kann."[4] Das krankhafte Seelenleben hingegen sah er als Beschränkung: Beschränkung des Bewusstseins und der Vernunft, mithin ein sicherer Beweis dafür, dass dem Menschen „das Gefühl der Freyheit, nämlich die Seligkeit abgeht".[5] Dieser Mensch ist „in einem Zustande des Leidens begriffen, welcher *Leidenschaft* heißt"[6], schrieb Heinroth. Hier würde Krankheit entstehen, gleichsam eine Unfreiheit, die dazu führe, dass der Kranke sich über sich selbst und die Welt um ihn herum täuscht und einen Wahn entwickelt. *Leidenschaft* kennzeichnete in dieser Lehre eine Verstrickung des psychisch kranken Menschen mit Gegenständen der Welt. *Leidenschaft* nahm im Ursachenszenario von Wahnsinn eine besondere, moralische Rolle ein, das wurde im letzten Drittel des 18. Jahrhunderts schon ausgesprochen: Wahnsinn entsteht, weil „wir unsere Leidenschaften nicht bremsen oder mäßigen können."[7]

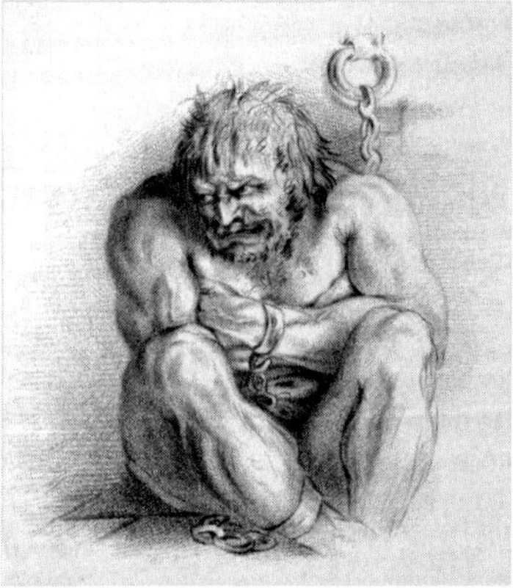

Abb. 1

4 Ebd., 18.

5 Ebd., 24.

6 Ebd., 26.

7 François Boissier de Sauvages, Nosologie méthodique, Bd. 7, Lyon 1772, 12, zit. n. Michel Foucault, Wahnsinn und Gesellschaft. Eine Geschichte des Wahns im Zeitalter der Vernunft, Frankfurt a.M. 1973, 226.

„Der Mensch ist nicht ruhig, wenn er nicht frey ist“[8] – dieser Kernsatz Heinroths lässt sich nicht nur als Quintessenz seiner religiös-anthropologischen Auffassung der Seelenkunde lesen, sondern ist zugleich ein Hinweis auf den Praxisraum, in dem er seine Erfahrungen machte. Und das war zu dieser Zeit noch die alte Irrenverwahrung, das Zuchthaus, in dem Arme, Vagabunden, Verbrecher, politische Abweichler, untreue Ehefrauen, Alkoholiker, psychisch Kranke und geistig Behinderte zusammengedrängt waren. Die Tobsüchtigen wurden zwar in gesonderten Zellen untergebracht, doch von Ruhe war keine Spur. Charles Bell visualisierte den unfreien Zustand mit einem ersten, überindividuellen Bild der medizinischen Ikonografie (Abb. 1). Der „madman“, wie ihn Charles Bell 1806 beschrieb, war an Ketten fixiert, von innerer Unruhe und Aggressivität durchdrungen. Ein Ausdruck von Wildheit und Grausamkeit würde ihn kennzeichnen, eine animalische Passion ihn beherrschen.[9]

In Deutschland war Heinroth der Erste, „der das Irresein auch in Beziehung auf die sozial-moralischen Normen und auf den Zustand der Gesellschaft überhaupt diskutiert, hier Identifizierungen zwischen Irren und ‚Normalen‘ vornimmt und die gesellschaftliche Integration der Irren thematisiert, so sehr all dies auch von ihm religiös überhöht wird.“[10] Zu den physischen Ursachen von Geisteskrankheit zählten in dieser Zeit erbliche Prädispositionen, Verletzungen, Alkoholismus, Masturbation; moralische Ursachen waren Trauer, Spielpassion, Eifersucht, enttäuschte Liebe, übertriebene Freude, Furcht.[11]

Blickkultur in der Psychiatrie

Gleichzeitig mit Überlegungen zur „Natur der Verrücktheit“ wurde diskutiert, wo Verrücktheit entsteht und wie sie sich zu erkennen gibt. Es war Heinroth wiederum selbst, der 1821 das Werk *De la folie* von Etienne Jean Georget übersetzte, in dem klinische Psychia-

8 Heinroth, Lehrbuch, 29.

9 Charles Bell, Essays on the Anatomy of Expression, London 1806, siehe auch: Sander L. Gilman, Disease and Representation. Images of Illness from Madness to AIDS, Ithaca/London 1988, 30-32.

10 Dörner, Bürger, 274.

11 Siehe James Cowles Pritchard, A Treatise on Insanity and other Disorders affecting the Mind, Philadelphia 1837, 132-139.

trie mit Vorstellungen physiognomischer Ausprägungen von Leiden zusammenfällt. Leitsatz wurde: Geisteskrankheit ist Hirnkrankheit und idiopathisch.[12] Weil man die genauen Funktionsmechanismen im Gehirn nicht kannte, sollte der Arzt seinen *Blick* auf den Kranken richten:

„Schwer ist es, die Physiognomie der Verrückten zu beschreiben. Man muß sie beobachten, um ein Bild von ihr zu haben. Die Individuen sind nicht mehr die Vorigen. Die Gesichtszüge sind anders gestellt, und das ganze Gesicht ist entstellt. Die Physiognomieen [sic!] sind fast ebenso verschieden, als die Individuen. Sie verändern sich nach den verschiedenen Leidenschaften und Vorstellungen, die die Kranken fesseln oder bewegen; ferner nach dem Charakter des Irreseyns, der Krankheitsperiode etc. Im Allgemeinen ist das Gesicht der Blödsinnigen geistlos und unbedeutend; das der Wüthenden, ebenso aufgeregt, wie ihr Geist, oft wie krampfhaft, ja convulsisch zusammengezogen. Bei den Stumpfsinnigen sind die Züge wie ertödtet und ohne Ausdruck. Das zusammengezogene Gesicht der Melancholischen trägt das Gepräg des Schmerzes oder des tiefen Sinnens. Der mit Monomanie Behaftete hat als König ein stolzes, hohes Ansehen; als Devot, ein demüthiges, mit dem er zum Himmel oder zur Erde starrend, betet; als Furchtsamer, schüchtern zur Seite blickend, flieht. So viel im Allgemeinen. *Man muß sehen* [SR].“[13]

Georget schrieb die Kontinuität der Physiognomik aus dem 18. Jahrhundert fort und begründete den, von Claudia Schmölders so benannten „synoptischen Blick des Fachmanns“.[14] „Man muss sehen“ wurde zum Grundgedanken einer Verbindung von sichtbaren (Gesicht, Körper) und unsichtbaren (Charakter, Seelenleiden) Elementen. So genannte Menschenkenntnis wurde im 19. Jahrhundert

12 Siehe Werner Leibbrand/Annemarie Wettley, Der Wahnsinn. Geschichte der abendländischen Psychopathologie, Erftstadt o.J., 441 f.

13 [Étienne-Jean] Georget, Ueber die Verrücktheit: ihren Sitz, ihre Zufälle, ihre Ursachen, ihre Verschiedenheit vom hitzigen Delirium; ihre Behandlung; nebst Resultaten von Leichen-Oeffnungen, Leipzig 1821, 69.

14 Claudia Schmölders, Das Vorurteil im Leibe. Eine Einführung in die Physiognomik, Berlin 1995, 54-67; Achim Barsch/Peter M. Hejl, Zur Verweltlichung und Pluralisierung des Menschenbildes im 19. Jahrhundert. Einleitung, in: dies. (Hg.), Menschenbilder (1850-1914), Frankfurt a.M. 2000, 7-90, hier: 17-22.

mit der Physiognomik verbunden und als Paradigma spielte sie auch im 20. Jahrhundert eine wichtige Rolle, wenn fachmännisches Sehen beschrieben wurde. Anthropologen stellten im 19. Jahrhundert erste fotografische Typenbilder, das heißt Ansichten vom (nackten) Körper mit dem Ziel her, den menschlichen Körper wissenschaftlich einzuordnen.[15] Im 20. Jahrhundert wollte die Typenforschung Ernst Kretschmers einen Zusammenhang von Leib/Physiognomie und Seele erklären.[16] Der synoptische Trend in der psychiatrischen Diagnostik, der durch die Konzeption der Körperbautypen („leptosom, athletisch, pyknisch") gesteigert wurde, lebte auch nach dem Ende des Zweiten Weltkrieges fort.

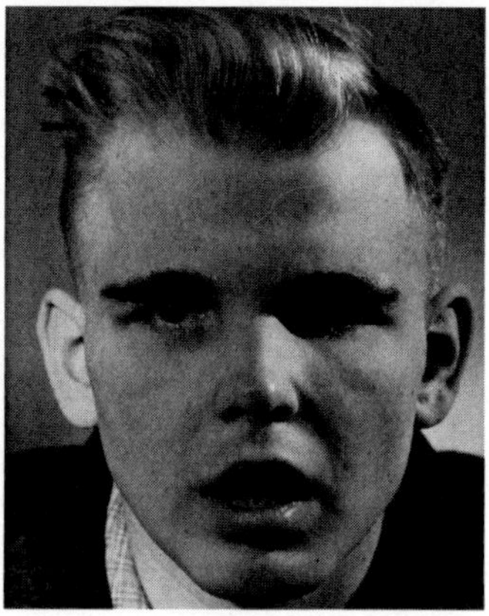

Abb. 2

Gerhard Mall war in den 1940er Jahren Mitarbeiter von Kretschmer und wie dieser Rassenhygieniker. Mall trat 1949 als Konstitutionsforscher auf und veröffentlichte 1967 als Direktor der *Pfälzischen Nervenklinik Landeck* (Klingenmünster) die psychiatrische Physiognomikstudie *Das Gesicht des seelisch Kranken*. Von jeweils mehreren Fotos einer Patientin oder eines Patienten, hergestellt von einem „Kunstphotographen" (Julius J. Weitmann), wurde für das Buch

15 Siehe Hartmut Krech, Lichtbilder vom Menschen. Vom Typenbild zur anthropologischen Fotografie, in: Fotogeschichte, Jg. 4, H. 14 (1984), 3-15.

16 Siehe Ernst Kretschmer, Körperbau und Charakter. Untersuchungen zum Konstitutionsproblem und zur Lehre von den Temperamenten, 3. Aufl., Berlin 1922.

eine Schwarz-Weiß-Fotografie ausgesucht und einem Text zugeordnet.[17] Das Bild hat nach Mall immer ein Defizit: Der Ungeübte, der Laie erkennt nicht das, was der Professionelle, der Fachmann sieht. Malls Text soll erläutern, was der Arzt sieht. Ähnlich wie bereits Georget hundertfünfzig Jahre früher war Mall davon überzeugt, dass ein Kranker anders ist, fremd: „Wer auch immer mit psychisch Kranken in Berührung kommt, wird besonders bei der ersten Begegnung von dem Eindruck des Fremdartigen, Seltsamen, vielleicht des Unheimlichen oder Abstoßenden angemutet."[18] Immer wieder, so die Argumentation, würde sich das, was der Psychiater sieht, der Kamera entziehen. Im Zusammenspiel von Gesichts-/Bildanalyse und Fotografie entfalte sich der souveräne Blick des Arztes. Ein Blick, der, wie Michel Foucault ausführte, nach den Gesetzen von normal und anormal klassifiziert und ein Tableau entwirft, das nach Ähnlichkeiten strukturiert ist.[19]

Dieses visuelle Ereignis sieht bei Gerhard Mall folgendermaßen aus (Abb. 2): Die rechte Buchseite zeigt ein formatfüllendes Gesichtsporträt so beleuchtet, dass das linke Auge des Porträtierten verschattet ist und Mund, Augenbrauen und Nasolabialfalten hervortreten bzw. verschwinden. Auf der linken Text-Seite werden stichwortartig „Diagnose, Konstitution, Krankheitsbeginn, Verlauf, jetziges Krankheitsbild, Gesicht" beschrieben („Diagnose: Depressive Hebephrenie"). Krankheit, Blick und fotografische Vorlage ergaben für Mall eine Einheit. Die Beschreibung zu Abbildung 2 lautet:

„Gesicht: Eiform. Breite hohe Stirn mit hohen Schläfenwinkeln. Das strähnige, harte Kopfhaar wächst dabei tief in die Stirnmitte hinein. Ungewöhnlich buschige Augenbrauen beiderseits. Die Augenachsen steigen beiderseits nach median etwas an. Beide Augen sind verhängt. Unter der hypoplastischen Nase wird der kleine Mund in der Regel schlaff offen gehalten. Beide Nasolabialfalten sind verstrichen. Das Untergesicht wirkt

17 Siehe Gerhard Mall, Das Gesicht des seelisch Kranken, Konstanz 1967. Aus 2400 Aufnahmen wurden für 119 Fälle charakteristische Fotos ausgesucht.

18 Ebd., 9.

19 Siehe Michel Foucault, Die Geburt der Klinik. Eine Archäologie des ärztlichen Blicks, Frankfurt a.M. 1988, 21-23.

infantil, amorph, wenig geformt. Beinahe völlig fehlende Behaarung an Kinn und Oberlippe. Ratlos verblasener Gesichtsausdruck.“[20]

Hier wurden der Wissenschaft quasi Augen eingesetzt, denn es ging nicht nur darum *zu sehen, sondern zu begründen*. Das ist die „Souveränität des Blicks“[21], die Foucault meint, die den professionellen vom Laien-Blick scheidet. Die Bilder von psychiatrischen Patienten erzeugen eine Realität, die erst durch die Beschreibung des Arztes Sinn generiert und eine Diagnose behaupten lässt. Perspektive, Ausleuchtung, Retusche und Bildausschnitt werden in einen ursächlichen Zusammenhang zur Krankheit gebracht. Der Kunsthistoriker Horst Bredekamp spricht von einem „Bildakt“, wenn es bei der Abbildung auch um Erzeugung von Geschichte, von Körpern geht.[22] Welchen Duktus und welche spezifische Ästhetik die Patientenbilder historisch auch hatten – das wird in den folgenden Kapiteln gezeigt –, eines war ihnen gemeinsam: Sie wurden zum Zweck der Bilderzeugung von Anormalität, von Geisteskrankheit, von seelischem Leid angefertigt. Im Bildakt ist eben nicht nur eine Spur von etwas aufzufinden, wie Susan Sontag die Fotografie definierte[23], sondern der Bildakt erzeugt normative Vorstellungen, die das kollektive Bildgedächtnis prägen.

Fotografie wurde als Medium für medizinische physiognomische Studien im 20. Jahrhundert bevorzugt.[24] In den 1970er Jahren, als ausgehend von Italien ein neuerlicher Reformprozess in der Psychiatrie einsetzte, veränderte sich der Blick auf Patienten. Historische Muster der Unterwerfung wurden kritisiert und solch radikale Vorschläge gemacht wie die Abschaffung des Arzt-Patienten-Ver-

20 Mall, Gesicht, 130.

21 Foucault, Klinik, 102.

22 Horst Bredekamp in zwei Gesprächen mit Ulrich Raulff: Handeln im Symbolischen. Ermächtigungsstrategien, Körperpolitik und die Bildstrategien des Krieges, in: Kritische Berichte. Zeitschrift für Kunst- und Kulturwissenschaften, Jg. 33 (2005), 5-11, hier: 8 f.

23 Siehe Susan Sontag, Das Leiden anderer betrachten, München/Wien 2003, 31.

24 Siehe Theodor Kirchhoff, Lehrbuch der Psychiatrie für Studirende und Aerzte, Leipzig/Wien 1892, VII.

hältnisses.[25] Wo die hierarchischen und Machtgrenzen aufgehoben waren, wurde Fotografie zum Zweck des Krankheitsbeweises diskreditiert.

„Man muss sehen"

Zum Prozess des fotografischen Aktes[26] gehörte eine Einübung von Ärzten in das fachspezifische Sehen: Die Produktion des Bildes erforderte eine Ausbildung des ärztlichen Blicks. Unter Blickkultur ist das Zusammenspiel von Formen der Wahrnehmung und der Darstellung zu verstehen, das in der ärztlichen Praxis entstand.[27] Die „Beobachtung am Krankenbette", so schrieb um 1900 der deutsche Psychiater Emil Kraepelin, würde die entscheidenden Kenntnisse über Krankheitsformen liefern. Der Arzt sollte mit einer gewissen Vorhersagekraft Zustand und gesundheitliche Entwicklung des Patienten wahrnehmen und damit zu einer „wissenschaftlichen und praktischen Beherrschung des Krankheitsbildes" gelangen.[28] Wahrgenommen werden sollte die ganze Persönlichkeit des „geistig kranken Patienten", wie der Bremer Psychiater Friedrich Scholz den Blick im Vergleich zur Aufmerksamkeit gegenüber körperlichen Krankheiten qualifizierte: „Hier [in der Psychiatrie] tritt der Arzt dem Kranken näher, hier schärft sich sein Blick für Besonderheiten, die in keinem Lehrbuche erwähnt sind, aber doch ganz allein dem Falle sein eigenthümliches Gepräge aufdrücken. Hier lernt der Arzt die wahrhaft esoterische Kunst des Individualisierens."[29] Laut Scholz ist der Arzt damit beschäftigt, ein allgemeines Krankheitsbild mit einem konkreten Patienten in Einklang zu bringen. Die Individualisierung wird dann wieder in ein allgemeines Bild überführt.

---

25 Siehe Jörg Bopp, Antipsychiatrie. Theorien, Therapien, Politik, 2. Aufl., Frankfurt a.M. 1982.

26 Philippe Dubois, Der fotografische Akt. Versuch über ein theoretisches Dispositiv, Amsterdam/Dresden 1998, 68.

27 Siehe Susanne Regener, Bildgedächtnis, Blickkultur. Fotografie als intermediales Objekt, in: Historische Anthropologie. Kultur – Gesellschaft – Alltag, 14. Jg. (2006), 119-132.

28 Emil Kraepelin, Psychiatrie. Ein Lehrbuch der Psychiatrie für Studierende und Ärzte, Bd. 1, 7. vielf. umgearb. Aufl., Leipzig, 1903, 3.

29 Friedrich Scholz, Lehrbuch der Irrenheilkunde für Aerzte und Studirende, Leipzig 1892, 8.

Mitte des 20. Jahrhunderts wurde aus der Maxime Georgets „man muss sehen“ ein selbstbewusstes Statement im Sinne von „ich sehe alles – auf einen Blick“. Der Münchner Psychiater Kurt Kolle gab 1955 in seinem Lehrbuch Anweisungen für das Wahrnehmen und Beschreiben in der klinischen Praxis, die das Oszillieren zwischen Individuum und Typus verdeutlichen:

„Der Kranke betritt das Sprechzimmer des Arztes. Mit einem Blick sehe ich ungefähr (z.B. an der Kleidung und Umgangsformen), welchen Beruf er bekleidet, welchen Alters er sein mag. Schon durch dieses Beachten äußerer Merkmale wird mein diagnostisches Denken in bestimmte Bahnen gelenkt. [...] Neben vielen Einzelheiten, die ich unbestimmt oder bestimmt wahrnehme, vielleicht schon einordne, vermittelt sich mir zunächst ein *Gesamteindruck von der Persönlichkeit* des Menschen, der mir da entgegentritt (oder dem ich am Krankenbett gegenüberstehe). [...] Ich sehe, ob der Kranke aufrecht oder gebeugt geht, sich langsam oder hastig, steif oder zittrig bewegt. So hat sich, ob ich will oder nicht, unversehens schon in mir die Frage geregt, ob der Kranke einen bestimmten *Typus* darstellt. [...] Viele Kranke, die den Nervenarzt aufsuchen (oder zu ihm geschickt werden) bieten auch dem geschultesten ärztlichen Blick zunächst nichts Abnormes dar. Alles Wesentliche ist in der ‚*Vorgeschichte*‘ enthalten. Eine gute Vorgeschichte aufzunehmen, gilt mit Recht als eine besondere Kunst.“[30]

Dieser ärztliche Blick, der den Kranken in seiner Zeichenhaftigkeit erfasst, bereitet das Feld für die Nutzbarmachung visueller Medien. *Sehen* und *Wissen* werden durch den Gebrauch der Sprache und auch durch den Gebrauch der Fotografie insofern miteinander verbunden, als eine „operationale Herrschaft über die Dinge“ gewonnen wird. Laut Foucault standen in der klinischen Praxis das Wort und das Schauspiel in einem prekären Verhältnis, weil man dort glaubte, dass „alles *Sichtbare aussagbar* ist.“[31] Dass man alles Sichtbare in Sprache umsetzen könnte, war allerdings immer nur der „Traum eines Denkens“, der durch die Anwendung der Fotografie in der Medizin ab Mitte des 19. Jahrhunderts ein Vehikel erfährt. Naturge-

30 Kurt Kolle, Psychiatrie. Ein Lehrbuch für Studierende und Ärzte, 4. Aufl., München/Berlin 1955, 349-351.

31 Foucault, Klinik, 129 f.

treue Abbildung des Patienten und Dokumentation des ärztlichen Blicks waren die gepriesenen Funktionen des Mediums.[32]

Zum Bildakt gehört auch wesentlich die Interpretation des Bildes: Mit der Beschreibung oder Legende des Bildes wurde der Blick des Arztes nicht nur dokumentiert, sondern auch seine Machtposition gegenüber *seinen* Kranken manifestiert. Mit der Patientenfotografie wurde im psychiatrischen Diskurs eine Visualisierungsstrategie entwickelt, die der disziplinarischen Gesellschaft eigen ist: Die Fotografie verfolgte das Leben des Individuums in der Anstalt und dokumentierte seinen Heilungsprozess und seine Wiedereingliederung in die Gesellschaft.[33]

Visuelle Gewalt – Zum Forschungsansatz

In diesem Buch werden die Visualisierungen von Patientinnen und Patienten als „integrales Element im Prozess der Wissensproduktion"[34] einer Bilddiskursanalyse unterzogen. Gefragt wird nach der Konstruktion des Menschenbildes in der Psychiatrie. Der Soziologe Erving Goffman zählte in den 1960er Jahren die „totale Institution" Psychiatrie zu jenen „Treibhäuser[n], in denen unsere Gesellschaft versucht, den Charakter von Menschen zu verändern. Jede dieser Anstalten ist ein natürliches Experiment, welches beweist, was mit dem Ich des Menschen angestellt werden kann."[35] Der Zugriff auf das Bild, das sich Ärzte in der Anstalt vom Patienten machten, vollzog sich im Dialog mit gesellschaftlich anerkannten, konventionellen Porträts. Die medizinischen Porträts sind nicht nur durch die körperliche Mimesis – etwa im Vergleich zu abstrakten, naturwissenschaftlichen Bildern – etwas Besonderes. Sie sind auch etwas

---

32 Ludwig Jankau, Die Photographie im Dienste der Medizin, in: Internationale Medizinisch-photographische Monatsschrift, 1. Jg. (1894), 1-8, hier: 3.

33 Siehe Michel Foucault, Die Macht der Psychiatrie, Frankfurt a.M., 2005, 120 f.

34 Bernd Hüppauf/Peter Weingart, Wissenschaftsbilder – Bilder der Wissenschaft, in: dies. (Hg.), Frosch und Frankenstein. Bilder als Medium der Popularisierung von Wissenschaft, Bielefeld 2009, 11-43, hier: 21.

35 Erving Goffman, Asyle. Über die soziale Situation psychiatrischer Patienten und anderer Insassen, Frankfurt a.M. 1973, 23.

Besonderes, weil sie vor dem Hintergrund öffentlicher Bildkonventionen und moralischer und normativer Vorstellungen entstanden sind. Zwar haben sie den fachwissenschaftlichen Rezeptionsrahmen weitestgehend nicht verlassen, sind aber als Dokumente gesellschaftlicher Wertvorstellungen zu lesen. Jedes Porträtfoto im Stile eines Passfotos hätte heute in der Institution Psychiatrie die Konnotation einer disziplinarischen Maßnahme. Gewalt wäre nicht als sichtbare Handlung im Bild, wohl aber im Sinne einer Zuordnung: das Individuum in der Gewalt der Institution.

Der Gewaltbegriff, den ich hier verwende, hat strukturelle und kulturelle Komponenten. Ich beziehe mich auf die Soziologin Gertrud Nunner-Winkler, die in einer allgemeinen Erweiterung des Gewaltbegriffs mit Rekurs auf Johan Galtung strukturelle Gewalt definiert: Gewalt ist im System, beispielsweise in dem der Psychiatrie eingebaut und äußert sich in ungleichen Machtverhältnissen.[36] Durch Einweisung in die Anstalt wird der Körper des Individuums vereinnahmt. Der Mensch gerät – mit Foucault gesprochen – in ein medizinisch-staatliches Feld, das durch die „Koppelung des psychiatrischen Wissens und der psychiatrischen Macht, der administrativen Ermittlungen und der administrativen Macht gebildet wird."[37] Die Gewalt in der Psychiatrie des 20. Jahrhunderts konnte zu physischer Schädigung führen, etwa, wenn Patienten gewaltsam vor die Kamera gezerrt wurden oder therapeutische Maßnahmen bis hin zu operativen Eingriffen Gegenstand der Visualisierung waren. Psychische Beeinträchtigung war mit dem Fotografieren verbunden, wenn Patienten im Bett oder nur halb bekleidet oder nackt fotografiert wurden. Die meisten Patienten stammten aus unteren sozialen Schichten; selbst wenn sie bzw. ihre Angehörigen um Erlaubnis gebeten wurden, hatten sie zumeist nur wenig Fotografie-Erfahrung für eine selbstbestimmte Performance. Sie waren außerdem in der Institution einem Machtungleichgewicht ausgeliefert, das durch Zwangsjacke, Elektroschock, Medikation und Verhaltensmaßregeln

36 Siehe Gertrud Nunner-Winkler, Überlegungen zum Gewaltbegriff, in: Wilhelm Heitmeyer/Hans Georg Soeffner (Hg.), Gewalt. Entwicklungen, Strukturen, Analyseprobleme, Frankfurt a.M. 2004, 21-61, hier: 23 f.

37 Foucault, Macht, 145.

selbstbestimmtes Handeln einschränkte. Die Patientenfotografie ist insofern eine *Fotografie-wider-Willen*[38], Fotografie unter Zwang.

Gewalt entsteht auch schon dort, wo Eingriffe des Ein- und Ausschließens vollzogen werden. Nach Zygmunt Bauman haben wir es hier mit Ordnungsstiftung durch Klassifikationen zu tun, die Nunner-Winkler als kulturelle Gewalt bezeichnet.[39] Jan Philipp Reemtsmas Begriff der „lozierenden Gewalt“ lässt sich immer dann auf die historische Situation der Psychiatrie anwenden, wenn Gewalt und Macht über den Ort des Anderen bestimmen und ihn zum Spielball von Interessen machen.[40] Formen der Abgrenzung, der Klassifizierung, der Ordnungsregelungen und Typifizierungen von Menschen werden für die Betrachtung der visuellen Zeugnisse in diesem Buch immer wieder zum Thema: *Visuelle Gewalt* ist Chiffre für Modi der Wahrnehmung, Behandlung und Darstellung von Patienten und Patientinnen in der Psychiatrie. Den Gewaltbegriff kann man für diesen Prozess der Bild- und Blickkultur nur weit fassen: „Gewalt liegt zu Grunde, wenn Menschen hinnehmen müssen, dass Sachen mutwillig zerstört, sie selbst körperlich oder seelisch verletzt, ausgegrenzt oder unzureichend gefördert werden.“[41]

Unter *visueller Gewalt* verstehe ich die Bildwerdung des Patienten als inferiorer Mensch. Bei den wenigsten Fotos wurde physische Gewaltanwendung ins Bild gebracht; bei den meisten Fotos können wir nur erahnen bzw. über Kontexte erschließen, welche Prozeduren der Bildwerdung vorausgegangen sind. Die Blickkultur der Psychiatrie ist eine diskursanalytisch zu ermittelnde Praxis der Ärzte, die *ihre Fälle* visuell und textuell vorstellten. Die fotografierenden Mediziner (oder Pflegekräfte) waren Amateure, Laien, die „Interesse und Neigung zu solchen Aufnahmen pathologischer Zustände“ hatten. Sie versicherten sich gegenseitig, gelungene und charakteristi-

---

38 Den Begriff habe ich an anderer Stelle für Polizei- und Gefängnisfotografien eingeführt; siehe Susanne Regener, Fotografische Erfassung. Zur Geschichte medialer Konstruktionen des Kriminellen, München 1999, 16.

39 Nunner-Winkler, Überlegungen, 22 f.

40 Siehe Jan Philipp Reemtsma, Vertrauen und Gewalt. Versuche über eine besondere Konstellation der Moderne, Hamburg 2009, 108-116.

41 Nunner-Winkler, Überlegungen, 24.

sche Aufnahmen präsentieren zu können.[42] Das heißt, die Ärzte machten sich auch auf dem Gebiet der Visualisierung zu professionellen Experten: Der Blick, der Text und das Bild bildeten eine tendenziell hermetische Einheit. Der fotografierende Arzt war selbst Teil der visuellen Kultur.[43]

Die Patientenfotografien sind Teil des Macht-Wissens-Dispositivs der Psychiatrie. Sie sind Ergebnisse visueller Gewalt. Was legitimiert ihre erneute Reproduktion? In Auseinandersetzung mit Susan Sontag plädiert die Historikerin Cornelia Brink für einen umfassenden und ethisch sorgfältigen Umgang mit der Quelle Fotografie. Dem ist grundsätzlich zuzustimmen. Ihr Fazit lautet: Historische Bilder physischer und psychischer Gewalt – und sie bezieht sich dabei auf den von mir eingeführten Begriff *Fotografie-wider-Willen* – sollten in der heutigen wissenschaftlichen Diskussion nicht unbedingt gezeigt werden: „Man braucht gute Gründe, um manche Fotos zu zeigen. ‚Bislang nie gezeigte Bilder' zu präsentieren, ist ein Argument für den Buch- oder Fernsehmarkt, nicht notwendig auch eines für Historiker."[44] Sie argumentiert mit einem Umstand, dem sich Bildwissenschaftler heute logischerweise ausgesetzt sehen: dass man nachträglich auf die Bildquelle schaut und „mit der Analyse selbst etwas zu sehen" gibt.[45] Dieses Argument überzeugt mich nicht. Gegenwärtige Bild- und Blickkultur sind in meinem Wissenschaftsverständnis notwendiger Teil einer kritischen und selbstreflektierten Analyse – historische Bilddiskursanalyse macht überhaupt erst die Sicht frei auf die Gewalt- und Machtverhältnisse, die sich den psychiatrischen *Fotografien-wider-Willen* offenbaren. Die Spezifik eines (fotografischen) Bildes lässt sich eben nicht durch Beschrei-

42 Siehe z.B. Wilhelm Erb, Zur Einführung, in: S[iegfried] Schoenborn/Hans Krieger (Hg.), Klinischer Atlas der Nervenkrankheiten, Heidelberg 1908, IV.

43 Siehe Valentin Gröbner, Ungestalten. Die visuelle Kultur der Gewalt im Mittelalter, München/Wien 2003. Zur Bilddiskursanalyse siehe: Sabine Maasen/Torsten Mayerhauser/Cornelia Renggli, Bild-Diskurs-Analyse, in: dies. (Hg.): Bilder als Diskurse. Bilddiskurse, Weilerswist 2006, 7-26.

44 Cornelia Brink, Vor aller Augen. *Fotografien-wider-Willen* in der Geschichtsschreibung, in: WerkstattGeschichte 47 (2007), 61-74, hier: 74.

45 Ebd., 73.

bung ersetzen. So wie wir auch Texte, die von Gewalt sprechen, (seltsamer Weise meist ohne Bedenken) zitieren und analysieren, so müssen wir auch die gewaltvollen Bilder unserer Welt durch Reproduktion anerkennen und uns über ihre Bedeutung für uns heute verständigen.[46]

Selbstverständlich gibt es dabei jedes Mal aufs Neue ethische Fragen zu berücksichtigen. Der Neuheitswert einer *Fotografie-wider-Willen* allein sollte in der Tat keine Reproduktion rechtfertigen, unabhängig ob nun im wissenschaftlichen oder nicht-wissenschaftlichen Zusammenhang. Die hier reproduzierten Bilder verweisen auf gewaltvolle Verhältnisse und Diskurse der Ausgrenzung und Diskriminierung, ohne die sie nicht hätten entstehen können und an die dieses Buch so konkret wie möglich erinnern will. Ich habe mich im Austausch mit anderen Wissenschaftlern und Wissenschaftlerinnen entschieden, die Abbildungen nicht zu vergrößern, ich anonymisiere die Fotos und respektiere den Datenschutz für Fotografien nach 1945. Ich gehe exemplarisch vor, es gibt viele von mir gesehene Fotos, die ich hier nicht zeige, wohl aber beschreibe und in die Interpretation der reproduzierten Bilder einbeziehe. Im Verzeichnis der Abbildungen sind die jeweiligen Bildunterschriften dokumentiert. Zeigen von und Sprechen über *Fotografien-wider-Willen* bedeuten Annäherung an eine Geschichte institutioneller Einstellungen zu Krankheit und Anormalität, indem zeitgenössische Ordnungen und besonders der „Wille zur Wahrheit“[47] als diskursbestimmende Prozeduren betrachtet werden. Die Analyse ist selbstverständlich durch den Blick der Forscherin geprägt.

---

46 Georges Didi-Huberman hat das exemplarisch für vier Fotografien geleistet, die Mitglieder des Sonderkommandos von Auschwitz-Birkenau 1944 gemacht haben, Er argumentiert damit, dass wir wissenschaftlich Schreibenden uns den grausamen Bildern annähern ohne sie anzueignen: „Diese Bilder werden immer erschütternde Bilder des anderen bleiben: Ihre Fremdheit selbst aber hat verlangt, dass wir uns ihnen annähern.“ Georges Didi-Huberman, Bilder trotz allem, München 2007, 130.

47 Michel Foucault, Die Ordnung des Diskurses, 9. Aufl., Frankfurt a.M. 2003, 16.

2. Anstaltsräume. Ordnen, Überwachen, Camouflage

„Befreiung der Geisteskranken von den Ketten“

Der französische Arzt Philippe Pinel leitete seine philosophisch-medizinischen Ausführungen mit der Beschreibung jener ersten Eindrücke ein, die er 1792 an seinem Arbeitsplatz, dem Pariser Spital *Bicêtre* gewann:

„Alles stellte mir ein Bild der Verwirrung und des Chaos dar. Dort waren tiefsinnige und stille Wahnsinnige; hier Rasende mit wilden Gebährden und in einem immerwährenden Delirium; bey andern waren alle Kennzeichen einer gesunden Urteilskraft mit vollen Aufwallungen verbunden, wieder anderswo ein Zustand von Nullität, und von stumpfstem Blödsinn zu sehen.“[1]

Pinel kritisierte den Ort der bloßen Verwahrung von Kranken und ihrer undifferenzierten Behandlung. Damit stand er nicht allein – überall in Europa wurden um 1800 Missstände angeprangert. William Alexander Francis Brownes Beschreibung der Ausstattung eines frühen Asyls gilt als exemplarisch:

„The building was gloomy, placed in some low, confined situation, without windows to the front, every chink barred and grated – a perfect gaol. As you enter, the creak of bolt, and the clank of chains are scarcely distinguishable amid the wild chorus of shrieks and sobs which issue from every apartment. […] And if you ask where these creatures sleep, you are led to a kennel eight feet square, with an unglazed air-hole eight inches in diameter; in this, you are told, five women sleep. The floor is covered, the

1 Philippe Pinel, Philosophisch-Medicinische Abhandlung über Geistesverirrungen oder Manie, Wien 1801, 1 f.

walls bedaubed with filth and excrement; no bedding but wet decayed straw is allowed, and the stench is so insupportable, that you turn away and hasten from the scene. Each of the sombre colours of this picture is a fact. And those facts are but a fraction of the evil's which have been brought home to asylums as thy were."[2]

Ein schauriger Ort für Geisteskranke vor der Reform wird hier beschrieben, von Gefängnis, Stall, Hundehütte ist die Rede, wo die Kranken wie Tiere eingepfercht wurden: Es stank, quietschte, lärmte, klapperte. In den aufklärerischen Schriften wurde emotional argumentiert, getragen von Bekenntnissen zu Barmherzigkeit und Philanthropie. 1803 entwarf der Mediziner Johann Christian Reil ein literarisches Bild über die Gefühllosigkeit in deutschen Irrenanstalten:

„Diese Unglücklichen werden wie Staatsverbrecher in Buchten, in Gefängnisse geworfen, wo nie das Auge der Humanität durchdringt. Dort kommen sie unter der Last der Ketten, die ihre Glieder zerreissen, in ihrem eigenen Schmutz um. Ihr Gesicht ist bleich, abgemagert und sie erwarten mit Ungeduld den Augenblick, der ihrem Unglück ein Ende macht und unsere Schande bedeckt. [...] Bunt sind diese Unglücklichen unter einander geworfen, nur die Furcht hält sie in Ordnung. Peitschenhiebe, Ketten sind die einzigen Ueberzeugungsmittel, die von ebenso barbarischen, als unwissenden Aufsehern bei diesen Unglücklichen angewandt werden."[3]

Die Verhältnisse der Irrenverwahrung in Europa am Anfang des 19. Jahrhunderts wurden als Machtsituation beschrieben; die Ketten, mit denen die Kranken gleich den Verbrechern diszipliniert wurden, avancierten zum Symbol der Inhumanität.

---

2 William Alexander Francis Browne, What Asylums were, are, and ought to be. Five Lectures delivered before the Managers of the Montrose Royal Lunatic Asylum, Edinburgh 1837, 132 f.; siehe Andrew Scull (Hg.), The Asylums as Utopia. W. A. F. Browne and the Mid-Nineteenth Century Consolidation of Psychiatry, London/New York 1991.

3 Johann Christian Reil 1803, zit. n. E. Esquirol, Die Geisteskrankheiten in Beziehung zur Medizin und Staatsarzneikunde, 2 Bde, Berlin 1838, hier: Bd. 2, 211. Esquirol gibt im Anschluss daran noch weitere Beobachtungsbeispiele aus Deutschland, England, Frankreich.

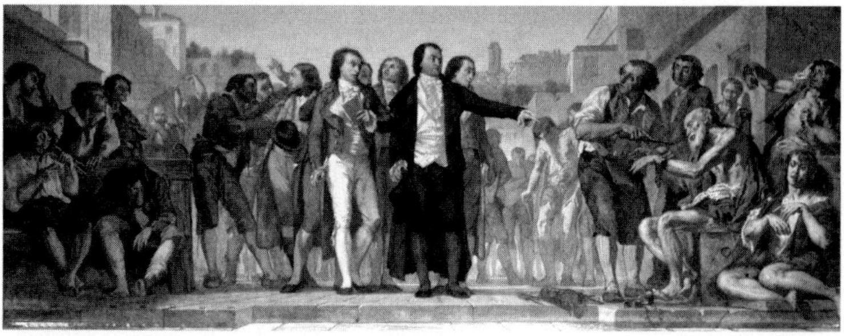

Abb. 1

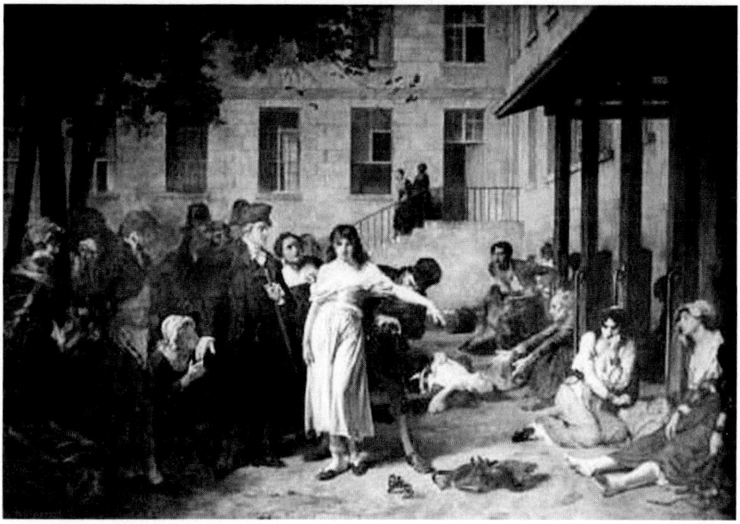

Abb. 2

Die Kritik an diesen Zuständen führte in den 1780er und 1790er Jahren zuerst in Florenz (Vincenzo Chiarugi), Genf (Abraham Joly) und in Paris (Philippe Pinel) zu praktischen Änderungen im Irrenwesen. Gewaltfreie Behandlung wurde, ausgehend von England, unter dem Begriff des Non-Restraint zum Schlüsselbegriff der Psychiatriereform.[4] Die mit der Reformidee verbundene Geste „Der Arzt befreit die Irren von ihren Ketten" wurde allerdings erst Jahrzehnte

4 Siehe Heinz Schott/Rainer Tölle, Geschichte der Psychiatrie. Krankheitslehren, Irrwege, Behandlungsformen, München 2006, 247-252.

später durch zwei Gemälde Philippe Pinel zugesprochen (Abb. 1, Abb. 2). Es handelt sich um eine Vermarktung der Reformidee, zu der in nicht unerheblichem Maße Pinels Sohn Scipion mit entsprechenden Beschreibungen in seiner Biografie beigetragen hat.[5] Das Bild von Charles Louis Muller (Abb. 1) soll Pinel im Jahre 1793 darstellen, als er im *Hôpital Bicêtre* anordnete, von zunächst zwölf Geisteskranken die Ketten entfernen zu lassen. Das Pendant zu dieser nur mit männlichen Internierten bevölkerten Szene ist das 1876 entstandene Gemälde von Tony Robert-Fleury (Abb. 2), das die Befreiung der weiblichen Kranken im Hospital der *Salpêtrière* durch Pinel zum Thema hat. Waren in *Bicêtre* die Ketten durch Zwangsjacken ersetzt worden, so hieß es über die Reform im *Hôpital Salpêtrière*, die Patientinnen konnten sich frei bewegen und vor allem: Sie durften im Licht, in den Höfen spazieren.[6] Mit Fleurys Visualisierung wurde eine Ikone über die Rolle Pinels in der Psychiatriegeschichte eingeführt, die bis heute Sinnbild für die Einleitung des umfassenden Reformprozesses zu Beginn des 19. Jahrhunderts in Europa ist.

Doch mit welchen ikonografischen Zeichen wurde der Mythos im Rückblick begründet? Ein Mann vollzieht den humanistischen Akt und inszeniert seine Überlegenheit: Unter der Überschrift „Pinel délivrant les aliénées“ (Abb. 2) ist eine Delegation bürgerlich gekleideter Männer und Frauen zu sehen, die im Hof des Spitals auf Frauen blickt, die auf dem Boden kauern, barfuss und nachlässig gekleidet sind. Im Zentrum des Bildes steht eine Frau in weißem Kleid, das ihr über die Schulter gerutscht ist und die rechte Brust freilegt. Man hatte ihr bereits die Ketten abgenommen. Sie wird von einem Mann gestützt, vor ihr liegen die Insignien der Gefangenschaft. Neben ihr steht in Überrock, Hut und Stock der Arzt Pinel und sieht auf die teilweise entblößte Frau mit wallendem langen Haar, während eine andere Insassin vor ihm kniend seine rechte

5 Siehe Christian Müller, Wer hat die Geisteskranken von den Ketten befreit? Skizzen zur Psychiatriegeschichte, Bonn 1998, 39-42; Schott/Tölle, Psychiatrie, 244-246.

6 Siehe Annemarie Leibbrand-Wettley, Die Stellung des Geisteskranken in der Gesellschaft des 19. Jahrhunderts, in: Walter Artelt/Walter Rüegg (Hg.), Der Arzt und der Kranke in der Gesellschaft des 19. Jahrhunderts, Stuttgart 1967, 50-69, hier: 57. Siehe auch Klaus Dörner, Bürger und Irre, Frankfurt a.M. 1975, 152-165.

Hand küsst. Der Mythos der Befreiung wird mit einem Blick des Arztes auf den (erotischen) Körper der Frau und mit der Geste der Dankbarkeit inszeniert. Dieser ambivalente Blick des Begehrens wiederholt sich in der Fotografie von Psychiatriepatientinnen (Kapitel 6). Das Gemälde von Charles Louis Muller über die Befreiung der Männer in *Bicêtre* (Abb. 1) inszeniert ebenfalls den Blick des Arztes, der aber hier auf den konkreten Vorgang der Abnahme der Ketten bei einem alten, grauhaarigen Mann gerichtet ist. Hier wurde visuell das Vorurteil der Gefährlichkeit von Geisteskranken entkräftet. Ein spektakuläres Schauspiel wurde dargestellt, das darüber hinwegtäuscht, dass im selben Moment eine neuerliche Zwangsmaßnahme anstand – nämlich die Einschließung der Irren in die Irrenanstalt.

Gestaltende Symbole

Die Kranken wurden von den Kerkerketten befreit, verblieben aber unter Ausschluss der Öffentlichkeit in einer Anstalt. Sie wurden unsichtbar für die normale Welt. Selbst die Gebäude der Verwahrung waren von außen nicht als Heimstätte für Irre oder Outsider zu erkennen. Symbolisch steht dafür die Entfernung eines künstlerisch-architektonischen Details am Gebäude der ältesten psychiatrischen Anstalt der Welt, dem Londoner *Bedlam Hospital* (heute *Bethlem Royal Hospital*) zu Beginn des 20. Jahrhunderts: Das Eingangsportal von *Bedlam* zierten 1676 mannsgroße Steinstatuen, die der dänischstämmige Bildhauer Caius Gabriel Cibber angefertigt hatte. Sie symbolisierten passiven und aggressiven Wahnsinn. Nackte, muskulöse männliche Figuren blickten – einmal versunken, einmal mit Ketten gebändigt – auf den Besucher herunter, der sich dem Gebäude näherte (Abb. 3). Nach dem dritten Umzug des Hospitals 1815 wurden die Skulpturen restauriert und dann nach innen, in die Eingangshalle verlegt. Ein Zeitgenosse beschrieb das prächtige Gebäude innen:

„Breite steinerne Stufen führen zu einem in der Mitte befindlichen, von sechs ionischen Säulen getragenen Portikus, in dessen Frontispice sich die Wappen der drei Reiche befinden, und der von einer domartigen runden Kuppel überragt wird. Aus dem Portikus tritt man in eine gewölbte, mit Marmor gepflasterte Halle, welche mit zwei, aus braunem Marmor sehr schön gearbeiteten, einen Rasenden und einen Melancholiker vorstellenden Statuen geziert ist.“[7]

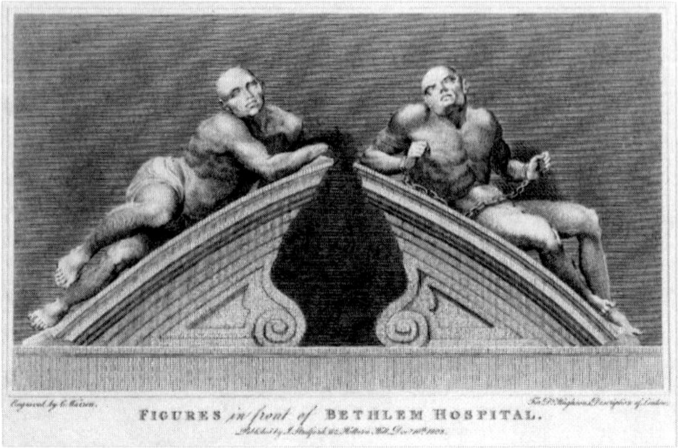

Abb. 3

Die Steinfiguren, die heute noch im Museum des *Bethlem Royal Hospitals* bewahrt sind, wurden unterschiedlich reproduziert: 1808, also noch vor der Verlegung der Statuen, sind sie auffallend weniger expressiv im Gesichtsausdruck lithografiert (Abb. 3). In einer späteren Reproduktion in Alexander Morisons Studie *The Physiognomy of Mental Diseases* (1840) wirkt die Zeichnung der Figuren muskulöser, der Mund zum Schrei verzerrt (Abb. 4 a, b). Der in Surrey und London arbeitende Arzt bezeichnete sie als die ersten physiognomischen Studien von Wahnsinn, deren Attitüde künstlerisch idealisiert sei, weil anatomisch präzise, aber ohne Individualität.[8] Der Blick auf die Cibber-Statuen sollte laut Morison zu folgender Erkenntnis führen:

„Das Bild ist so gearbeitet, dass der Betrachter seinen Stand unterhalb desselben nehmen soll, so dass er zu demselben aufblickt. So muss ihm das Gesicht scheinbar länger und der Kopf kürzer erscheinen, was durch den offnen Mund und das schlaffe Auge noch vermehrt wird. Die dadurch

7 Leopold Köstler, Bemerkungen über Irrenanstalten von England, Frankreich und Belgien, Wien 1839, 10.

8 Alexander Morison, The Physiognomy of Mental Diseases, Appendix, London 1840, 269. Fotografische Reproduktionen in: Sander L. Gilman, Seeing the Insane, New York 1996, 18 f.

veranlasste Idee, das Gesicht sei grösser und der Schädel kleiner, als in der Wirklichkeit, lässt um so mehr den Charakter von gefühllosem Stumpfsinn ahnen, welchen das Bild darstellen soll.“[9]

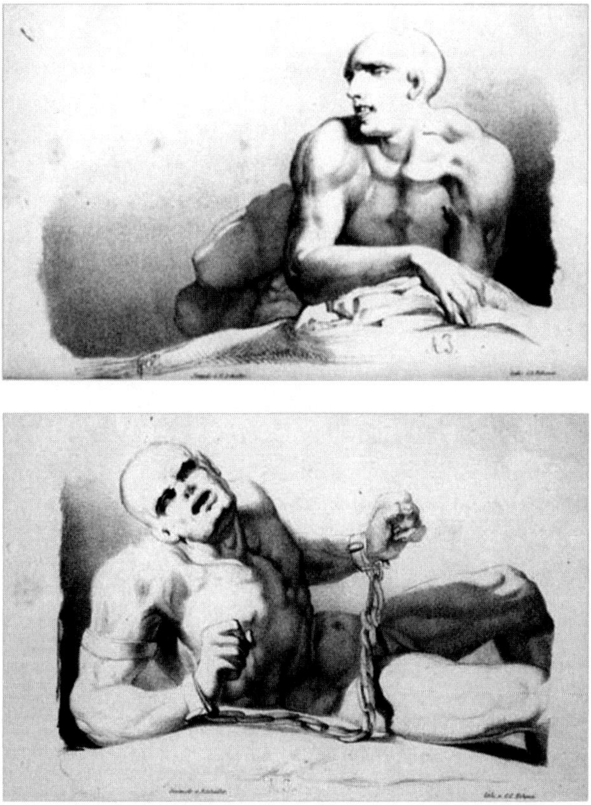

Abb. 4 a, b

Über das ikonografische Zeichen wurde das Stigma des Kranken spektakulär vergrößert und dämonisiert. Die Erwähnung eines kleinen Schädels verweist auf die zu Morisons Zeit verbreitete Ansicht, „dass sich jede Seele ihre eigene Wohnung baue“[10] und folglich bei kleinem Schädelraum der Vorrat an Gefühlen in den Gehirnwindun-

9 Alexander Morison, Physiognomik der Geisteskranken, Leipzig 1853, Tafel CII.

10 Michael Hagner, Homo cerebralis. Der Wandel vom Seelenorgan zum Gehirn, Berlin 1997, 51.

gen nur gering sein könne. Morison setzte sich von solchen Deutungen und Größenvergleichen ab; er wollte mit seinen Zeichnungen einen spezifischen Ausdruck des Individuums zeigen.

Cibbers Skulpturen lassen noch eine weitere Assoziation zu: Sie erinnern an einen Zoo-Eingang. In Stein gehauene Tiere waren und sind noch heute an den Entrées großer Zoos Symbole für die Zurschaustellung des Spektakulären.[11] Und in der Tat gibt es einen realen Bezug zur signifikanten Ähnlichkeit: Wie Johann Christian Reil berichtete, wurden bis um 1800 in Frankreich, England, Österreich und in Deutschland die Insassen der Irrenhäuser wie seltsame Tiere dem Publikum als Sonntagsvergnügen vorgeführt. „Man giebt sie [die Patienten] der öffentlichen Neugier preis, und gefühllose Wärter lassen sie wie wilde, seltsame Thiere sehen."[12]

Wie in einem Kuriositätenkabinett oder auf einer Theaterbühne wurde in der Frühzeit des Anstaltswesens agiert. Mit der Patientenfotografie überführte man diese performativen Elemente in ein neues Medium und die Zurschaustellung von Kranken hörte auf, publikumswirksam zu sein. Wie die nächsten Kapitel zeigen, wurde die fotografische Praxis Medium wissenschaftlich objektivierender Blicke.

Medialisierung der neuen Irrenverwahrung

Ein Umbruch, der als Medialisierungsphase der Psychiatrie beschrieben werden kann, zeichnete sich Anfang des 19. Jahrhunderts ab. Mit der Ausdifferenzierung des Hospitals und differenzierter medizinischer Betreuung von psychisch Kranken entstand der Wunsch, das, was als Reform gepriesen wurde, in Form sinnlicher Anschauung an die Öffentlichkeit zu bringen – an ein Fach- wie ein Laien-Publikum. Zuerst waren es Zeichnungen (wie die in den Lehrbüchern von Jean Etienne Dominique Esquirol, Philippe Pinel, Alexander Morison, Karl Wilhelm Ideler), die einen visuellen Eindruck

11 Zum Beispiel das Elefantentor am Zoologischen Garten Berlin (1899) oder Hagenbecks Tierpark Hamburg (1907).

12 Reil, zit. n. Esquirol, Geisteskrankheiten, 211. Siehe auch Michel Foucault, Wahnsinn und Gesellschaft. Eine Geschichte des Wahns im Zeitalter der Vernunft, Frankfurt a.M. 1973, 138; Walter Schulte, Klinik der „Anstalts"-Psychiatrie, Stuttgart 1962, 7, der über ähnliche Praktiken in Wien berichtet.

von Leiden, Schmerz, anormalen Gebärden gaben. Der englische Arzt Hugh W. Diamond verwendete dann 1852 zum ersten Mal die Fotografie für die Abbildung von Psychiatrie-Patientinnen und stellte die Ergebnisse auf populären Fotoausstellungen aus (Kapitel 3).

Aus der Sicht der Ärzte am Ende des 19. Jahrhunderts war die Geschichte der Psychiatrie die eines fortschreitenden Humanismus. Damit war eine mit klinisch-anatomischen Beobachtungsmethoden flankierte naturwissenschaftlich-medizinische Auffassung der Irrenpflege gemeint.[13] Die Thematik wurde für ein Publikum, das nun die Irren selbst nicht mehr besichtigen konnte, literarisch bearbeitet. Der Roman *Jezebel's Daughter* von Wilkie Collins schilderte aus der Sicht um 1880 die Umbruchsituation medizinischer Reformen um 1830.[14] Interessanterweise wird eine Gegenwelt zum Gemälde von Robert-Fleury geschaffen: Nicht Männer befreien irre Frauen von den Ketten – bei Wilkie Collins ist es eine Frau aus großbürgerlichen Kreisen, die, motiviert durch die testamentarische Bitte ihres Ehemannes, den Non-Restraint-Gedanken vertritt. Sie handelt wohltätig, indem sie einen (irren) Mann aus dem Verließ des *Bethlem Hospitals* in die Öffentlichkeit, ja sogar in ihre Familie holt. Wilkie Collins beschrieb eindrücklich, in welcher Situation die Protagonistin den Kranken vorfand:

> „Der Anstaltsleiter öffnete eigenhändig die Zellentür. Wir fanden uns in einem engen, hohen Gewölbe wieder, das einem Turmverließ glich. Hoch droben in den düsteren Steinmauern befand sich eine schmale, vergitterte Öffnung, durch die Luft und Licht hereindrang. In einem Winkel zwischen zwei Mauern sahen wir den ‚glücklichen Tropf' des Anstaltsleiters bei seiner Arbeit auf dem Boden sitzen. Zu beiden Seiten hatte er je ein Bündel losen Strohs. Die schrägen Lichtstrahlen aus der hohen Fensterluke fielen auf sein vorzeitig ergrautes Haar nieder und enthüllten das seltsame fahle Gelb seiner Gesichtsfarbe und die jugendliche Feinheit seiner Hände, die emsig bei der Arbeit waren."[15]

13 Siehe z.B. Richard von Krafft-Ebing, Lehrbuch der Psychiatrie auf klinischer Grundlage für practische Ärzte und Studirende, 6. Aufl., Stuttgart 1897, 40 f.

14 Wilkie Collins, Jezebels Tochter. Criminal-Roman, 2. Aufl., München 1997.

15 Ebd., 26 f.

Der Raum, in dem sich die alte Verwahrung abgespielt hat, ist hier stereotyp dargestellt und korrespondiert mit den Beschreibungen von Wissenschaftlern, die zu Beginn des 19. Jahrhunderts die Zustände anprangerten: Fenster fehlten, der Raum war kahl, nur Stroh und Ketten waren die Accessoires einer Szenerie, die immer wieder als schmutzig beschrieben wurde. Assoziationen zur Tierhaltung wurden geweckt.

Ganz im Gegensatz dazu standen die Ausführungen des Arztes Browne, der den Verwaltern des *Lunatic Asylum* in Edinburgh 1837 eine Vision entwarf unter der Überschrift: „What Asylums ought to be“:

„Conceive a spacious resembling the palace of a peer, airy, and elevated, and elegant, surrounded by extensive and swelling grounds and gardens. The interior is fitted up with galleries, and workshops, and musicrooms. The sun and the air are allowed to enter at every window, the view of the shrubberies and fields, and groups of labourers, is unobstructed by shutters or bars; all is clean, quiet, and attractive. The inmates all seem to be actuated by the common impulse of enjoyment, all are busy, and delighted by being so. The house and all around appears a hive of industry.“[16]

Die Anstalt, die hier entworfen wurde, ist eine Mischung aus elegantem adligen Anwesen und sauberem bildungsbürgerlichen Haushalt mit einem Flair von Betriebsamkeit und Arbeit. Sonne, Licht und Luft sollten diesem Raum in ausreichender Menge zugeführt werden. Das sind Zeichen jener Aufbruchstimmung der frühen Industrialisierungszeit, verbunden mit dem aufklärerischen Gedanken, alle Menschen könnten in irgendeiner Form nützlich und produktiv daran partizipieren. Diese romantische Idee, für die Verrückten eine Welt zu bauen, die der wirklichen Welt spiegelbildlich ähnelt, scheint auch in der zeitgenössischen modernen Irrenfürsorge auf. In dieser Vision ging es darum, den Kranken in einer Behandlungswelt so viel Normalität wie möglich zu bieten. Ruhe und Ordnung, wie sie wirkungsvoll nur in der Anstalt erzielt würden, sollten auf innere Unruhe und Verwirrung der Kranken positiv einwirken.[17]

16 Browne, Asylums, 229.

17 Siehe Ib Ostenfeld, Psykiatriens og neurologiens udvikling siden aar 1800, in: Kaj Birket-Smith (Hg.), Lægekunsten gennem tiderne, Odense 1945, 183-211, hier: 188.

Der entscheidende Faktor der psychiatrischen Anstalt wurde hier nicht genannt: die Überwachung. In Bezug darauf waren Esquirols Ideen für die Einrichtung von Irrenanstalten genauer und restriktiver gewesen. Sein Anliegen war es, den Patienten Luft und Licht in ausreichendem Maße zukommen zu lassen. Licht war aber gleichzeitig notwendig, um den Patienten sichtbar zu machen und ihn auszuleuchten. Esquirol plädierte für den Einbau großer Fenster:

> „Durch der Thüre entgegenstehende große bis auf den Fußboden reichende Fenster erlangt man nicht zu berechnende Vortheile: die Zellen sind dann besser erleuchtet und gelüftet, und leichter reinlich zu halten, so wie die Kranken leichter zu bewachen sind, ohne daß sie es gewahr werden."[18]

Das Fenster sollte das Gefühl von Eingesperrtsein lindern. Die Verbindung ins Freie war aber nur vorgetäuscht, denn gerade das Personal brauchte das Fenster, um die Einsperrung zu überwachen und durch Beobachtung des Menschen – wie im gläsernen Käfig – die Wissenschaft zu befördern: „Wer Gestörte nicht oft selbst während der Nacht beobachtet hat, der hat wichtige Belehrungen über die Seelenstörungen verloren, und ich kann versichern, daß kein Arzt seine durch Nachtwachen gebrachten Opfer bereuen wird."[19]

Diese panoptische Beobachtung sollte zu einer Verinnerlichung des Kontrollblickes führen. In diesem Fall wurde durch die großen Fenster nicht nur der Blick aus der Zelle ermöglicht, sondern der Blick des Arztes traf den Patienten zu jeder Tag- und Nacht-Zeit. Das Wissen über die potenziell unausgesetzte Beobachtung sollte das Verhalten des Patienten verändern.

Architektonische Strukturen

Der panoptische Bau, nach dem Modell von Jeremy Bentham eine Architektur, die den kontrollierenden Blick räumlich ausdrückt, war für einige Irrenanstalten zu Beginn des 19. Jahrhunderts vorgesehen,

18 Jean Etienne Dominique Esquirol, Esquirol's allgemeine und specielle Pathologie und Therapien der Seelenstörungen, frei bearbeitet von Dr. Karl Christian Hille, Leipzig 1827, 172.

19 Ebd., 173 f.

so zum Beispiel in Oslo, Genua, Glasgow, Erlangen.[20] Allerdings wurden solche, an Gefängnisse erinnernden Bauten mit der Überwachungsfunktion von einem zentralen Punkt aus im Laufe des 19. Jahrhunderts selten realisiert. Das Panoptikum als „Menagerie" und „Utopie der perfekten Einsperrung"[21] wurde architektonisch modifiziert ohne dass man den disziplinarischen Blick aufgeben wollte. Asyle sollten eher wie gewöhnliche Krankenhäuser aussehen. Verbreitet war eine architektonische Zäsur, die die heilbaren Kranken von den längerfristigen Pflegefällen isolierte. Das geschah entweder unter einem Dach oder – wie es sich im letzten Drittel des 19. Jahrhunderts in vielen Ländern durchsetzte – durch die Anlage von Häusern im Pavillonsystem. „Keinerlei Luxus im Bau und in der Einrichtung", schrieb der 1868 an der Berliner *Charité* tätige Wilhelm Griesinger, „sondern Einfachheit, aber Behaglichkeit – muss das erste Prinzip sein. Aeusserlich braucht sich das Haus von einem grossen Privathause kaum zu unterscheiden (also keine Thürmchenspitzen und andere dergl. thörichte Schnörkel!) oder es kann je nach dem Terrain aus mehreren kleineren Häusern (Pavillons) bestehen [...]."[22] Von Wohnlichkeit und Behaglichkeit als Ideal der Irrenpflege sprach auch Theodor Kirchhoff in seinem 1892 erschienenen Lehrbuch, musste aber zu diesem Zeitpunkt resümieren, dass nur die „Ruhigen" und „Besinnlichen" ein solches Interieur erleben.[23]

Kurz nach 1900 wurden oftmals weitläufige Gebiete mit einzelnen, villenartigen Gebäuden zu einer Psychiatrie-Landschaft zusammengefasst. Das schien eine Reminiszenz an romantische Vorstellungen einer kleinen Welt in der großen zu sein. Eines der bedeutendsten Krankenhäuser und zu dieser Zeit „größte Irrenanstalt des europäischen Kontinents" für zunächst 3000 Patienten war die 1907

20 Siehe Dieter Jetter, Grundzüge der Geschichte des Irrenhauses, Darmstadt 1981.

21 Michel Foucault, Überwachen und Strafen. Die Geburt des Gefängnisses, 8. Aufl., Frankfurt a.M. 1989, 261.

22 Wilhelm Griesinger, Ueber Irrenanstalten und deren Weiterentwicklung in Deutschland, in: Archiv für Psychiatrie und Nervenkrankheiten, 1 (1868-69), 8-43, hier: 16.

23 Theodor Kirchhoff, Lehrbuch der Psychiatrie für Studirende und Aerzte, Leipzig/Wien 1892, 278 f.

eröffnete niederösterreichische *Landes-Heil- und Pflegeanstalt Am Steinhof* im 14. Bezirk Wiens (Abb. 5).[24]

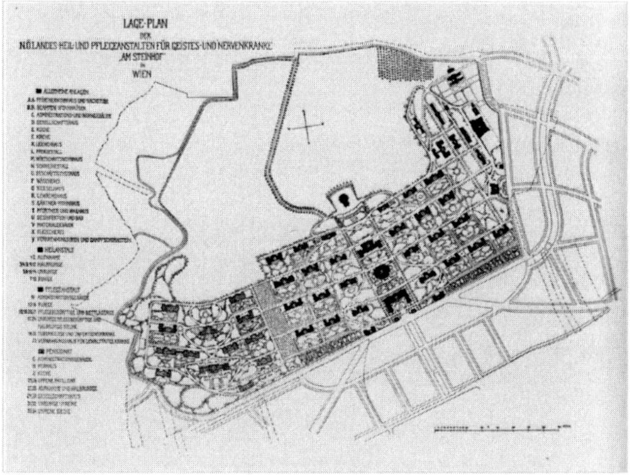

Abb. 5

Die Anlage war im Pavillon-Stil gebaut worden. Damit sollte eine soziale und je nach Krankheitsgrad ausgerichtete Differenzierung begünstigt werden, ohne dass die Patientenhierarchie architektonisch sichtbar wäre.[25] Neben Männern und Frauen wurden Ruhige von Halbruhigen und Unruhigen und Großbürger von Kleinbürgern und Arbeitern getrennt. Hinter der Gesamtkonzeption der Anstalt *Am Steinhof* stand die Idee der Zentralisierung: Ein autarker, großer Komplex mit eigener Infrastruktur und sogar einer Kirche – eine gesonderte Welt für psychisch Kranke.

Psychiatrische Mikrokosmen dieser Art haben sich in Europa um 1900 ausgebreitet.[26] In Deutschland waren es zum Beispiel die

24 Siehe Jetter, Grundzüge, 65.

25 Siehe Peter Haiko/Harald Leupold-Löwenthal/Mara Reissberger, „Die weisse Stadt" – der „Steinhof" in Wien. Architektur als Reflex der Einstellung zur Geisteskrankheit, in: Kritische Berichte, Jg. 9, H. 6 (1981), 3-37. Die Disposition der Anlage und der Entwurf der Kirche stammen von Otto Wagner.

26 Siehe Gerda Engelbracht/Achim Tischer, Das St. Jürgen-Asyl in Bremen. Leben und Arbeiten in einer Irrenanstalt 1904-1934, Bremen 1990; Schott/Tölle, Psychiatrie, 252-269; Urs Germann, Arbeit, Ruhe

Heilanstalten *Aplerbeck* (1897) und *Warstein* (1908) in Westfalen, die im Pavillonsystem angelegt waren. Die Architektur entsprach den zeitgenössischen Differenzierungsformen: „räumliche Trennung der verschiedenen Krankenkategorien und Abstufung der Einzelabteilungen in ihrer Größe je nach den Erfordernissen der Überwachung und Behandlung."[27]

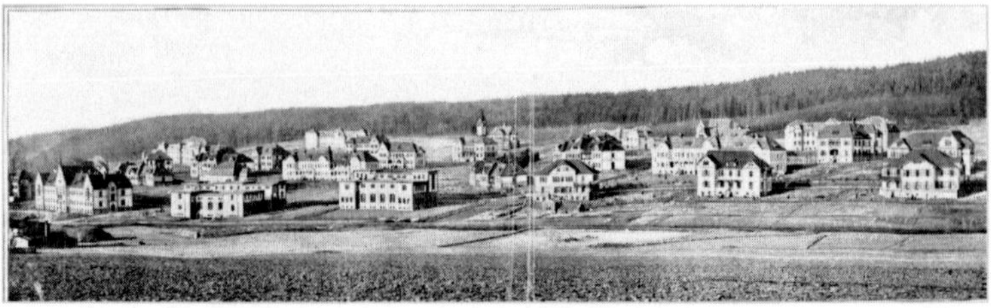

Abb. 6

Für die Anstalt in Warstein (Abb. 6) plante man mit einer Mannigfaltigkeit baulicher und ästhetischer Ausführungen „das anstaltsmäßige tunlichst abzustreifen."[28] Daran wirkte Hermann Simon mit, der die Arbeitstherapie favorisierte (Kapitel 5). Übrigens gab es auch für Gefängnisse zwei verschiedene Bauformen: Während die panoptische Form (*Philadelphia-System*) den einzelnen Gefangenen isolierte, wurde er im *Auburn-System*, einem Gebäude mit kleineren

und Ordnung: die Inszenierung der psychiatrischen Moderne – Bildmediale Legitimationsstrategien der schweizerischen Anstaltspsychiatrie im Kontext der Arbeits- und Beschäftigungstherapie der Zwischenkriegszeit, in: Heiner Fangerau/Karin Nolte (Hg.), „Moderne" Anstaltspsychiatrie im 19. und 20. Jahrhundert – Legitimation und Kritik, Stuttgart 2006, 283-310; Morten Lundby Jensen, Fra landsbytosse til psykiatrisk patient. Holdningsændringer overfor galskaben og behandlingen af gale i Danmark 1700-1900, in: Den jyske Historiker, Nr. 40 (1987), 24-40.

27 Dr. [Wilhelm] Hammerschmidt, Die provinzielle Selbstverwaltung Westfalens, Münster 1909, 392 (6. Buch, Das Hochbauwesen der Provinz von Zimmermann).

28 Ebd., 395. Siehe auch Dokument Nr. 92: Denkschrift Holles zur Errichtung einer neuen Provinzialirrenanstalt bei Warstein, 18. März 1903, Münster, in: Thomas Küster (Hg.), Quellen zur Geschichte der Anstaltspsychiatrie in Westfalen, Bd. 1, Paderborn 1998, 356-358.

Einheiten für Essen und Arbeit, Rehabilitierungsmaßnahmen unterworfen und konnte verschiedene Strafklassen und Strafräume durchlaufen. Wie die Heil- und Pflegeanstalten sind die Gefängnisse zumeist auf freien Flächen vor den Städten gebaut worden.[29]

Verstecken und Camouflieren

Die alltäglichen Abläufe in der Heilanstalt sollten den „rechten Geist" einer (Ideal-)Welt draußen darstellen. Wilhelm Griesinger skizzierte dazu Mitte des 19. Jahrhunderts die Effektivität, die in der Zeit der Industrialisierung die Anstalt wie jedes andere Unternehmen betraf:

> „Es muss in den Irrenanstalten ein etwas straffer, angezogener Geist, nicht das Laisser-aller der falschen Gemüthlichkeit herrschen; es muss auf pünktliche Zeiteintheilung, strengste Ordnung und treue Pflichterfüllung genau gesehen werden. Dem Eintretenden, Gesunden oder Kranken, muss der wohlthuende Eindruck entgegenkommen, dass hier die Vernunft, nicht die Unvernunft herrsche [...]."[30]

Der Kranke sollte den Eindruck einer Normalität gewinnen, die ihn heilt. Aus diesem Grunde musste die Einschließung camoufliert werden: Die Mauer um die Anstalt wurde einfach „durch freundliches Gebüsch zugedeckt."[31] Die visuell-architektonische Gestaltung der Irrenanstalt sollte nicht an das Gefängnis erinnern. Stattdessen gibt es ironischerweise Ähnlichkeiten mit jener Zooanlage ohne Gitter, die sich Carl Hagenbeck 1896 patentieren ließ.

Hagenbecks „Tierparadies" in Hamburg war der erste Zoo weltweit, der die Tiere nicht hinter Gitter einsperrte, sondern durch einen „breiten Graben [abtrennte, SR], der durch eine mit Gewächsen bepflanzte Barriere unsichtbar gemacht ist."[32] Der Direktor der *Staats-*

---

29 Siehe Susanne Regener, Fotografische Erfassung. Zur Geschichte medialer Konstruktionen des Kriminellen, 128 f.; Mary Bosworth, The U.S. Federal Prison System, Oxford 2004.

30 Wilhelm Griesinger, Die Pathologie und Therapie der psychischen Krankheiten für Aerzte und Studirende, 2., umgearb. Aufl., Stuttgart 1861, 449.

31 Ebd.

32 Carl Hagenbeck, Von Tieren und Menschen, 3. Aufl., Leipzig 1956 [1. Aufl. 1928], 212.

krankenanstalt Friedrichsberg in Hamburg, Wilhelm Weygandt, beschrieb ebenfalls 1928, wie die Einsperrung von Kranken unsichtbar gemacht wurde: „Infolge der die Gärten umgebenden versenkten Mauern und der mannigfachen Anpflanzungen haben Insassen wie auch Besucher trotz des Fluchthindernisses von 3,4 m Höhe nicht den Eindruck, von der Außenwelt abgesperrt zu sein."[33] (Abb. 7)

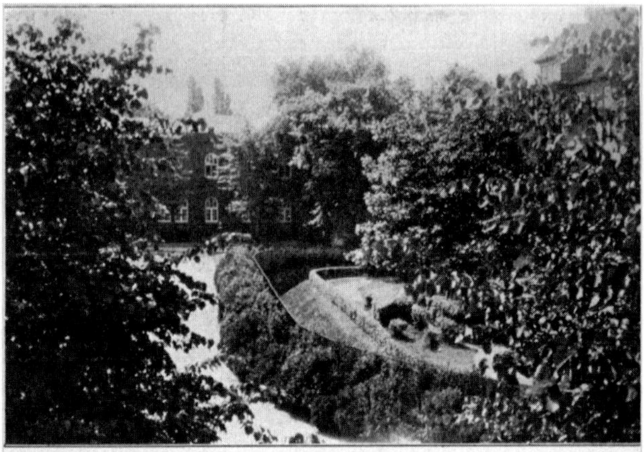

Verfenkte Mauer bei Haus 8

Abb. 7

In beiden Fällen – in Zoo und Irrenanstalt – hatte die Camouflage die Funktion, den Eingesperrten eine Illusion unbegrenzten Raumes zu geben und den Betrachtern die Illusion von weicher Disziplinarmaßnahme. Nicht mehr durch die Schaustellung der Irren wie im 18. Jahrhundert gab es Verbindungen zum Zoo, wohl aber durch architektonische Signifikanten.

Innenräume

Reformen veränderten im Laufe des 19. Jahrhunderts den Raum für psychisch Kranke: vom dunklen, verschmutzten Internierungszuchthaus zum von Ordnung und Sauberkeit gezeichneten Krankenhaus. Chaotische Zustände und mechanische Zwangsmaßnahmen, wie sie Pinel und andere beschrieben hatten, verwandelten sich in

33 Wilhelm Weygandt, Die Staatskrankenanstalt Friedrichsberg und psychiatrische Universitätsklinik Hamburg, Düsseldorf 1928, 23.

die Ordnung eines von Krankenschwestern betreuten Wachsaales. Die Betten mit weißen Bettbezügen standen akkurat aufgereiht nebeneinander (Abb. 8).

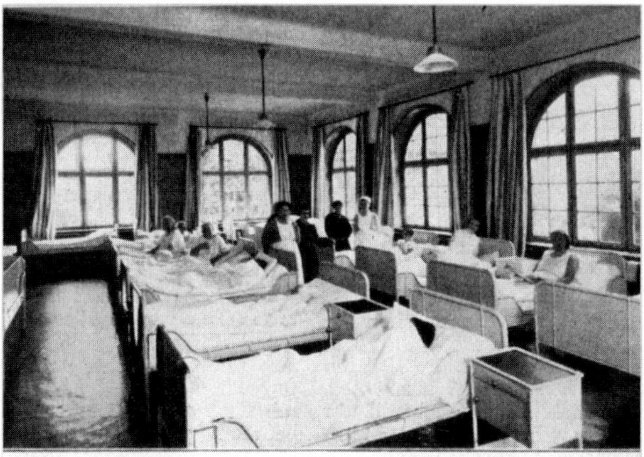

Wachfaal im Haus 12

Abb. 8

Um den Fortschritt der Innenräume zu verdeutlichen, reproduzierte Weygandt in seinem Lehrbuch *Atlas und Grundriss der Psychiatrie* (1902) sowohl die Ansichten der früheren als auch der zeitgenössischen Anstalt. Zellenartig ist der eine Raum mit Vergitterungen aufgeteilt, im Vordergrund steht ein Zwangsstuhl (Abb. 9) in dem unruhige Patienten festgeschnallt wurden. Der andere, im Verständnis von Weygandt moderne Raum ist im Kontrast dazu mit einzelnen Betten, Tischen, einer Badewanne und Wandschmuck ausgestattet (Abb. 10). „Der Krankenraum soll möglichst den Sälen mit körperlich Kranken gleichen, nur dass die Ueberwachung intensiver ist [...]."[34] Um 1900 war die Beobachtung am Krankenbett für die Kenntnis der klinischen Krankheitsformen unerlässlich (Kapitel 3).

Irresein als körperliche Krankheit zu begreifen, führte dazu, die Patienten statt in Käfigen in Betten aufzubewahren, wie die Abbildung des Hamburger Wachsaales zeigt (Abb. 8). Emil Kraepelin bemerkte zu dieser Verwandlung des Raumes von der Zelle zum Krankenbettsaal: „Je klarer sich die Überzeugung Bahn brach, dass

34 Wilhelm Weygandt, Atlas und Grundriss der Psychiatrie, München 1902, 134.

die Irren Kranke sind, dass ihren Störungen bestimmte körperliche Veränderungen zu Grunde liegen, um so mehr haben sich die Irrenanstalten in ihren ganzen Einrichtungen denjenigen anderer Krankenhäuser genähert, so dass heute ein Asyl für frisch Erkrankte fast vollständig einer Abteilung für körperlich Kranke gleichen darf."[35] Psychische Krankheit sei körperliche Krankheit – das wurde bis in die Architektur hinein deutlich gemacht.

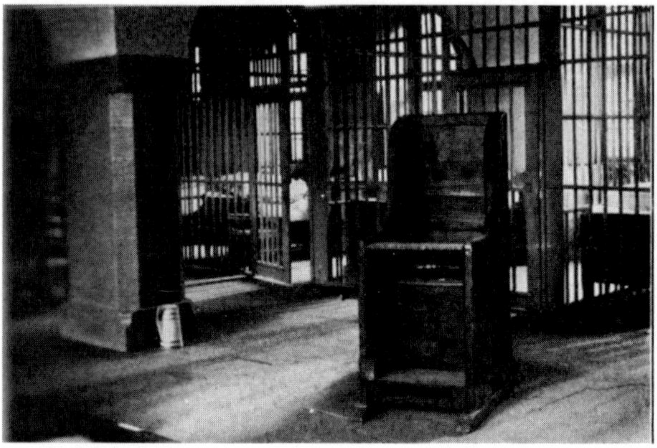

Abb. 9

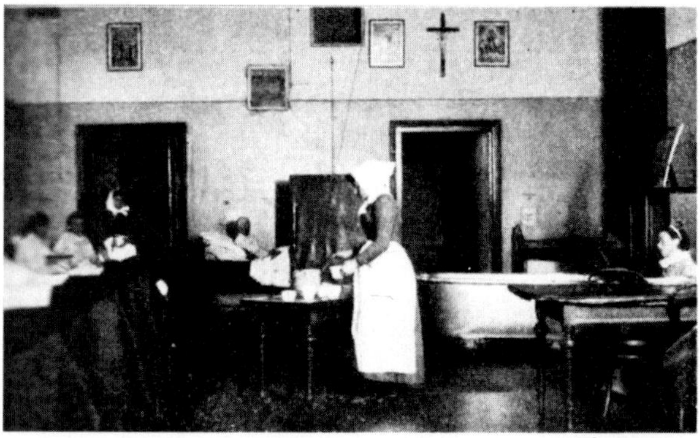

Abb. 10

35 Emil Kraepelin, Psychiatrie. Ein Lehrbuch für Studierende und Ärzte, 7., völlig umgearb. Aufl., Bd. 1, Leipzig 1903, 9.

Carl Wernicke war um die Jahrhundertwende Professor für Psychiatrie und Neurologie in Breslau, und zu seiner Lehrtätigkeit über die Grundlagen der psychiatrischen Medizin gehörte auch der Entwurf einer geeigneten klinischen Situation. Wernickes Beschreibung der Anstaltsbehandlung (1906) legitimierte die zeitgenössische Idee, dass psychisch Kranke aus den häuslichen Verhältnissen herausgenommen werden müssten, wollte man ihnen eine Heilungschance gewähren. Anstaltsbehandlung bedeutete:

„1. die Überwachung der Kranken. Dazu gehört die von der Anstaltsbehandlung nicht zu trennende Beschränkung der persönlichen Freiheit. [...] Das Irrenhaus soll aber hinsichtlich der Vorsichtsmaßregeln, die gegen das Entweichen getroffen sind, keineswegs an das Gefängnis oder Zuchthaus erinnern. [...] 2. Die unausgesetzte ärztliche Beobachtung. Bei keiner anderen Art von Kranken ist es so wichtig, daß etwa eintretende Veränderungen des Zustandes sofort vom Arzte bemerkt und die etwa nötig werdenden Maßnahmen getroffen werden. [...] 3. Pflege des sozialen Instinktes. Durch die Veränderung ihres Bewußtseinsinhaltes und die damit gesetzte Desorientierung verschiedenen Grades und Umfanges werden viele Kranke der Kommunikationsmittel mit der Außenwelt und speziell mit den Personen ihrer Umgebung fast vollständig beraubt [...]. 4. Die Möglichkeit einer vollkommenen Isolierung. In manchen Zuständen ist es wünschenswert, die Kranken auf Stunden, Tage oder Wochen vollkommen isolieren zu können, ohne daß der Raum oder die Kleidung der Kranken ihnen irgendwelche Mittel zur Selbstbeschädigung bieten. Dazu bedarf es besonders eingerichteter Räume ohne alles oder nur mit befestigtem Möblement, mit festen glatten Wänden und ebensolchem Fußboden, mit festen, am besten undurchsichtigen Fensterscheiben. [...] 5. Die zweckmäßige Anwendung etwa nötig werdender Zwangsmittel. Die Anwendung von Zwangsmitteln ist dann erforderlich, wenn die Kranken sich selbst zu beschädigen drohen oder dies bereits getan haben, Verbände nicht liegen lassen wollen u. dergl. m. Das schonendste Verfahren ist unter diesen Umständen die Anlegung einer Zwangsjacke mit langen Ärmeln, welche vorn geschlossen sind und sich in einer Art von Gurten verlieren. Im Notfall ist außerdem noch die Befestigung der Arme an den Bettseiten oder die Anlegung eines sogenannten Zwangsriemens quer über den Rumpf des Kranken erforderlich, sodaß der Kranke verhindert wird, seine Lage im Bett allzuerheblich zu verändern."[36]

36 Carl Wernicke, Grundriss der Psychiatrie in klinischen Vorlesungen, 2., revidierte Aufl., Leipzig 1906, 537-539.

Überwachung, Beschäftigung, Beobachtung, Isolierung, Stillstellung, Fixierung – der Raum der Irrenanstalt war genauestens strukturiert, damit der Kranke seine „Verirrung“ überwinden könne. Der Anstaltsraum wirkte disziplinierend, denn hier sollten Gefühlsaufwallungen, unkontrollierte Affekte und wildes Agieren eingedämmt werden.

Professionelle Ausgestaltungen

Das Krankenhaus-System war um die Jahrhundertwende schon vielfältig differenziert, wie an wenigen Beispielen gezeigt werden soll. Lehrbücher der Psychiatrie schufen Idealbilder und Grundformen, nach denen, besonders in der zweiten Hälfte des 19. Jahrhunderts, neue Anstalten gebaut und organisiert wurden.

Die westfälische *Provinzialirrenanstalt Lengerich*, zwischen 1862 und 1867 errichtet, war eine architektonische Lösung, die die Sonderbehandlung von Kranken, eingeteilt nach verschiedenen Krankheitsgruppen berücksichtigte. Die einzelnen Abteilungen waren räumlich so miteinander verbunden, dass man das Haus nicht verlassen musste.[37] Die Heilabteilungen hatten Tagesräume, die Unruhigenabteilungen hatten noch Einzelzellen. Räumliche Erweiterungen führten um 1900 in dieser Anstalt zur Einrichtung von Wachsälen, in denen die Patienten besser überwacht werden konnten und die einer Wohnatmosphäre ähnlich sein sollten. Hohe Mauern umgaben die Komplexe und sogar die Verbindungswege zwischen Wirtschafts- und Krankengebäuden, die erst nach dem Ersten Weltkrieg entfernt wurden. In die Mauern der Innengärten wurden Fenster eingebaut.[38] 1883 wurde die *Provinzial-Pflege-Anstalt Eickelborn* als Entlastung für die westfälischen Anstalten in Betrieb genommen und nahm nur die „ruhigen, blöden und meist arbeitsunfähigen Kranken“ auf.[39] Die Unterbringung dieser Krankenkategorie

37 Hammerschmidt, Selbstverwaltung, 386-389.

38 Siehe Herbert Ehrenstein, 100 Jahre Westfälisches Krankenhaus Lengerich, in: Landschaftsverband Westfalen-Lippe (Hg.), 1867/1967. Westfälisches Krankenhaus Lengerich. Fachkrankenhaus für Psychiatrie, Münster o.J., 1-26.

39 Hammerschmidt, Selbstverwaltung, 399-403. Siehe auch Aufnahme-Bedingungen für die Provinzial-Pflege-Anstalt zu Eickelborn, in: Landschaftsverband Westfalen-Lippe/Archiv, B-Nr. 228.

war sehr einfach. Das so genannte Bewahrhaus für „gemeingefährliche Geisteskranke“ beherbergte Patienten, die als verbrecherisch, störend, unsozial und gefährlich bezeichnet wurden. Architektur und Technik berücksichtigten die „Sicherung aller Einrichtungen an Türen, Fenstern und technischen Anlagen, [und] die Umschließung des festvergitterten Hauses mit hohen Mauern geben ihm naturgemäß äußerlich völlig wieder den Charakter des Gefängnisses.“[40]

Die Differenzierung der psychiatrischen Fälle rückte um 1900 damit einen bestimmten Patiententyp in den Vordergrund, bei dem Geisteskrankheit mit verbrecherischen Neigungen verbunden sein sollte:

> „Ihre Gefährlichkeit, insbesondere ihre oft stark ausgeprägte Neigung zu komplottieren und zu entweichen, und die Schwierigkeit, diesen Neigungen mit ausreichenden Mitteln zu begegnen, lassen die jetzt gebräuchliche, freie Behandlung der Geisteskranken bei diesen vielfach energischen, raffinierten, zu Ausbrüchen und Gewalttaten geneigten Kranken, von denen man sich nach ihrer Entweichung sofort neuer Verbrechen zu versehen hat, als undurchführbar erscheinen.“[41]

Die Zwangsanwendung innen sollte aber nach außen kaschiert werden. Die vergitterten Fenster und hohen Mauern sollten „durch den Wechsel von roten Ziegel- und weißen Putzflächen“ und eine Umpflanzung der Hofmauern nach außen hin freundlicher gestaltet werden. Immer noch ist man in Eickelborn, im heutigen *LWL-Zentrum für Forensische Psychiatrie Lippstadt*, darum bemüht, in der Öffentlichkeit ein Verständnis für den Maßregelvollzug zu erzielen, nicht mehr nur mit äußerlichen kosmetischen Maßnahmen wie früher, sondern durch Kommunikation mit der Bevölkerung.[42]

Die Jahrhundertwende war gekennzeichnet von einer stetigen Zunahme psychischer Erkrankungen, für die nach neuen Irrengesetzgebungen staatliche Versorgung gewährleistet werden musste. Die *Heil- und Pflegeanstalt Weilmünster* war eine jener Anstalts-Neugründungen, die ab 1897 helfen sollten, den enormen Be-

40 Ebd., 400.

41 Westfälischer Provinzial-Landtag, Münster 1903. Landschaftsverband Westfalen-Lippe/Archiv B-Nr. 228, Drucksache Nr. 12, 44.

42 Siehe http://www.wzfp.de (30.03.10).

darf in Hessen zu decken.[43] Vor dem Hintergrund, dass die meisten Patienten von öffentlicher Unterstützung lebten, war die Anstalt von karger Ausstattung und in Fachkreisen und Öffentlichkeit nur von geringem Renommee. Die Differenzierung der Patientengruppen war in Weilmünster folgendermaßen gelöst: Je unruhiger und problematischer die Patienten, desto weiter vom Verwaltungsgebäude entfernt wurden sie untergebracht – in den Pavillons am Waldrand. Real und symbolisch wiederholte sich das Dilemma: Von den ohnehin schon Ausgeschlossenen wurden innerhalb der Anstaltsmauern einmal mehr die an den Rand gedrängt, die als besonders aussichtslose Fälle charakterisiert wurden.

Die Ausdifferenzierung des Anstaltswesens im 19. Jahrhundert vollzog sich vor dem Hintergrund von Urbanisierung und der Veränderung familiärer Beziehungen in Zeiten der Industrialisierung. Es wurde zunehmend schwieriger, Kranke in Familien zu pflegen. Die Etablierung bürgerlicher Ideale wie Selbstkontrolle, Arbeitsfähigkeit, Wahrung der Intimsphäre, rationales Handeln veränderte den Blick auf den psychisch Kranken, sodass schließlich die Heil- und Pflegeanstalten von allen sozialen Bevölkerungsgruppen angenommen wurden.[44]

Der Anstaltsraum ist architektonisch und in seiner inneren Ausgestaltung Resultat der modernen Disziplinar-Gesellschaft im Sinne Michel Foucaults: Ein Raum, in dem Krankheit und Gesundheit, Normalität und Anormalität beschrieben werden. Der Raum der Psychiatrie ist nie mit dem eines allgemeinen Krankenhauses vergleichbar gewesen, er hat ihn immer nur vorgetäuscht. Erst in den 1960er Jahren wurde das von Fachleuten auch aufgezeigt. In den psychiatrischen Anstalten dieser Zeit wurden die klinischen Wachabteilungen in kleinere Einheiten zerlegt und mit „einer unauffälligen Fensterung“ versehen, die die Übersicht weiterhin ermöglichte. Man versuchte, die alten Gebäude in ihrem Inneren zu modifizieren und den Patienten eine größere Freiheit einzuräumen.

---

43 Siehe Christina Vanja, „eitel Lust und Freude herrscht wirklich nicht darin“. Die Landes-Heil- und Pflegeanstalt Weilmünster 1897-1921, in: dies. (Hg.), 100 Jahre Krankenhaus Weilmünster 1897-1997, Kassel 1997, 15-60.

44 Siehe Jensen, Fra landsbytosse, 38 f.

„Was waren im Laufe der Zeit von Psychiatern und Architekten alles für Vorsichtsmaßregeln erdacht und – man muß schon sagen – angerichtet worden: Zellen, Gitter, offene Toiletten, abgerundete Ecken an Wänden und Möbeln, Einmauerung oder Einschraubung von Bettstellen, Tischen und Schränken auf dem Fußboden, Netzbetten, Gitterbetten mit Eisenstäben nach Art einer übergestülpten abschließbaren Käseglocke, Türen ohne Klinken, Wasserstellen ohne Hähne, Abhörvorrichtungen bis zu Blechgeschirr und Gummivasen – alles Einrichtungen, die letztlich dazu beitragen, den Kranken im Psychotischen verharren zu lassen, Aggressionsneigungen und Verstimmungen hervorzurufen und zu steigern, Artefakte zu provozieren und zu fixieren.“[45]

Vor diesem Hintergrund der Schilderung historischer Anstaltsräume durch den Direktor der Tübinger Universitäts-Nervenklinik Walter Schulte im Jahr 1962 sollten die zeitgenössischen Bestrebungen wie ein erneutes Aufflammen des Non-Restraint-Gedankens wirken. Alte Sicherheitsprinzipien sollten abgeschafft, Säle zu intimeren Einheiten, Zellen in freundliche Einzelzimmer umgebaut und insbesondere offene psychiatrische Stationen eingerichtet werden.

Die klinische Psychiatrie während der Zeit des Nationalsozialismus und Zweiten Weltkrieges wurde allerdings zu diesem Zeitpunkt (um 1960) nicht evaluiert. Die nationalsozialistische Anstaltspsychiatrie war durch das so genannte Führerprinzip neu geordnet, d.h. die Leitung der Institution oblag einem Vertreter des Staates, begleitet von Maßnahmen der expandierenden Rassenbiologie. Die Auswirkungen der NS-Psychiatrie auf den Alltag in der Anstalt sind zu erahnen, wenn man an folgende Maßnahmen denkt: Sparmaßnahmen, die Matratzen mit Strohsäcken ersetzten und die Verpflegungskosten reduzierten, reihenweise Zwangssterilisierungen, Anwendung von Elektroschock für die Verbesserung der Arbeitsfähigkeit, Abschiebung der „unheilbaren“ Patienten in Siechenhäuser ohne Pfleger, Vernichtungsverlegungen in Zwischenanstalten und Tötung von Patienten. Die Anstalten wurden während des Krieges außerdem als Lazarette und für „fliegergeschädigte“ Personen benutzt.[46]

45 Schulte, Klinik, 14 f.

46 Siehe Volker Riess, Auswirkungen der NS-Psychiatrie auf Einrichtungen im ehemaligen Gebiet Hessen-Darmstadt, in: Landeswohlfahrtsverband Hessen (Hg.), Psychiatrie im Nationalsozialismus, Kassel 1989, 95-105; Landeswohlfahrtsverband Hessen (Hg.), Euthanasie

Am Ende des Krieges waren die meisten deutschen Anstalten in desolater Verfassung – wie im hessischen Eichberg: „Die Häuser waren zwar unbeschädigt, die Wohnräume aber verwahrlost, die Fußböden beschädigt, der Linoliumbelag brüchig, das Inventar heruntergewirtschaftet. Es fehlte an Lebensmitteln, Kohle, Wäsche und Medikamenten. Bewaffnete ehemalige Kriegsgefangene hatten kurz nach dem Einrücken der Amerikaner die Anstaltsmagazine geplündert."[47]

Plünderungen und Sterben der Patienten durch Hunger waren, wie in den brandenburgischen Anstalten, an der Tagesordnung.[48] 2004 müssen die Historiker Franz-Walter Kersting und Hans-Walter Schmuhl feststellen, dass die Erforschung der Psychiatrie zwischen der „Zusammenbruchgesellschaft" und der Psychiatriereform noch in den Anfängen steckt.[49]

---

in Hadamar. Die nationalsozialistische Vernichtungspolitik in hessischen Anstalten, Kassel 1991; Peter Sandner, Eichberg im Nationalsozialismus. Die Rolle einer Landesheilanstalt zwischen Psychiatrie, Gesundheitsverwaltung und Rassenpolitik, in: Christina Vanja u.a. (Hg.), Wissen und Irren. Psychiatriegeschichte aus zwei Jahrhunderten – Eberbach und Eichberg, Kassel 1999, 164-220.

47 Wilhelm Hinsen, zit. n. Heinz Faulstich, Der Eichberg in der Nachkriegszeit, in: Vanja, Wissen, 244-258, hier: 244.

48 Siehe Wolfgang Rose, Anstaltspsychiatrie in der DDR. Die brandenburgischen Kliniken zwischen 1945 und 1990, Berlin-Brandenburg 2005, 29-62.

49 Franz-Walter Kersting/Hans-Walter Schmuhl (Hg.), Quellen zur Geschichte der Anstaltspsychiatrie in Westfalen, Bd. 2: 1914-1955, Paderborn 2004, 48; Heinz Faulstich, Die Anstaltspsychiatrie unter den Bedingungen der „Zusammenbruchgesellschaft", in: Franz-Werner Kersting (Hg.), Psychiatriereform als Gesellschaftsreform, Paderborn 2003, 21-61.

3. Der klinische Blick. Entwicklung der psychiatrischen Porträtfotografie

Erste Abbildungen

Die Geschichte der klinischen psychiatrischen Abbildung beginnt mit den zeichnerischen Patientenporträts, die die Reformmediziner Philippe Pinel und sein Schüler Jean Etienne Dominique Esquirol in den 1820er Jahren anfertigen ließen und die sie ihren Beobachtungen als Illustrationen hinzufügten (Abb. 1, Abb. 2). Die empirischen Studien über Abweichungen und Pathologien sollten visualisiert werden. Die Vorstellung von einer jeweiligen Idealform bestimmte die Zeichnung der Abweichung.[1]

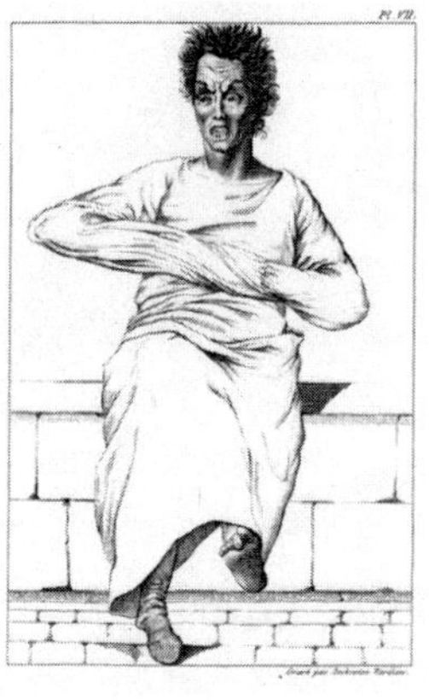

Abb. 1

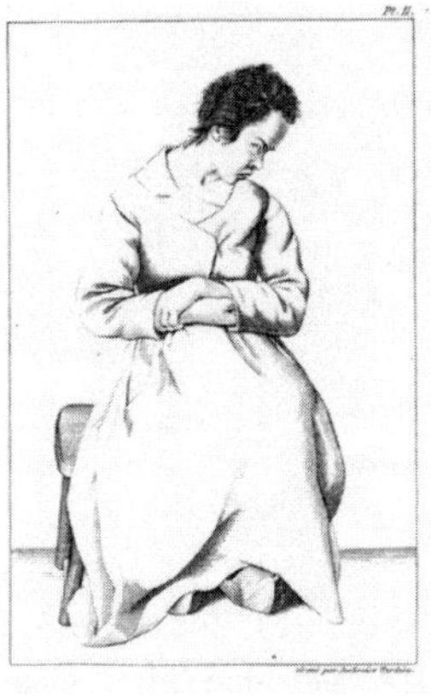

Abb. 2

1 Siehe Sander L. Gilman, Zur Physiognomie des Geisteskranken in Geschichte und Praxis 1800-1900, in: Sudhoffs Archiv, 62 (1978), 209-234, hier: 210 f.

Esquirol formulierte einen Anspruch an die Zeichnung, der weit über die Funktion einer bloßen Illustration hinausging, wie der US-amerikanische Historiker und Germanist Sander L. Gilman betont. Mit 27 Tafeln entstand 1838 der erste Bildatlas über Figuren von Geisteskranken.[2] Die Bildstudien selbst sollten Erkenntnisse bringen, wie Esquirol enthusiastisch schrieb:

„[...] physiognomische Studien von Geisteskranken sind nicht Gegenstand einer flüchtigen Neugier; diese Studie trägt dazu bei, den Charakter der Ideen und Affekte, die das Delirium dieser Kranken ausmachen, zu entwirren. Welch interessante Resultate könnte man nicht von einer solchen Studie erzielen!“[3]

In Deutschland waren es der in Freiburg (1824-1862) tätige Karl Heinrich Baumgärtner und der Berliner Psychiater Karl Wilhelm Ideler, die Fallstudien ihrer Patienten mit Zeichnungen bzw. Lithografien publizierten.

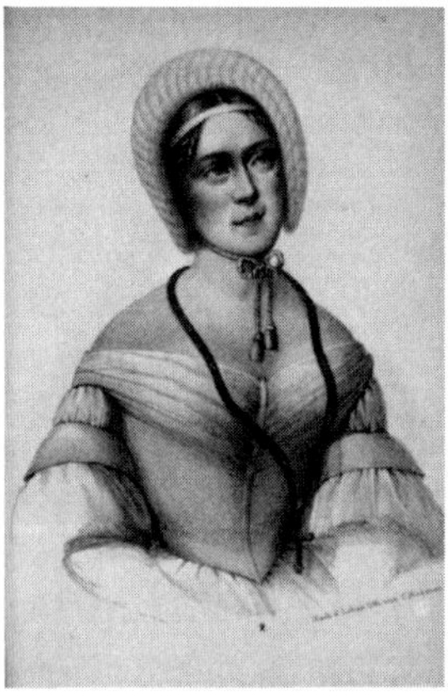

Abb. 3

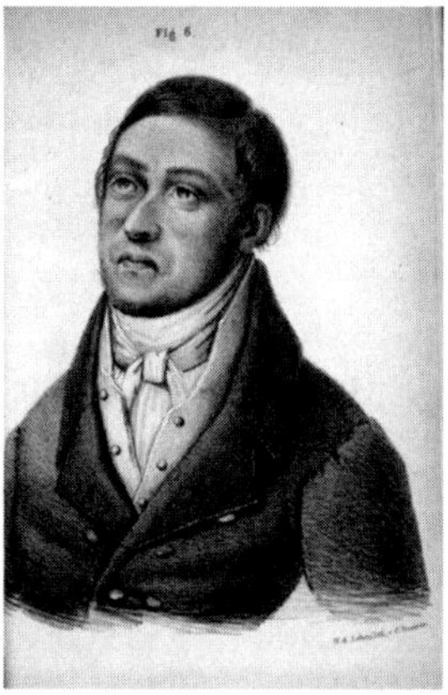

Abb. 4

Der Psychiater der Romantik, Karl Wilhelm Ideler, war „Psychiker“, d.h. er sah Geisteskrankheit als seelisches Problem, das nicht unbedingt auf körperliche Ursachen zurückzuführen war. Seine Ein-

2 Siehe Sander L. Gilman, Seeing the Insane, New York 1996, 72-81.

3 Jean Etienne Dominique Esquirol, Des maladies mentales considérées sous les rapports médical, hygiénique et médico-légal, Paris 1838, z. n. Gilman, Physiognomie, 219.

stellung stand damit im Gegensatz zu den „Somatikern“, zu denen Esquirol zählte und die naturwissenschaftlich und körperorientiert ausgerichtet waren. Idelers Porträts (Abb. 3, Abb. 4) waren Illustrationen zu umfangreichen biografischen Studien, denn er war der Meinung, „dass die eigentliche Triebfeder der Seelenstörung jedes Mal im Gemüth aufgesucht werden muß.“[4] Die Zeichnungen zeigten deshalb auch keine überindividuellen Krankheitsgesten wie bei Esquirol, sondern Frauen und Männer in Alltagskleidung ohne augenfällige Verzerrungen. Die medizinischen Abbildungen hatten Vorläufer in der künstlerischen Auseinandersetzung mit Wahnsinn, die es seit dem 16. Jahrhundert gab.[5]

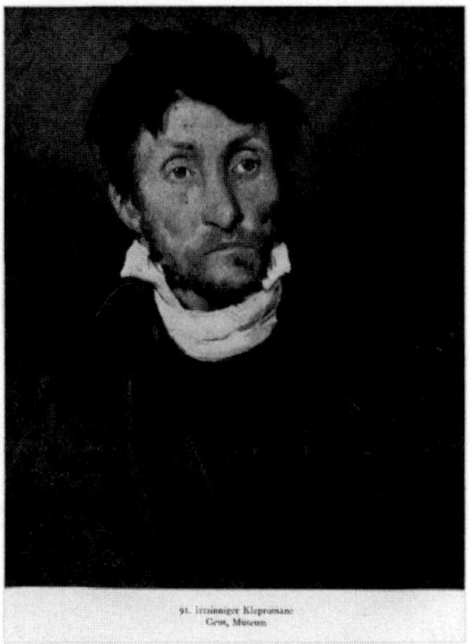

Abb. 5

Vorläufer des fotografischen Patientenporträts waren zum Beispiel zehn Gemälde von Patienten der *Salpêtrière*, die der bekannte französische Maler der Romantik Théodore Géricault im Auftrag des Mediziners Étienne-Jean Georget zwischen 1821 und 1824 schuf (Abb. 5). Géricaults Porträts sollten „sowohl die Einzigartigkeit als auch die Universalität eines jeden einzelnen geistigen Zustandes bei

4 Karl Wilhelm Ideler, Grundriß der Seelenheilkunde, 2. Theil, Berlin 1838, 134.

5 Siehe Sander L. Gilman, Wahnsinn, Text und Kontext, Frankfurt a.M./Bern 1981.

jedem einzelnen Patienten festhalten.“[6] Schwer beschreibbare Gefühlsausbrüche, flüchtige Gesichtsmimiken, nur einen Moment dauernde Gesten sollten in einem Bild verewigt werden, um später die Erinnerung des Arztes an den besonderen Fall zu unterstützen. Gleichzeitig lieferten die Bilder Abstraktionen von Wahnsinn, wie die Bildtitel zu Géricaults Gemälden anzeigen: „Irrsinnige Neiderin“, „Irrsinniger Kidnapper“.[7] Der Engländer Alexander Morison hingegen war nicht an moralischen oder symbolischen Darstellungen interessiert. Bereits 1826 veröffentlichte er dreizehn Stiche und 1840 einen Atlas mit 102 Tafeln von Patienten und Patientinnen (Abb. 6, Abb. 7).[8] Sein Fokus lag auf dem Studium des Gesichtsausdruckes:

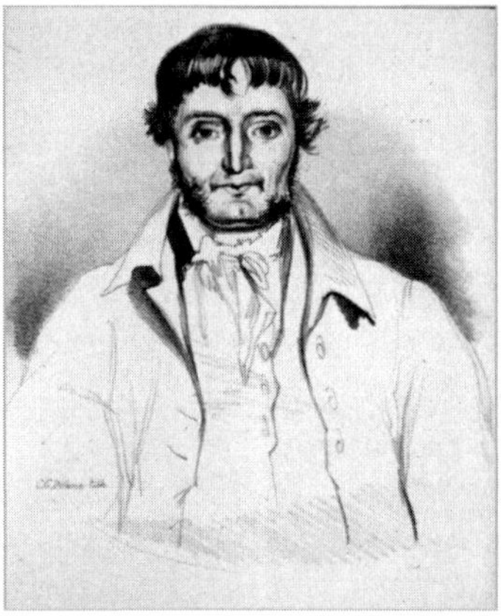

Abb. 6

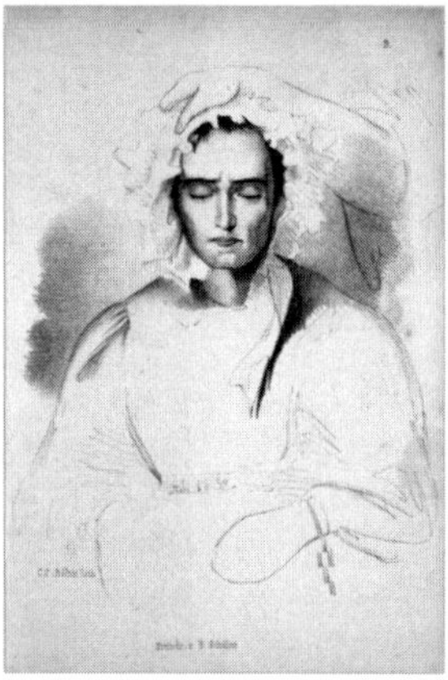

Abb. 7

„Der Gesichtsausdruck ist mit dem Zustande der Seele innig verbunden und von demselben abhängig. Die Wiederkehr derselben Gedanken und Gefühle, die consequent wiederholten Bewegungen der Augen- und Gesichtsmuskeln erzeugen einen eigenthümlichen Charakter der Gesichtszüge. Dieser besteht bei Irren in einer Verbindung von Wildheit, Zerstreutheit oder Gedankenlosigkeit mit solchen Ideen und Gefühlen, welche die

6 Gilman, Wahnsinn, 86.

7 Siehe Klaus Berger, Géricault und sein Werk, Wien 1952.

8 Alexander Morison, Physiognomy of Mental Diseases, London 1840; ders., Physiognomik der Geisteskrankheiten. Mit 102 Tafeln Portraits von Geisteskranken, Leipzig 1853 (= aus der 2. Aufl. Engl. übersetzt).

verschiedenen Varietäten von Geistesstörung charakterisieren, als Hochmuth, Zorn, Argwohn, Liebe, Furcht, Kummer u.s.w.“[9]

Morison vertrat damit die Anschauung der Physiognomik, einer Ideenlehre des 18. Jahrhunderts, die den Ausdruck innerer Stimmungen im Gesicht abgebildet fand. Das Porträt sprach aber offenbar nicht für sich: Dem Mann auf Abb. 6 bescheinigte Morison „Monomanie zu Brandstiftungstrieb“, hielt aber sein poetisches Talent für erwähnenswert und druckte ein Gedicht des Patienten ab. Die Porträts wurden unter Morisons Leitung von Künstlern hergestellt. Der Arzt war es dann auch, der beim Abbild der Frau mit der Diagnose Kindbettmanie („Puerperalmanie“) (Abb. 7) veranlasste, dass ihre Augen als geschlossen und der Kopf von einer Hand gehalten dargestellt wurden. „Zwang wurde für nöthig befunden“[10], lautete es bei Ideler, d.h. die Vorstellung der Behandlung wurde direkt ins Bild umgesetzt. Diese Hand der Institution taucht in Visualisierungen des 20. Jahrhunderts immer wieder auf (Kapitel 6). Fragen nach physiognomischen, symbolischen, biografischen, überindividuellen, kategorisierenden Darstellungsmodi werden auch in der fotografischen Ära des Patientenporträts eine Rolle spielen. Zunächst jedoch glaubten die Ärzte, mit der Fotografie ein über alles erhabenes Medium der Objektivität in Gebrauch nehmen zu können.

Fotografie in der medizinischen Wissenschaft

Die renommierte medizinische Fachzeitschrift *The Lancet* erwähnte 1859 zum ersten Mal die Fotografie in einem kurzen redaktionellen Artikel: „Photography is so essentially the Art of Truth – and the representative of Truth in Art – that it would seem to be with the essential means of reproducing all forms and structures of which science seaks for the delineation.“[11] Im Gegensatz zum idealisierenden Künstler, so die Argumentation, arbeite die Fotografie, der „Sonnenkünstler“ („the great solar artist“), ohne Bewertungen und zeige die Dinge so, wie sie seien. In den Ausstellungen der *Photographic Society* fehlten Fotografien, die sich mit medizinischen Objekten befassen. In dieser frühen Quelle erscheinen Begriffe, die im Zusam-

9 Morison, Physiognomik, Vorwort, III.

10 Ebd., Tafel IX: Puerperalmanie.

11 Photography in Medical Science, in: The Lancet, 1859, Vol I, 89.

menhang mit Definition und Stellenwert der wissenschaftlichen Fotografie bis in die Gegenwart immer wieder neu diskutiert werden: Wahrheit der Fotografie, ihre Objektivität und die Frage nach Kunst. Dass Visualisierungen aus der Wissenschaft, zum Beispiel aus Bereichen der Chirurgie, Psychiatrie oder Physik, auf gleicher Ebene wie Porträts von berühmten Zeitgenossen oder Landschaftsfotografien als künstlerische Produkte angesehen wurden, war nur von sehr kurzer Dauer. Dieses Kapitel legt dar, wie sich wissenschaftliche, künstlerische und populäre Fotografie verzahnten und abgrenzten.

Mit dem Terminus Wahrheit der Fotografie wurde in den 1840er und 1850er Jahren ein Vergleich zur Malerei und allen mit der Hand ausgeführten Künsten angestrebt. Die ersten Augenzeugen der Fotografie rühmten das neue Medium als „ein fixiertes Spiegelbild der Natur oder substantieller – ein Naturabdruck.“[12] Die Fotografie hatte wiederum Einfluss auf die Bildende Kunst. Einer der ersten Fotografen, William Henry Fox Talbot, schrieb 1844:

> „Ein Vorteil, den die Fotografie gebracht hat, ist der Umstand, dass sie es uns ermöglicht, in unsere Bilder eine Vielzahl kleinster Details aufzunehmen, die die Wahrheit und Realitätsnähe der Darstellung steigern helfen und die kein Künstler so getreu in der Natur abkopieren würde.“[13]

Festzustellen, dass Fotografie realitätsnah war, hieß auch an ihre objektive Sicht auf die Dinge zu glauben und das bedeutete: faszinierende Nachahmung, aber auch Spiegelbild ohne Emotionen.[14] Mangelndes Gefühl in der Abbildung war einigen Zeitgenossen Hinweis auf die Armut der Fotografie, für andere bewies gerade dieser Mangel die Objektivität des Nachbildes.

Die Fotografie als neue Abbildungstechnik für klinische Krankheitsfälle wird in der zweiten Hälfte des 19. Jahrhunderts zum wichtigen Instrument der Ärzte: Sie entdecken und instrumentalisieren ein Medium, das optimal den Bedürfnissen nach Verobjektivierung

12 Wolfgang Kemp, Theorie der Fotografie 1839-1912, in: ders. (Hg.), Theorie der Fotografie I: 1839-1912, München 1980, 13-45, hier: 25.

13 Henry Fox Talbot, Der Stift der Natur (1844), in: Kemp, Theorie I., 60-63, hier: 62.

14 Siehe die zeitgenössischen Überlegungen des Malers und Zeichners Philip Hamerton, Die Beziehungen zwischen Fotografie und Malerei (1862), in: Kemp, Theorie I, 143-151.

psychiatrischer Sichtweisen entgegenkommt. Mit Philippe Pinel wurde anstelle der Hand (die den Patienten buchstäblich an Ketten band) nun das Auge zum neuen Instrument der ärztlichen Aktivität. In der zur modernen Klinik sich verwandelnden Irrenanstalt entstand eine Mythologie des Blicks auf zwei Ebenen: Das ärztliche Auge erschien als das profanierte göttliche Auge, das alles sieht und durchdringt. An dieses Auge wurde der Fotoapparat angeschlossen, und man kann sagen, dass das neue Medium den Mythos erst zu seiner vollen Entfaltung brachte. Der ärztliche Blick durchdrang und registrierte aber nicht nur wie ein Röntgengerät den Menschen, er klassifizierte und kontrollierte das, was er wahrnahm und passte es in ein diagnostisches und therapeutisches Konzept ein. Der Blick, den der Kranke aussandte, geriet ebenfalls ins Zentrum des ärztlichen Interesses: Aus diesem Blick, so die zeitgenössische Ansicht, würde der Wahnsinn sprechen. Statt Geruchssinn und Miasma, denn noch im 18. Jahrhundert glaubte man, den Irren am Geruch erkennen zu können, begleiteten im 19. Jahrhundert das Visuelle und der Sehsinn das Aufspüren von Wahnsinn.[15] Die bedeutungsvoll blickenden Augen meinte man nun mit der Fotografie einfangen zu können, was einer traditionellen physiognomischen und volkskundlichen Idee entlehnt war, als könne man durch die Augen einen Einblick in die Seele des Menschen gewinnen.[16]

Der Topos vom wissenden und therapeutischen Blick wurde durch das Medium Fotografie beflügelt. Parallel zur Verwissenschaftlichung der Sicht auf psychisch Kranke und zu neuen Methoden ihrer Verwahrung und Behandlung entwickelte sich die (wissenschaftliche) Fotografie in diesem Bereich zu einem Medium, mit dem man Diagnosen, Krankheitsbilder und Heilungserfolge meinte objektiv darstellen zu können. „Es ist unzweifelhaft, dass in der Psychiatrie das Bedürfnis besteht, die komplizierten Krankheitserscheinungen, welche zur Beobachtung gelangen, auf diese oder jene Weise zu ei-

15 Vgl. Joachim Metzner, Geschichte und Ästhetik des therapeutischen Augenblicks, in: Christian W. Thomsen/Hans Holländer (Hg.), Augenblick und Zeitpunkt, Darmstadt 1984, 93-120.

16 Siehe Utz Jeggle, Der Kopf des Körpers. Eine volkskundliche Anatomie, Weinheim/Berlin 1986, 75-102.

ner objektiven Darstellung zu bringen“[17], resümierte der Gießener Assistenzarzt August Alber 1902.

Fotografien von Dr. Diamond

Einer der ersten Non-Restraint-Psychiater, der an die Wahrheit der Fotografie glaubte und sie für seine klinische Arbeit instrumentalisierte, war der Engländer Hugh Welch Diamond, der ab 1849 die Frauenabteilung im *Springfield Hospital* (Surrey) leitete. Dr. Diamond war einer jener an chemischen und technischen Prozessen interessierten Wissenschaftler, wie sie für die Pionierzeit der Fotografie kennzeichnend waren. Gleich nach Bekanntwerden des fotografischen Verfahrens richtete sich der Amateur ein eigenes Fotolabor ein.[18] Ab 1850 machte Diamond mit dem soeben erfundenen Kollodiumverfahren erste Aufnahmen von seinen Patientinnen. Expositions- bzw. Belichtungszeit waren im Vergleich zu früheren Methoden auf wenige Sekunden verkürzt. Diamond war Empiriker der Physiognomik: Jahrelang hatte er Porträts gesammelt – hauptsächlich Kupferstiche von Ärzten – und sie mit biografischen Angaben versehen. Anhand von verschiedenen Abbildungsformen hatte er bereits physiognomische Studien betrieben, bevor er mit Hilfe der Fotografie die Korrespondenz von seelischen Krankheiten mit bestimmten Gesichtszügen zu beweisen suchte. In einem Vortrag vor der *Royal Society* lobte Diamond 1856 die Vorzüge der Fotografie für physiognomische psychiatrische Diagnostik. Eine Fotografie führe Krankheitssymptome vor Augen, die durch eine reine Beschreibung nur unzureichend zur Vorstellung gelangen würden:

„Mit welchen Worten unserer Sprache können wir das Besondere an der Lähmung beschreiben, die das plötzliche Auftreten einer hoffnungsvollen Angst begleitet […] oder die unter dem Einfluss bleicher Wut zusammengezogenen Gesichtszüge und die gerunzelte, totenblasse Haut? […] Der Photograph dagegen hält mit unfehlbarer Genauigkeit die äußere Er-

17 A[ugust] Alber, Atlas der Geisteskrankheiten im Anschluß an Sommer’s Diagnostik der Geisteskrankheiten, Berlin/Wien 1902. Die 110 Fotografien dieses Buches waren bereits vier Jahre zuvor fertig gestellt worden.

18 Zu den lebensgeschichtlichen Daten und der Geschichte der Fotosammlung siehe Adrienne Burrows/Iwan Schumacher, Dr. Diamonds Bildnisse von Geisteskranken, Frankfurt a.M. 1979, 7-27.

scheinung jeder Gemütsbewegung als wirklich zuverlässiges Anzeichen einer inneren Störung fest und enthüllt so dem Auge die wohlbekannte Wechselwirkung, die zwischen dem kranken Hirn des Menschen und seinen Körperorganen und Gesichtszügen besteht."[19]

Die Enthüllung durch die Fotografie wurde angenommen, weil sie zu bestätigen schien, was der Arzt zu sehen glaubte: dass sich die Krankheit des Geistes am Körper zeigt. Mit dem Fotoapparat wurde eine Wahrnehmungserweiterung suggeriert, denn man meinte, mit dem bloßen Auge würde Unsichtbares sichtbar gemacht. Das neue Medium war außerdem schnell, es reagierte auf Symptome, wie der Arzt es wollte:

„[…] und der Photograph erfasst in einem einzigen Augenblick die immerwährende Wolke oder einen vorübergehenden Sturm oder einen Sonnenstrahl über der Seele und ermöglicht so dem Metaphysiker, die Verbindung zwischen dem Sichtbaren und dem Unsichtbaren auf einem wichtigen Untersuchungsgebiete der Wissenschaft von der menschlichen Seele mit eigenen Augen zu sehen und festzuhalten."[20]

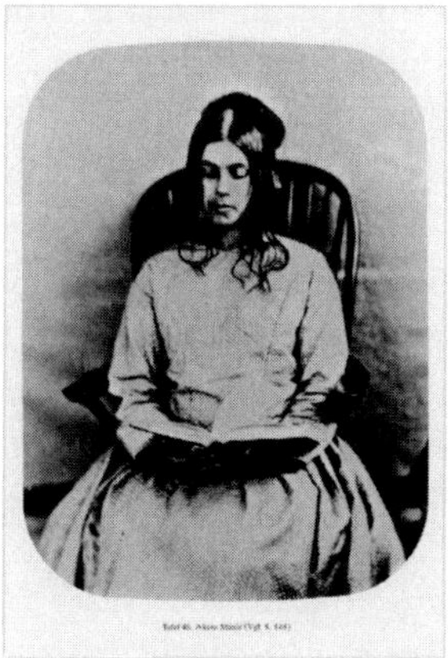

Abb. 8

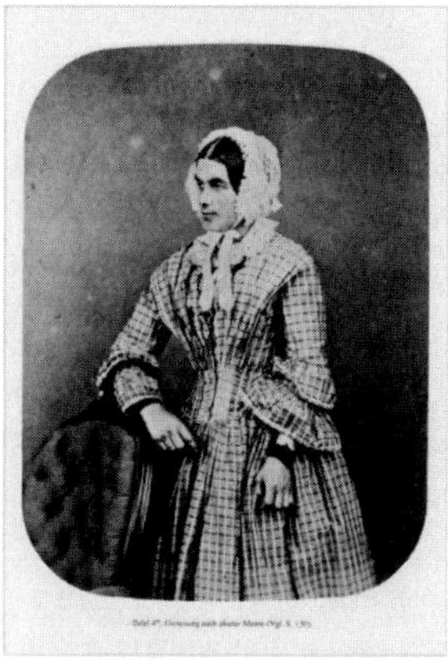

Abb. 9

19 Hugh W. Diamond, Über die Anwendung der Photographie auf die physiognomischen und seelischen Erscheinungen der Geisteskrankheit, zit. n. ebd., 155.

20 Ebd.

Die Fotografie im medizinischen Feld wurde zur Prothese des Auges. Diamond benutzte seine Bilddokumente nicht nur für die Diagnose, sondern auch zu therapeutischen Zwecken, indem er Patientinnen mit ihren eigenen Fotografien konfrontierte. Wie ein Spiegelbild sollte das Porträt die Patientin unterhalten, aber ihr auch ihren Zustand vor Augen führen und somit einer heilenden Wirkung dienen. Fotografien, die die Porträtierte im akuten Krankheitszustand und in der geheilten Verfassung zeigten (Abb. 8, Abb. 9), gab es vermehrt im überlieferten Material von Diamond. Damit waren ihm Aufnahmen gelungen, die das Non-Restraint-Prinzip insofern visuell unterstützten, als Geisteskrankheit wissenschaftlich studiert und Heilung erzielt werden konnte.

John Conollys Interpretationen

An einen wissenschaftlichen Fortschritt durch das Studium der Abbildungen von Geisteskranken glaubte auch der englische Reform-Psychiater John Conolly. Conolly benutzte die Fotografien von Dr. Diamond für eine Artikelserie in *The Medical Times and Gazette* 1858 unter dem Titel „Die Physiognomie der Geisteskrankheit" („The Physiognomy of Insanity").[21] Dadurch wurden sie einem größeren Publikum bekannt und erhielten einen Kontext, während über Diamonds Verwendungsweise derselben Fotos nichts bekannt ist. Conolly entwarf Krankheitsbilder, indem er die Fotografien beschrieb und sie mit biografischen Informationen der Fälle verknüpfte. Er interpretierte in seiner Artikelserie auch jene vier Fotografien von Diamond, die dieser von einer Patientin in zeitlichen Abständen hergestellt hatte (Abb. 10). Die Frau litt nach Angaben der Ärzte an der so genannten Kindbett- oder Wochenbettmanie:

„Die sensible Frau, deren Mutter geisteskrank gewesen war, wurde selbst verwirrt und melancholisch, sobald ihr kleines Kind das Licht dieser Welt voller Mangel erblickte, in der der Vater nicht wusste, wie er die Familie vor dem Hungertod bewahren sollte. […] Das zweite Bild ist acht Tage nach dem ersten aufgenommen. Das Gesicht der Patientin ist nicht nur lebendig, sondern heiter; der Mund zieht sich in die Breite, die Nasenflügel

21 Siehe Gilman, Wahnsinn, 89. Zu den Arbeiten Conollys siehe auch Agostino Pirella/Domenico Casagrande, John Conolly – Von der Philanthropie zur Sozialpsychiatrie, in: Franco Basaglia (Hg.), Was ist Psychiatrie?, Frankfurt a.M. 1981, 141-157.

sind erweitert, und die lebhaften Augen, die gehobenen Brauen und die lustigen Backen samt dem Kinn sind auf dem Bild gut zu erkennen. Noch immer sitzt sie mit auf den Knien übereinander gelegten Händen, aber sie wirkt, als könne man sie ohne weiteres dazu bewegen, aufzustehen und zu tanzen."[22]

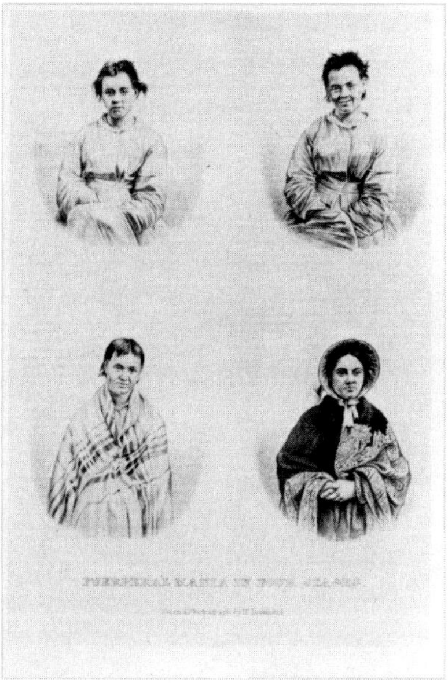

Abb. 10

Conolly war von Diamonds fotografischen Abbildungen begeistert. Er meinte darin jenen einzigartigen Ausdruck von Krankheit wiederzuerkennen, der durch innere Aufgewühltheit des Geistes entstehen würde. Die veränderten Gesichtszüge der abgebildeten Frau, ihre Muskelentspannung und die Glättung der Haare sollten die „Wiederherstellung ihrer Gesundheit" zeigen. Nach sechs Wochen fühlte sich die Patientin wohl und war bereit, die Anstalt zu verlassen:

„Zu dieser Zeit wurde das dritte Porträt aufgenommen. Man sieht die Patientin stehend und ordentlich angezogen. Das Gesicht hat den Ausdruck übertriebener Fröhlichkeit verloren, aber man erkennt eine Spannung der

22 John Conolly, Physiognomie und Wahnsinn. Nach Photographien von Hugh W. Diamond, zit. n.: Burrows/Schumacher, Bildnisse, 139-154, hier: 146.

Gesichtsmuskulatur, die den erfahrenen Arzt vor dem voreiligen Schluss bewahrt, dass die Krankheit gänzlich überstanden sei. […] Übereinstimmend mit dieser Diagnose hatte sie 14 Tage später einen Rückfall in denselben Zustand der Komik und zugleich der Destruktivität, wie er im zweiten Bild zum Ausdruck kommt."[23]

Diagnose und Bild fallen in dieser Beschreibung zusammen. Nach Conollys Geschichte stabilisierte sich der Zustand der Patientin und auf dem vierten Bild dieser Foto-Serie sei sie gesund, kurz vor der Entlassung aus der Anstalt:

„Wir sehen sie mit Hut und Halstuch, entspannten Gesichtszügen und einem angenehmen, offenen Gesicht, das noch stark belebt, aber nicht mehr erregt ist. Ihre gesamte Erscheinung ist ein Zeichen für die Wiederherstellung ihrer Gesundheit und Kraft, auf die sie sich zuversichtlich bei ihrem geplanten Vorhaben stützen kann, nämlich dem armen Ehemann mit dem Kind nach Australien zu folgen."[24]

Conollys emphatische Beurteilung der Fotoserie von Diamond war der Beginn einer Verwissenschaftlichung des Visuellen. Verglichen wurden die Bilder für das medizinische Studium mit jenen der kommerziellen Porträtfotografie. Conolly war davon überzeugt, dass die Fotografien zum privaten Gebrauch beschönigt würden, weil sie der eitlen Neugierde dienten. Im Gegensatz zu dieser idealisierenden Vorgehensweise würde die wissenschaftliche Fotografie alles zeigen, sie hätte „eine so einzigartige Treue in der Wiedergabe", dass sie auch jene Gesichtsausdrücke einfangen würde, die in der ästhetisierenden Porträtfotografie nicht sonderlich populär seien.[25]

Die viel beschworene Wahrheit der Fotografie ist also von Anfang an umkämpft: Sowohl die kommerzielle als auch die künstlerische Porträtfotografie nahmen für sich in Anspruch, ein wahres Porträt herzustellen, und das tat auch die Fotografie, die im Dienste medizinisch-psychiatrischer Abbildung stand. Wahrheit oder Wirklichkeitstreue waren in den verschiedenen Diskursen von privater und wissenschaftlicher Anwendung unterschiedlich definiert. Die

23 Ebd.

24 Ebd.

25 John Conolly, The Physiognomy of Insanity, zit. n. Gilman, Wahnsinn, 89.

wissenschaftlich-medizinische Theorie beanspruchte von Anfang an eine Vormachtstellung des wahren Ausdrucks.

Jean-Martin Charcot und sein Model

Diese Haltung der fotografischen Dokumentation gegenüber machte sich auch in jenem französischen Projekt des 19. Jahrhunderts geltend, über das schon eingehend geforscht wurde: Die Neurologen Jean-Martin Charcot und Paul Richer traten an der Pariser *Salpêtrière* in den 1870er Jahren unter der Prämisse an, die Wahrheit über die weibliche Hysterie zu ermitteln.[26] Als Vorgeschichte zu ihrer fotografischen Dokumentation diente die private umfangreiche Sammlung künstlerischer Darstellungen von Besessenen, die die Mediziner zum ersten Mal 1887 publizierten.[27] Sie beurteilten die Abbildungsqualität der Werke vor dem Hintergrund ihrer Erfahrungen mit der Fotografie und einem spezifischen Verständnis vom Krankheitsbild der Hysterie. Für die Physiognomie der Krankheit würde es „klare, unumstößliche Regeln" geben, die man entweder als „natürlich", „wirklichkeitsgetreu", „direkt nach der Natur gemalt" oder als „widersprüchlich" und „unglaubwürdig" bezeichnete.[28] Bestimmte ikonografische Elemente der historischen künstlerischen Leidensphysiognomien erschienen auch wieder in den fotografischen Studien von Charcot und Richer: Nach oben verdrehte Augen, halb geöffneter Mund, entblößte Schultern und die großen Gesten der konvulsivischen Körperkrümmung und der Verzückungen (Kapitel 6).

26 Siehe Georges Didi-Huberman, Die Erfindung der Hysterie. Die photographische Klinik des Jean-Martin Charcot, München 1997; Sigrid Schade, Charcot und das Schauspiel des hysterischen Körpers. Die „Pathosformel" als ästhetische Inszenierung des psychiatrischen Diskurses, in: Silvia Baumgart u.a. (Hg.), Denk-Räume. Zwischen Kunst und Wissenschaft, Berlin 1993, 461-484; Karin Dahlke, Spiegeltheater, organisch. Ein Echo auf Charcots Erfindung der Hysterie, in: Marianne Schuller u.a. (Hg.), BildKörper. Verwandlungen des Menschen zwischen Medium und Medizin, Hamburg 1998, 213-242.

27 Jean-Martin Charcot/Paul Richer (Hg.), Die Besessenen in der Kunst, Göttingen 1988.

28 Ebd., 115.

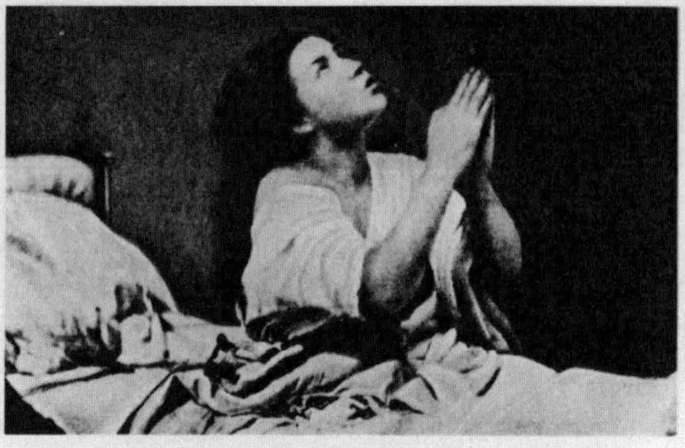

Abb. 11

Signifikant für diese Form von präformierter Fotografie ist die Fotoserie mit verschiedenen Ausdrucksstudien, die Charcot mit seinem Model Augustine herstellte (Abb. 11).[29] Bestimmte Szenen, Körperhaltungen und Gesichtsausdrücke sollten Hysterie kennzeichnen. „*Ein Körper, der dabei ist, eine Pose einzunehmen*", schreibt der französische Kunsthistoriker Georges Didi-Huberman über die darstellerische Form Augustines. Ihre Porträts bezeichnet er als „Quasi-Gesicht", man könnte auch sagen, es entstand ein Gesicht zweiter Ordnung.[30] Bekannt ist, dass die Bewegungsstudien, die Charcot anfertigen ließ, Ergebnisse einer Inszenierung des Wahnsinns waren. Damit sollte ein Krankheitsbild bestätigt werden, das es nur in der Theorie und Klinik von Jean-Martin Charcot gab. Symptome und wissenschaftliche Antworten darauf sollten sich gegenseitig bedingen, Kranksein hatte den Charakter eines „figurativen Vertrags". Das heißt, der wissende Arzt machte das Symptom erst sichtbar. Er forderte den Kranken auf, den Körper das wiederholen zu lassen, was

29 Siehe Manfred Schneider, Nachwort, in: Charcot/Richer, Die Besessenen, 13.

30 Didi-Huberman, Erfindung, 89.

er – der Mediziner – als Krankheit beschrieb. Der Körper der Patientin wurde zum Bildnis der Begriffe des Arztes.[31]

Charcot wollte eine bestimmte Form, eine ästhetische Gestalt des Wahnsinns erarbeiten und diese museal dokumentieren. Charcot konservierte mit der neuen Reproduktionstechnik nicht nur eine, nämlich *seine* medizinische Sichtweise von Hysterie, sondern er bezeichnete die *Salpêtrière* auch selbst als ein „reich ausgestattetes lebendes pathologisches Museum".[32] Mit den Fotografien von Patientinnen, die im anstaltseigenen Atelier entstanden, und mit Gipsabdrücken ihrer Körperteile wurde der museale Gedanke der Konservierung historischer Erscheinungen realisiert.

Im Vergleich zur systematischen Typifizierung und Musealisierung von Krankheitsbildern durch Charcot war Diamond an der Geschichte der einzelnen Patientinnen interessiert. Er fasste Krankheit als ein temporäres Ereignis auf, das jeden Menschen ereilen konnte. Diamond dachte und visualisierte ein Vorher, d.h. eine Patientin bei Aufnahme in die Klinik und ein Nachher, in dem die Patientin Stadien der Behandlung durchlaufen hatte, die zur Heilung und Entlassung aus der Klinik führten (Abb. 10). Bei Diamond gewinnt man den Eindruck, dass die Fotografie das Bemühen des Arztes um Heilung der Patientin wiedergeben sollte. Medium und Wissenschaft schienen durch ein Pathos der Heilung miteinander verknüpft zu sein. Man muss bedenken, dass eine derartige institutionelle Legitimation dem Reformprozess geschuldet war, der die jahrhundertelange, auf bloße Verwahrung ausgerichtete Behandlung von Geisteskranken kritisierte. In diesem historischen Moment wurde das Medium Fotografie instrumentalisiert.

Auch Charcot handelte an der *Salpêtrière* in diesem reformerischen Sinne, indem sein diagnostischer Blick einer wissenschaftlichen Aufzeichnungsrationalität verpflichtet war. Bei ihm aber wurden die Patientinnen fragmentiert und als exemplarische Fälle für bestimmte Krankheitsformen archiviert. Das Medium Fotografie setzte er für die Dokumentation von Bewegungsabläufen ein und nicht für die Dokumentation eines Gesundungsprozesses. Charcots

31 George Didi-Hubermann, Ästhetik und Experiment bei Charot. Die Kunst, Tatsachen ins Werk zu setzen, in: Jean Clair u.a. (Hg.), Wunderblock. Eine Geschichte der modernen Seele, Wien 1989, 281-296, hier: 285.

32 Charcot zit. n. Schneider, Nachwort, 144.

performative Abbildungen von medizinischen Models stehen in einer Visualisierungstradition der *Salpêtrière* seit Philippe Pinel: Die Inszenierung der Kranken geschah mit dem Ziel der Typisierung von Krankheitserscheinungen. Das Visualisierte erhielt den Status von etwas Dauerhaftem und nicht von etwas Veränderbarem. Alle Visualisierungen aus der Klinik, die Charcot in seinem Museum verwaltete, sind Belege für die „Souveränität des Blicks"[33], ein Blick, der auswählt, entscheidet und für eine gewisse Zeit in der Klinik regiert.

Aus dem Archiv von Cesare Lombroso

Etwa zur selben Zeit, als Charcots psychopathologisches Museum entstand, sammelte der Psychiater und Kriminalanthropologie Cesare Lombroso in Turin Patientenfotografien aus verschiedenen italienischen Anstalten. Lombroso war zwischen 1863 und 1872 für die Irrenanstalten in Pesaro, Pavia und Reggio Emilia verantwortlich gewesen und ab 1878 Professor der forensischen Medizin an der Universität Turin.[34] Gemeinsam mit Raffaele Garofolo gründete er 1880 die Zeitschrift *Archivo di Psichiatria, antropologia criminale e scienze penali.* Die drei Wissensfelder Psychiatrie, Kriminalanthropologie und Strafwissenschaften wurden mit dem Begriff der Devianz verbunden. Die Dinge und Abbildungen, in denen der Anthropologe Zeichen von Anormalität sah, waren ab 1892 in seinem Museum – *Museo di Psichiatria e Criminologia* an der Universität Turin – ausgestellt. Verschiedene Arten von Porträtstudien (Fotografien, Lithografien, Zeichnungen), Abdrücke von Körperteilen, handwerkliche Produkte von Insassen aus Psychiatrien und Gefängnissen und konservierte Körperteile waren dort zu sehen. Wie man historischen Abbildungen entnehmen kann, muss dieses Kriminalmuseum ein gigantischer Ort des wissenschaftlich-anthropologischen Blicks gewesen sein.[35] Der Fotobestand aus Psychiatrien der Samm-

33 Michel Foucault, Die Geburt der Klinik. Eine Archäologie des ärztlichen Blicks, Frankfurt a.M. 1988, 102.

34 Siehe Giorgio Colombo, La scienza infelice. Il museo di antropologia criminale di Cesare Lombroso, Torino 1975; Mariacarla Gadebusch Bondio, Die Rezeption der kriminalanthropologischen Theorien von Cesare Lombroso 1880-1914, Husum 1995, 18-36.

35 Siehe Susanne Regener, Fotografische Erfassung. Zur Geschichte medialer Konstruktionen des Kriminellen, München 1999, 171-183;

lung Lombroso, der heute im *Museo di Antropologia Criminale* in Turin bewahrt wird, enthält ganz unterschiedliche Darstellungsformen aus hauptsächlich italienischen Krankenhäusern.[36] Ein Geschenk an Lombroso zum Beispiel war eine Serie von Bleistiftzeichnungen, die Patienten aus der Irrenanstalt in Alessandria (bei Turin) zeigen. Die Brustporträts von kriminellen psychisch Kranken („Fisionomia di delinquenti Pazzi") stammen vom Direktor der Anstalt und Freund Lombrosos Luigi Frigerio. Sie sind nummeriert und rückseitig mit einer Diagnose versehen: „Dementia" (Abb. 12), „Paranoia" (Abb. 13).

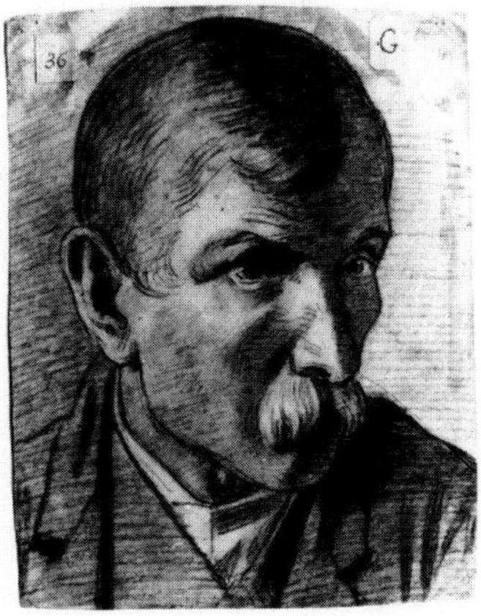

Abb. 12

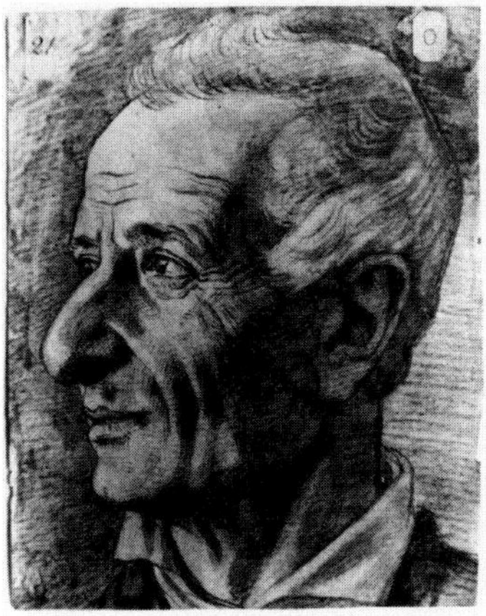

Abb. 13

Eine Serie von Visitkartenfotografien (Abb. 14) stammte von Enrico Morselli, einem weiteren Freund Lombrosos. Morselli war in den 1880er Jahren Direktor der Irrenanstalt in Macerata gewesen und hatte eine eigene Sammlung von Patientenbildern angelegt, wie aus der Beschriftung hervorgeht: „Manicomio di Macerata, Dalla collezione di Enrico Morselli."

dies., Criminological Museums and the Visualization of Evil, in: Crime, History & Societies, Vol. 7, 1 (2003), 43-56.

36 Mario Portigliatti Barbos und Silvano Montaldo vom Lombroso-Archiv danke ich für die Unterstützung meiner Recherchen, sowie Gabriele Montaldi-Seelhorst für die Hilfe bei Übersetzungen aus dem Italienischen.

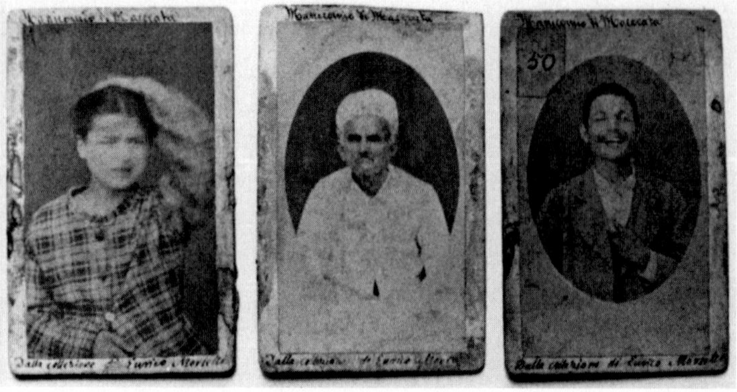

Abb. 14 a, b, c

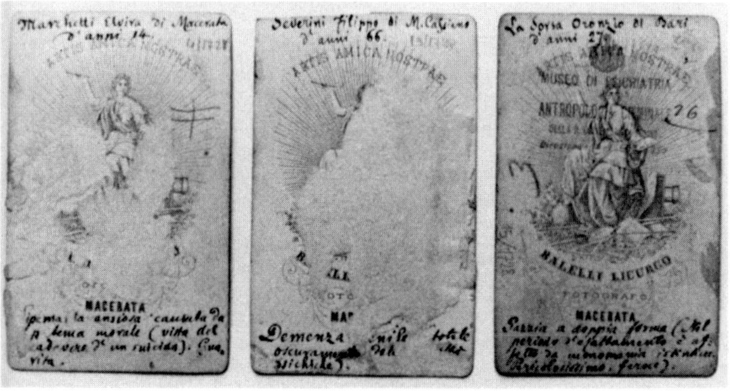

Abb. 15 a, b, c

Die Visitkartenbilder kamen aus dem lokalen Atelier von Balelli Licurgo – das zeigen die Rückseiten der Kartons (Abb. 15), die Klebespuren und handschriftliche Hinweise auf Namen und Alter der Porträtierten und Diagnosen aufweisen: beispielsweise Beschreibungen wie „einfache Manie“, „agitatorische Demenz“, „Altersdemenz“ und klassifizierende Bemerkungen wie „Typus des degenerierten Außenseiters“ oder „wahrer Typus des Geisteskranken“. Einige dieser Fotos sind mit einem ovalen Passepartout versehen. Das war eine zeitgenössische Verschönerungsstrategie in Ateliers, die hier durch die handschriftliche Kontextualisierung konterkariert wurde: Auf dem Papprand oberhalb des Fotos steht: „Manicomio di Macerata.“ Damit wurde eine Lesart der Fotos vorgegeben. Aufgrund ihrer unge-

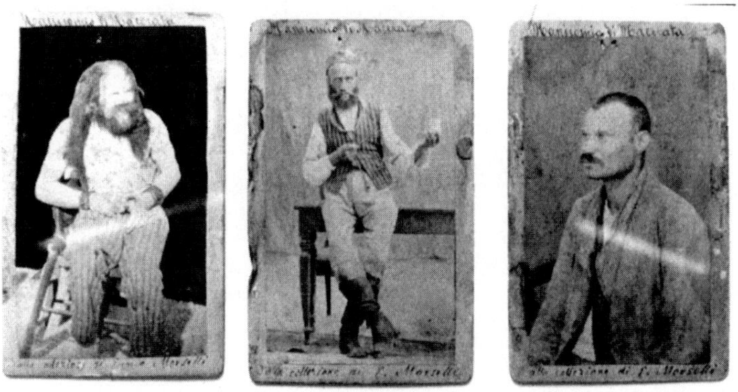

Abb. 16 a, b, c

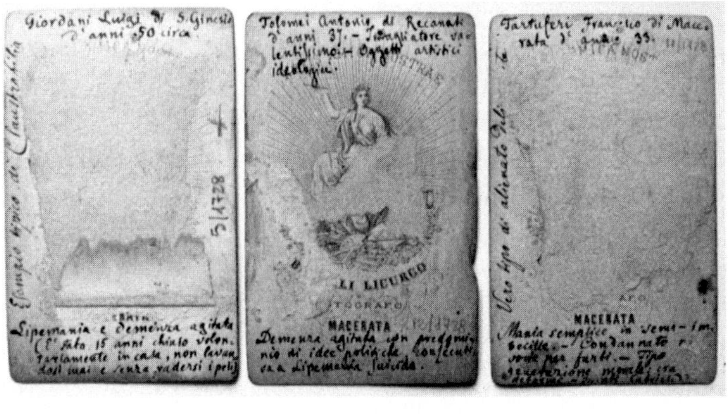

Abb. 17 a, b, c

wöhnlichen Performance wären diese Fotos nicht an Kunden ausgeliefert worden: Das Gesicht der Frau ist unscharf, sie legte die linke Hand auf ihren Kopf (Abb. 14 a), ein Mann zeigte die Zähne beim Lachen (Abb. 14 c), während der alte Mann die Mundwinkel besonders weit nach unten gezogen hatte (Abb. 14 b).

Die Abbildungen 16 und 17 zeigen weitere Beispiele aus demselben Atelier und Enrico Morsellis Sammlung. Morselli war ein junger Arzt, der 1877 nicht nur Direktor der südlich von Ancona gelegenen psychiatrischen Anstalt in Macerata, sondern ab 1880 auch Direktor der Universitätskliniken in Turin und Genua wurde. Als Autor zahlreicher Publikationen zur psychiatrischen Anthropologie war er wie Lombroso ein Empiriker der Auslotung von angenommenen wesensmäßigen Differenzen zwischen krank und gesund. Dahinter stand immer wieder die Frage: Wie gibt sich das Kranke zu erkennen und wie kann der Arzt es sichtbar machen? Ob der Direktor der Anstalt in Macerata die Vermerke auf der Fotokarte selbst vorgenommen hat oder sie erst im Archiv von Lombroso hinzugefügt wurden, ist nicht zu ermitteln. Die Rückseiten sind mit Informationen zu Namen, Alter und Krankheitsdiagnose beschriftet. Zwei Männer (Abb. 16 a, b) erhielten die Diagnose „Demenza agitata", also eine Geisteskrankheit mit Erregung. Der Mann links aus S. Ginesio sei etwa fünfzig Jahre alt und ein typisches Beispiel für Klaustrophobie – er sollte sich freiwillig fünfzehn Jahre lang zu Hause eingeschlossen haben, ohne sich zu waschen oder zu rasieren. Auf der sehr unscharfen Fotografie sitzt er zusammengefallen auf dem Stuhl, seine langen Haare scheinen stark verfilzt, sein Blick wendet sich seitlich aus dem Bild heraus. Der Mann auf dem mittleren Foto stamme aus Recanati, sei siebenundreißig Jahre alt und besonders tüchtig im Herstellen von künstlerischen Objekten mit ideologischem Gehalt. Die Diagnose lautete: Erregte Geisteskrankheit mit vorherrschenden politischen Ideen in Folge von suizidaler Depression. Die Pose auf dem Foto sollte dem Beschriebenen Ausdruck geben oder umgekehrt: Er lehnt sich lässig an einen Tisch, hat die Beine locker überkreuzt und führt eine große Arm- und Handbewegung aus. Über den dritten Abgebildeten heißt es, er sei aus Macerata, zum Zeitpunkt der Aufnahme dreiunddreißig Jahre alt und wegen Diebstahls verurteilt. Seine Verfassung wird auf der Rückseite der Pappe mit „einfache Manie bei Semi-Imbecillität" bezeichnet. Er sei der „wahre Typus eines geisteskranken Delinquenten". Mit dem Halbprofil, in dem er inszeniert wurde, fokussierte man insbesondere Kopf und Gesicht. Darin macht sich ein anthropologisches Interesse am physiognomischen Ausdruck von Geisteskrankheit bemerkbar. Die Nähe zur Polizeifotografie und zum kriminalanthropologischen Erkenntnisinteresse über den Zusammenhang von Kopf-, Ohrform und Verbrechertypologie wurde hier über Inszenierung und Beschriftung evoziert.[37] Stets ging es darum, einem Krankheitsbild Gestalt zu verleihen. Die Patientenfotografie in Macerata war nicht in erster Linie an der Identifizierung der Kranken interessiert, sondern an der Zurschaustellung möglichst aller Verhaltensauffälligkeiten und performativen Elemente.

37 Siehe Regener, Erfassung, 240-251.

Lombrosos Ausstellungsstücke

Wahrscheinlich haben alle Sammlungsstücke aus Lombrosos Kollektion auch als Ausstellungsstücke fungiert. Seine Sammelwut war wie sein positivistischer Theorieansatz überbordend und sein Museum in Turin bis in den letzten Winkel mit Objekt- und Bildmaterial ausstaffiert. Viele Bildquellen weisen Spuren von Aufhängungen und Verklebungen auf, die die Entzifferung der Texte auf den Rückseiten und die historischen Zusammenstellungen erschweren. Im Folgenden werden exemplarisch Ausstellungsgruppierungen rekonstruiert.

Beispiel für eine Bricolage mit unterschiedlichen Fotoformaten ist eine nur noch schlecht erhaltene größere Pappe (45 x 31 cm), von der hier zwei Ausschnitte zu sehen sind (Abb. 18, Abb. 19).

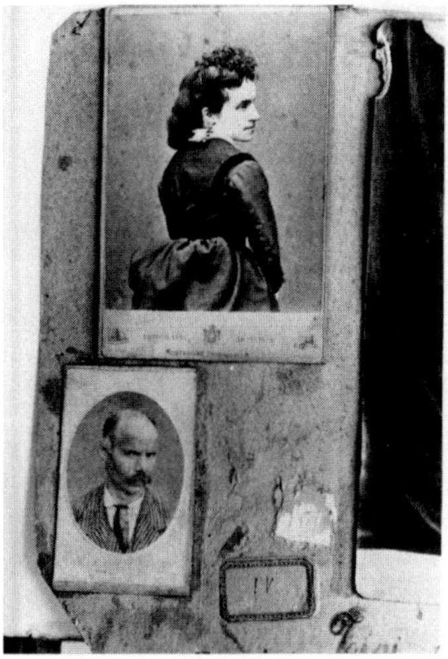

Abb. 18

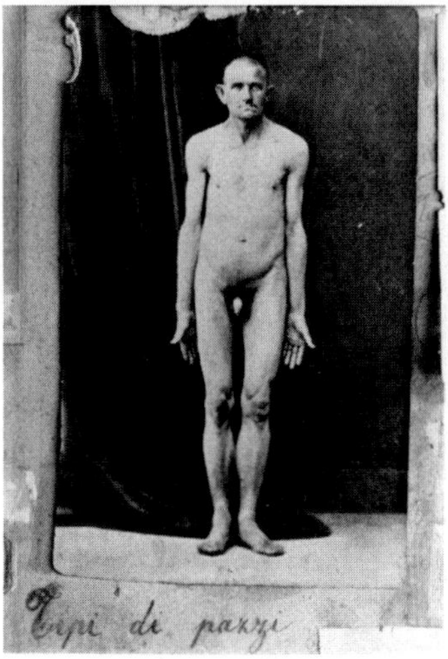

Abb. 19

Unter der Überschrift „Tipi di pazzi" („Typen von Geisteskranken") hatte Lombroso die Dreiviertel-Rückenansicht einer aufwändig gekleideten und frisierten Frau, das vignettierte Brustporträt eines Mannes im Anzug und die Ganzkörper-Nacktaufnahme eines Mannes auf eine starke Pappe geklebt. Das Foto der Frau könnte aus einem privaten Zusammenhang stammen, während das Porträt im Passepartout wahrscheinlich auf Veranlassung einer Irrenanstalt hergestellt wurde. Hinweis darauf ist die gestreifte Anzugjacke, die in vergleichbaren Quellen auftaucht. Hatte ein Berufsfotograf ein temporäres Atelier in der Anstalt aufgebaut oder wurden die Patienten in das lokale Fotoatelier gebracht? Über die Vorgehensweise gibt es keine Auskunft, einzig das Produkt zeigt, dass ein Berufsfotograf mit einer zeitgenössisch üblichen Bildästhetik handelte. Das Passepartout ist ein Mittel der Aufwertung einer Fotografie, es ist kaschiert und eine Reminiszenz an die bürgerliche, private Erinnerungsfotografie. Nachträgliche Beschriftungen und Nummerierungen (Abb. 20) verleihen den Objekten aber wieder eine Zuordnung zum klassifizierenden Archiv und verweisen auf den didaktischen Zusammenhang einer Ausstellung.

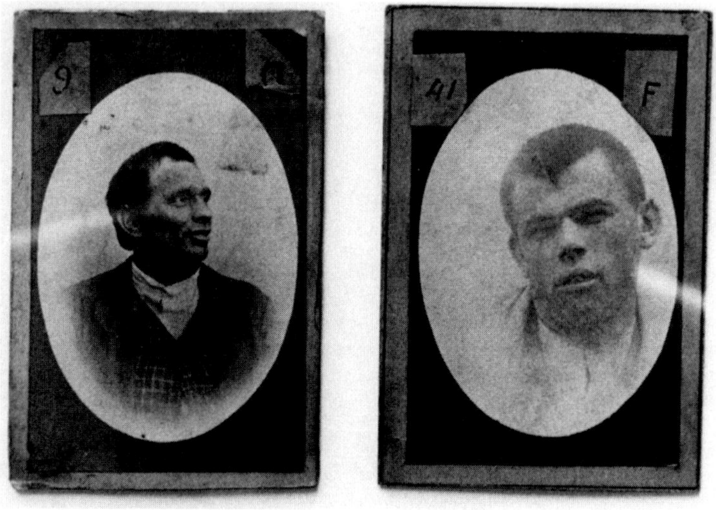

Abb. 20 a, b

Ein nackter Mann wurde vor einen Samtvorhang gestellt, wie auf einer Theaterbühne (Abb. 19), die Arme liegen eng am Körper an, die Handflächen sind geöffnet: eine Geste der vollständigen Entblößung und des Ausgeliefertseins. Diese Fotografie ist jenen ähnlich, die zeitgleich im Rahmen der Kolonialisierung mit anthropologischen Studien an Fremden und so genannten Wilden zwecks Vermessung und Kategorisierung vorgenommen wurden. Als Fremde wurden auch die Insassen von Irrenanstalten porträtiert bzw. ausgestellt. Noch war die Provenienz ein Atelier, ein bürgerlicher Raum, der durch eine abweichende Inszenierung oder eine spätere Beschriftung und Montage für das Label *Verrücktheit* umgenutzt wurde.

Andere Beispiele anonymer Herkunft aus Lombrosos Sammlung (Abb. 21) standardisierten um 1900 die Abbildung als Brustporträt, teilweise ist Anstaltskleidung zu erkennen. Die Fotos weisen deutliche Spuren von Pappresten und Reißzwecken auf, d.h. man kann davon ausgehen, dass sie mehrfach für Ausstellungen und Demonstrationszwecke benutzt wurden. Reißzwecken deuten auf eine Verwendung nach 1900. Hier fand eine Entindividualisierung statt. Wir erfahren nicht, welchen Namen und welchen sozialen Hintergrund die Dargestellten auf diesen Fotografien hatten und wie ihre Leidensgeschichte lautete. Sie repräsentierten lediglich jeweils ein Krankheitsbild, das als typisch definiert wurde.

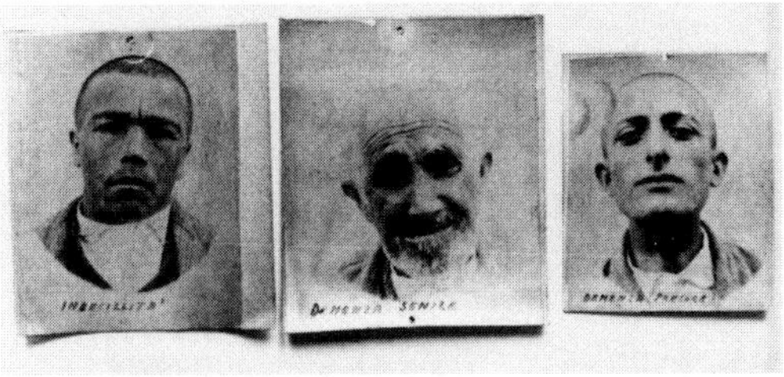

Abb. 21 a, b, c

Eine erste öffentliche Schaustellung der Sammlung Lombrosos fand 1884 in Turin statt. Ein Jahr später stellte Lombroso auf dem von ihm mitorganisierten ersten kriminalanthropologischen Kongress in Rom aus, und auch auf den nachfolgenden Kongressen war Lombroso mit seinem Material an begleitenden Ausstellungen beteiligt. Die Sammlung wuchs beständig an, da ihm Kollegen aus aller Welt fotografisches Material zusandten. Sie war schließlich Grundlage für das 1898 in Turin eröffnete *Museo di Psichiatria e Criminologia.* Lombrosos Sammlung bietet visuelles Vergleichsmaterial für das Studium der Patientenabbildung in Europa. Im Unterschied zur Praxis bei der Polizei und in Gefängnissen hat es in der Institution Psychiatrie keinen Fotografierzwang und auch keine übergreifenden Standardisierungsbemühungen gegeben. Ob Patienten für die Krankenakte fotografiert wurden, hing allein von der Einstellung und dem Engagement der zuständigen Ärzte ab. Stellvertretend für eine Serie von Männerporträts (vier sind überliefert) aus der südlich von Turin gelegenen Irrenanstalt in Racconigi ist Abbildung 22.

Die auf 1893 datierte Fotokarte ist vorne auf dem Karton-Rand beschriftet (wie Abb. 14). Der Patient wurde im üblichen Stil im

Atelier inszeniert, nämlich aufrecht stehend (an einer Körperstütze) vor einem Kontrast bildenden Hintergrund. Die Differenz zum Bilderrepertoire der handelsüblichen Porträts entstand in erster Linie durch das Zeichen der Kleidung: helle Anstaltskleidung, aber auch durch die karge, nur mit einem einfachen Holzstuhl bestückte Szenerie. Durch die Beschriftung schließlich (Angabe der Anstalt, Notizen zur Diagnose) wurde das Bild entindividualisiert und in einen Zusammenhang des psychiatrischen Archivs gebracht. Selbstdarstellung war nur beschränkt. Zumindest durfte der Hut mit auf das Bild, und der Patient durfte die linke Hand in die Hüfte stemmen.

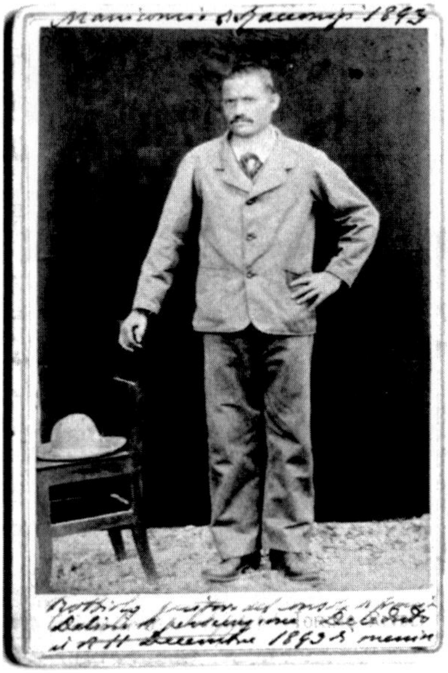

Abb. 22

Im Vergleich dazu ist das großformatige Frauenporträt wie eine Entfaltung der Persönlichkeit angelegt (Abb. 23). Der alten Frau, die als demenzkrank bezeichnet wurde, erlaubte man, die vielen Stoffe und Tücher und eine Handtasche für die Fotositzung im Atelier zu drapieren. Das Eigentümliche wurde aber nur benutzt, um das Krankheitszeichen zu verstärken. Mit der Beschriftung per Hand wurde *verzeichnet*, was Inhalt des Bildes sein sollte: „Demenza senile con delirio mistico fastoso" („senile Geisteskrankheit mit ausgeprägter mystischer Wahnvorstellung"). Das Kleidungsverhalten wurde als psychisch kranker Auswuchs interpretiert. Fotografische Beispiele, die sich in der Präsentation an zeitgenössischen Atelierstandards orientierten, wurden *neu gesehen* dadurch, dass sie im Rahmen der Devianzforschung Lombrosos auftauchten. Die Inszenierung von Menschen in den Ateliers von Berufsfotografen unter den Augen von Psychiatern prägte die Blickkultur an der Wende zum 20. Jahrhundert und das Bildgedächtnis generell. Zum Beispiel ist die Fotografie von drei Jugendlichen (Abb. 24) jener zeitgenössischen Genrefotografie sehr ähnlich, die das arme und ländliche Italien romantisierte und Szenen mit Straßenkindern im Postkartenformat vertrieb.[38]

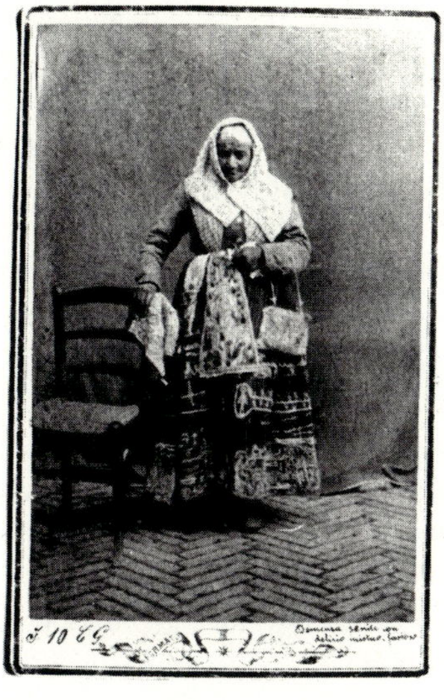

Abb. 23

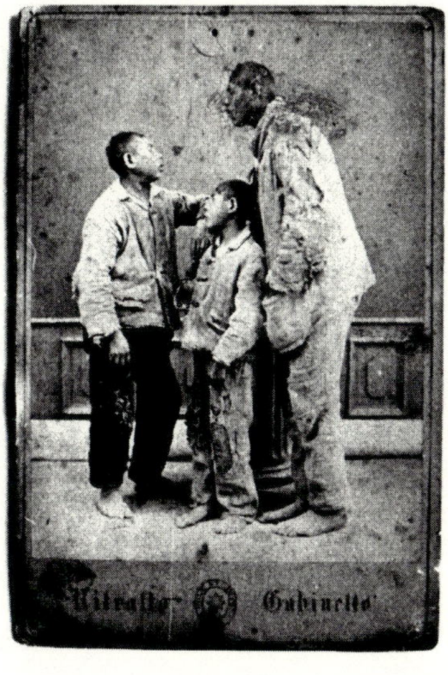

Abb. 24

Die Jungen auf diesem Kabinett-Porträt sind barfuss und in beschädigter und schmutziger Kleidung im Fotoatelier in einer Weise um eine Säule gruppiert, sodass sie jeweils nur im Profil zu sehen sind. Das Profil war in erster Linie das Studienobjekt der Physiognomiker, der Anthropologen und der Polizei. Damit zeigte sich – wesentlich nicht nur für unsere europäische Blickkultur, sondern durch die Internationalisierung des Polizeibildes auch global[39] – ein wissen-

38 Z.B. Genrefotografien von Giorgio Sommer (1834-1914) siehe Bildbeispiele: http://de.wikipedia.org/wiki/Giorgio_Sommer (25.08.09).

39 Siehe Regener, Erfassung, 278-294; für die Konzeption des internationalen Verbrechers/Verbrechens: Jens Jäger, Verfolgung durch Ver-

schaftliches Interesse am Porträt. Ein Atelierbild schien nicht nur sozial, sondern auch kriminalanthropologisch kodiert zu sein. In Lombrosos Sammlung wurde das Genrefoto zum Beweisstück für Deformation und Krankheit.

Visuelles Ereignis: Patientenbild

Der heutige Zustand der fotografischen Quellen im Archiv des *Istituto Medicina Legale* in Turin lässt einen vielfältigen didaktischen Gebrauch vermuten. Die einzelnen Fotografien, die zerbrochenen Papptafeln, die Fotoserien, die ich vorfand, sind Überreste eines Museums und damit aus einem Inszenierungszusammenhang gerissen, der sich heute nur noch schwer rekonstruieren lässt. Einige wenige Überblicksfotografien aus den Räumen des *Museo di Psichiatria e Criminologia* lassen vermuten, dass es in der musealen Präsentation eine enorme Verdichtung der Information durch eine übervolle Anordnung der Objekte und Fotografien aus Gefängnissen und Psychiatrien gegeben hat.[40] Alle visuellen und materiellen Zeugnisse dienten nur *einem* Erkenntnis- und Vermittlungsziel: psychischkranke, geistig behinderte und inhaftierte Menschen, so genannte Landstreicher, Prostituierte und obdachlose Kinder zu Außenseitern zu erklären. Dem darwinschen Evolutionsmodell folgend war Devianz für Cesare Lombroso der verbindende Begriff. Jede ästhetische Form, jedes für abweichend erklärte Bild, so kann man sein Vorgehen deuten, war Lombroso recht für sein Ausgrenzungsprogramm. Die fotografischen Objekte seiner musealen Sammlung dienten Lombroso als illustrative Beweisstücke für seine Thesen über Genie und Wahnsinn, über gerichtliche Psychiatrie und wahnsinnige Kriminelle und über die abweichende, sich prostituierende und kriminell werdende Frau.[41]

Die Fotografien von Patienten und Patientinnen, die bei Lombroso wegen ihres angeblich selbst sprechenden Abbildcharakters nicht weiter erörtert wurden, amalgamierten in naiver Weise For-

waltung. Internationales Verbrechen und internationale Polizeikooperation 1880-1933, Konstanz 2006.

40 Siehe Abb. 93-95 in Regener, Erfassung.

41 Siehe Cesare Lombroso, Genio e follia, Milano 1864; ders., Der Verbrecher, 3 Bde, Hamburg 1887-1898; ders./Ferrero, Guglielmo, Das Weib als Verbrecherin und Prostituierte, Hamburg 1894.

schungsmittel und Forschungsresultat zu einem visuellen Ereignis. Für heutige Leser wird eine Erfahrung daraus, die die Sicht auf Outsider prägt. Visuelles Ereignis verstanden als eine Praxis in der visuellen Kultur meint hier historische Formen jener Netzwerkoperationen, die von Michel Foucault, Manuel Castels und Nicholas Mirzoeff diskutiert wurden. Das visuelle Ereignis, zum Beispiel in Form einer Ausstellung, nobilitierte das einzelne Bild durch die Zusammenstellung mit anderen Bildern und verlieh ihm eine neue Wertschätzung in der Wissenschaft. Ein Mythos der Anschaulichkeit wurde hergestellt. Bei einem visuellen Ereignis wie der Ausstellung, der Präsentation des Bildes in einem Buch oder in einem Archiv wird ein Bild mit verschiedenen anderen Visualisierungen, Texten und Medien so verbunden, dass ein Bedeutungskontext – ein Bilddiskurs – hergestellt wird.

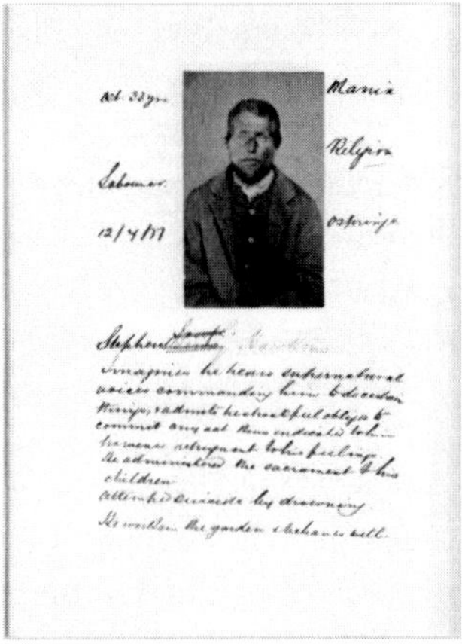

Abb. 25

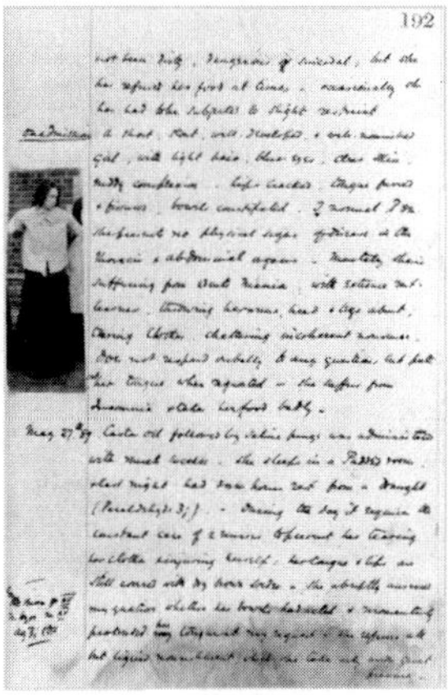

Abb. 26

Das Bild hat nicht nur Relevanz für soziokulturelle Phänomene[42], sondern ist im Rahmen eines visuellen Ereignisses konstitutiv am Diskurs beteiligt. Konkret heißt das, Fotografien von psychiatrischen Patienten wurden eingesetzt, um Krankheiten der Seele und des Gemüts zu erfinden und das Sprechen über Normalität und Anormalität menschlicher Erscheinung zu forcieren. Die Annäherungen und Ge-

42 Siehe Sabine Maasen/Torsten Mayerhauser/Cornelia Renggli, Bild-Diskurs-Analyse, in: dies. (Hg.), Bilder als Diskurse. Bilddiskurse, Weilerswist 2006, 7-26.

brauchsweisen waren unterschiedlich. Beispielsweise wurden im viktorianischen England Karteikarten (Abb. 25) mit Patientenporträts illustriert und einem Steckbrief ähnlich beschrieben: Alter, Beruf, Diagnose, Datum, Ort. Diese Quelle aus der *Lowinsky* Sammlung (New York) gehört zu einem Zufallsfund von 96 Karteikarten mit Porträts von Kranken aus unteren sozialen Schichten.[43] Abb. 26 ist aus der Sammlung von *Wellcome Images* und zeigt den Ausschnitt einer Patientenakte aus dem englischen *Holloway Sanatorium* für Geisteskranke aus dem mittleren Bürgertum in Surrey.

Die Patientin, außerhalb des Gebäudes fotografiert, wurde rechts und links unter den Achseln von zwei Personen festgehalten. Nur deren Hände sind noch zu sehen. Ein größerer Bildausschnitt wurde hier offenbar beschnitten und damit die Sicht auf die Zwangsmaßnahme zur *Fotografie-wider-Willen* eingeschränkt (Kapitel 1). Einmal mehr wird deutlich, dass an verschiedenen Orten in sehr unterschiedlicher Weise nach einem ästhetischen Darstellungsmodus gesucht wurde. Die soziale Herkunft der Porträtierten schien bei der Visualisierung nur eine untergeordnete Rolle zu spielen.

Um die Wende zum 20. Jahrhundert erfuhr die Praxis des Fotografierens in Heil- und Pflegeanstalten durch verschiedene programmatische Äußerungen einen Diskussionsschub. Der erste Beitrag in der 1894 gegründeten *Internationalen Medizinisch-photographischen Monatsschrift* hieß: „Die Photographie im Dienste der Medizin".[44] Eigenarten des Mediums wurden beschrieben und für eine verstärkte Anwendung desselben in der medizinischen Wissenschaft plädiert. Wichtigstes Argument war die Vorstellung, die Fotografie könne die menschliche Wahrnehmung optimieren und der Fotoapparat sei die Prothese des menschlichen Auges für die angenommene naturgetreue Wiedergabe. Patientenfotografien waren bezüglich Herstellung wie Zurschaustellung in die soziale Praxis der psychiatrischen Anstalt integriert. Sie sollten der Optimierung von Erfahrung im klinischen Umgang mit Patienten dienen und anfänglich auch für die direkte Kommunikation mit ihnen, wie Dr. Diamond es praktizierte. Mit der Fotografie wurde die Aufzeichnungstechnologie verbessert und das Sagbare mit dem Sichtbaren verbun-

43 Siehe Joel-Peter Witkin (Hg.), Harms Way. Lust & Madness, Murder & Mayhem. A Book of Photographs, Santa Fe 1994.

44 Ludwig Jankau, Die Photographie im Dienste der Medizin, in: Internationale Medizinisch-photographische Monatsschrift, 1. Jg. (1894), 1-8.

den.[45] Die Praxis der „pathologischen Porträt-Photographie“, wie der Gießener Psychiater Robert Sommer die Patientenfotografie nannte, sollte sich von den üblichen Regeln der Atelierfotografie befreien:

„Während bei Porträts, abgesehen von dem engeren Feld der Künstlerphotographie, wohl vielfach Wert darauf gelegt wird, diese Runen, die das Lebensschicksal eines Menschen in sein Gesicht gegraben hat, nicht zu sehr hervortreten zu lassen – was öfter ein Anlaß der Retouche zu sein scheint – kommt es naturwissenschaftlich gerade darauf an, diese feinen Zeichen bestimmter Arten von Muskelinnervation scharf hervorzuheben.“[46]

Fotografie als Mittel der Forschung bedeutete visuelle Umsetzung des Expertenblicks (Kapitel 2). Fotografie war nicht per se wirklichkeitsabbildend – das wurde sie erst in den Händen der Mediziner und durch eine klare wissenschaftliche Abgrenzung von populären Gebrauchsweisen. Für die „pathologische Porträt-Photographie“ entwarf Sommer eine Reihe von Regeln: Ein Atelier sei nicht unbedingt notwendig, hingegen aber eine gute Ausleuchtung des Patienten. Die medizinische Porträtfotografie erfordere mehr Licht, unter anderem auch den Einsatz der Magnesiumlampe.

„Der physiognomische Eindruck beruht wesentlich auf dem Hervortreten gewisser Linien, welche optisch durch die Furchen der Haut zustande kommen. […] Durch etwas schiefe Stellung des Magnesiumlichtes, welche seitliche Schattenbildung bewirkt, kann man diese physiognomischen Feinheiten, welche den Fachphotographen häufig als ein Gegenstand der Retouche erscheinen, deutlich herausheben und dadurch das Wesentliche eines Gesichtsausdruckes kenntlich machen.“[47]

Kurz gesagt: Krankheit wurde in jenen Furchen des Gesichtes gesucht, die man in der (privaten) Atelierfotografie gerade vermeiden wollte. Während man diese Zeichen durch eine geeignete Beleuch-

45 Siehe Michel Foucault, Worte und Bilder, in: ders., Schriften in 4 Bänden. Dits et Ecrits, Bd. 1, 1954-1969, Frankfurt a.M. 2001, 794-797.

46 Robert Sommer, Neurologie und Psychiatrie, in: Karl Wilhelm Wolf-Czapek (Hg.), Angewandte Photographie in Wissenschaft und Technik, Teil 2, Berlin 1911, 105.

47 Ebd., 107.

tung im Anstaltsraum sichtbar machte, retuschierte man sie auf dem bürgerlichen Porträt. Robert Sommer verfolgte konsequent die Möglichkeiten einer bildlichen Extension, beispielsweise durch Stereofotografien (Kapitel 5).

Die Visualisierungsidee war mit einer Übersetzungstätigkeit des Arztes verbunden, wie Robert Sommer sie in einem programmatischen Aufsatz 1911 schilderte: „Es kommt also im Prinzip darauf an, die Darstellung der Erscheinungen, welche in den alten Krankengeschichten eine verbale, bzw. graphisch-verbale war, in einer der Natur des Eindrucks angepassten Weise, nämlich in einer sichtbaren Art zu geben.“[48] Es ging also darum, die operationale Herrschaft über die Dinge nicht nur mithilfe der Sprache, sondern auch mithilfe des Sehsinns und der Visualisierung zu erlangen. Michel Foucault macht darin „eine gewisse medizinische Esoterik“ aus, da man das Sichtbare nur dann sieht, wenn man auch die Sprache kennt, mit der die Visualisierung gelesen werden kann.[49] Zu Beginn des 20. Jahrhunderts experimentierten vermehrt psychiatrische Hospitäler mit dem fotografischen Medium. Patientenfotografien wurden zumeist den Personalakten zugefügt und seltener in Fotoalben zusammengestellt (Kapitel 4, Kapitel 5). Porträts, Gruppenaufnahmen, Szenen aus dem Anstaltsleben werden seit einigen Jahren in Psychiatriemuseen ausgestellt, die teilweise auch *online* zu besichtigen sind.[50]

Dänische Quellen

Die dänische psychiatrische Anstalt in Viborg (*Sindssygehospitalet i Viborg*, heute *Psykiatrisk Sygehus*), wurde 1877 auf der Halbinsel

48 Ebd., 103.

49 Siehe Foucault, Klinik, 129.

50 Siehe z.B. in Dänemark das Museum in Middelfart: http://www.middelfart-museum.dk und *Museet Psykiatrisk Hospital i Aarhus*: http://museum-psyk.dk/; Psychiatrie-Museum Bern: http://www.puk.unibe.ch/cu/culture.html; in Belgien *Museum Dr. Guislain*: http://www.museumdrguislain.be; in Italien *Museo del Manicomio, Venezia*: http://www.sanservolo.provincia.venezia.it; in Großbritannien *Bethlem Hospital*: http://www.bethlemheritage.org.uk. Siehe auch: Rolf Brüggemann/Gisela Schmid-Krebs, Verortungen der Seele. Locating the Soul. Psychiatrie-Museen in Europa. Museums of Psychiatry in Europe, Frankfurt a.M. 2007.

Jütland gegründet. Sie entstand aus dem lokalen Zuchthaus und war für so genannte unheilbare Kranke gedacht. Patienten mit einer solchen Prognose wurden aus dem nahe gelegenen *Jyske Asyl,* der Irrenanstalt bei Aarhus, überwiesen.

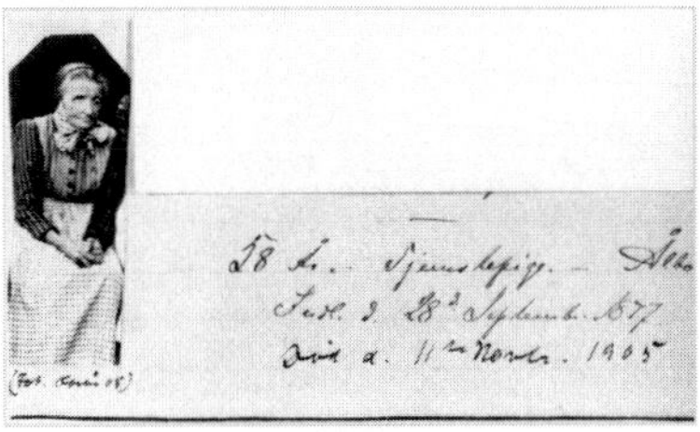

Abb. 27

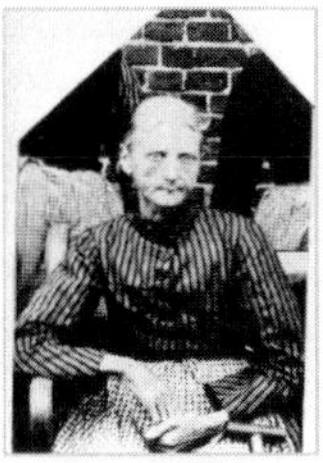

Abb. 28

1905 änderte man die Konzeption der Verwahranstalt für Unheilbare dahingehend, dass man fortan von „chronisch Kranken" sprach, die man gegebenenfalls auch wieder entlassen konnte. Genau zu diesem Zeitpunkt begann man einige Krankengeschichten mit Fotografien zu versehen und leitete damit eine neue Sicht auf Patienten und Patientinnen ein (Abb. 27, Abb. 28).

Die Porträts sind sehr klein – zwischen 1,5 und 3 Zentimeter breit und 3 bis 6 Zentimeter hoch – und offensichtlich aus Gruppenaufnahmen heraus- und dann zurechtgeschnitten. Die handschriftlichen Personalakten in Viborg hatten zu dieser Zeit einen Kopfabschnitt, auf dem eine laufende Nummer, Namen der Patientin oder des Patienten, Alter, Beruf, Herkunft, Datum der Einweisung und Datum der Entlassung bzw. Datum des Todes verzeichnet waren. Rechts oder links davon wurden die kleinen Fotos aufgeklebt. Beim Herausschneiden aus den Gruppenaufnahmen entstanden ungewöhnliche, bisweilen spitzwinkelige Formate. Die beiden Frauenporträts könnten aus ein und derselben Aufnahme stammen: Sie sind beide mit der Jahreszahl 1905 versehen, beide Frauen tragen identische Kleider und Schürzen. Wer in welchem Auftrag und mit welcher Intention in Viborg diese Aufnahmen vorgenommen hat, ist unbekannt. Auf die Fotos gibt es auch in den Krankengeschichten keine Bezugnahmen.

Männliche Personalakten (Abb. 29) wurden zu dieser Zeit mit demselben Verfahren illustriert. Die Praxis, Gruppenaufnahmen zu zerschneiden, hielt bis 1908 an. Der Zuschnitt war dort auch ein Mittel der bewussten Ausblendung (ähnlich wie bereits bei Abb.

26), wo der Kopf einer Patientin festgehalten wurde (Abb. 30). Weiße Manschetten sind zu sehen, was vermuten lässt, dass es sich im Hintergrund um einen männlichen Krankenhaus-Angestellten handelte, der hier, offenbar mit Gewalt die Patientin zwang, das Gesicht der Kamera zuzuwenden.

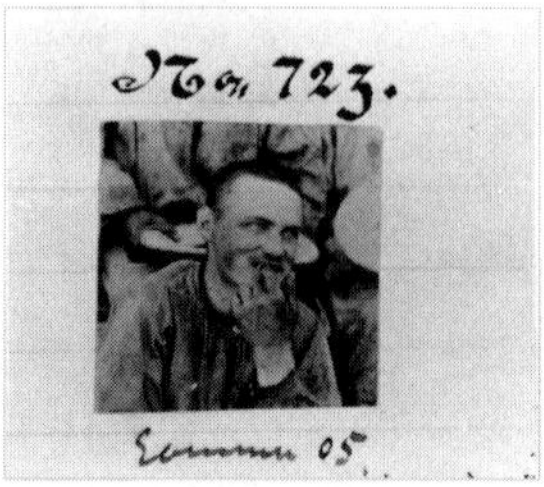

Abb. 29

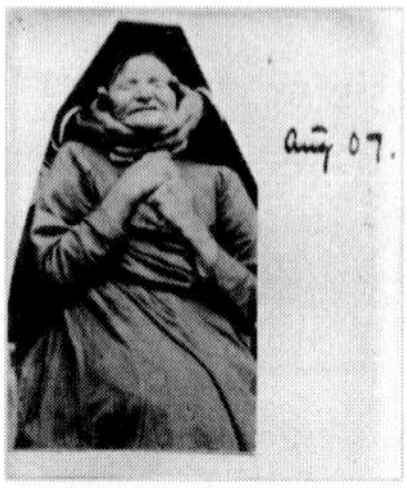

Abb. 30

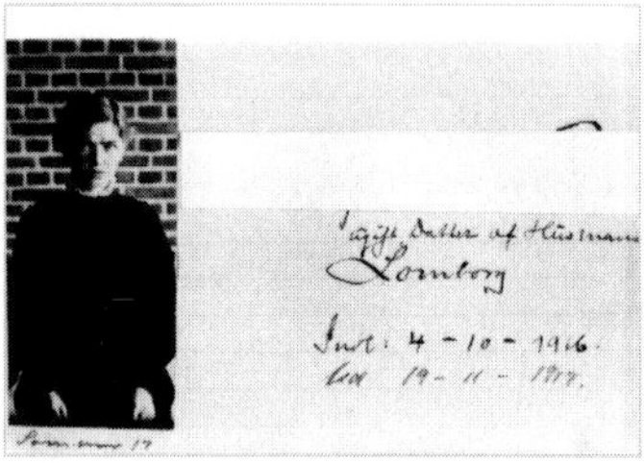

Abb. 31

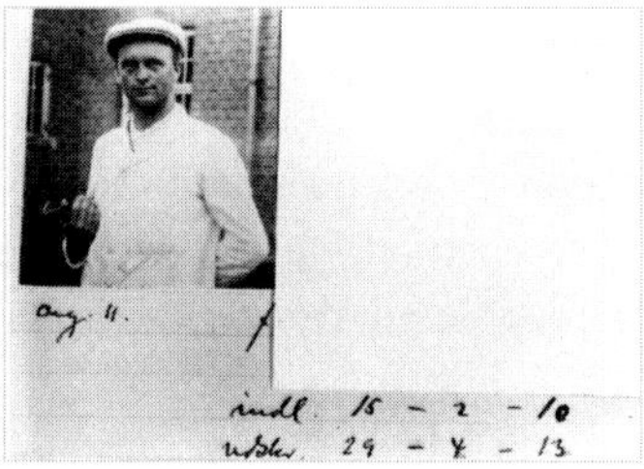

Abb. 32

Wenig Systematisches ist bei der Patientenfotografie in Viborg zu erkennen. Von den Ausschnitten aus Gruppenfotos ging man ab 1908/09 über zu Einzelporträts, die oft im Freien, das heißt, im Garten oder Hof der Anstalt, angefertigt wurden (Abb. 31, Abb. 32, Abb. 33). Oftmals wählte man Mauerhintergründe: eine symbolische Form des Eingeschlossen-Seins. Die Fotos, die teilweise unter ungünstigem Lichteinfall entstanden und oft unscharf sind, machen den Eindruck unprofessioneller Knipserfotos. Sie wurden für die Personalakte per Hand in unterschiedliche Größen zurechtgeschnitten. Manchmal wurden mehrere Aufnahmen von einem Patienten in zeitlichem Abstand in die Akte geklebt (Abb. 33).

Die Fotopraxis nahm im *Sindssygehospital Viborg* kontinuierlich zu, und auch heute noch werden Patienten (nur mit persönlicher Einwilligung) für die Krankenakte fotografiert. Es scheint eine Art stillschweigende Übereinkunft darüber zu geben, das Medium Fotografie als geeignet für die Ergänzung persönlicher Daten und für die medizinische Klassifizierung anzusehen.

Die Kontinuität des Glaubens an das Bild ist auf einen Prozess zurückzuführen, der den Sehsinn generell in den Vordergrund wissenschaftlichen Handelns stellte: „Der Raum der Erfahrung scheint mit dem Bereich des aufmerksamen Blicks identisch zu werden, mit dem Bereich jener empirischen Wachsamkeit, die nur für die Erscheinung sichtbarer Inhalte offen ist. Das Auge wird zum Hüter und zur Quelle der Wahrheit", schreibt Michel Foucault.[51]

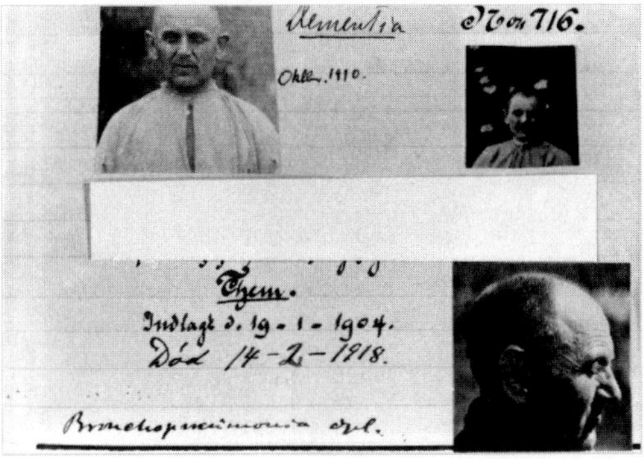

Abb. 33

Mit der Erfindung der Fotografie nahm der Arzt und Wissenschaftler ein adäquates Vehikel zur Unterstützung der sehenden und wahrnehmenden Tätigkeit in Gebrauch. Der Blick des Arztes beherrscht den klinischen Raum und wird souverän. Souveränität in fachlicher Hinsicht wurde dort visualisiert, wo das Patientenbild erkennbar etwas anderes als das herkömmliche konventionelle Porträtfoto darstellte. In diesem Zusammenhang scheint die Ästhetik nicht Gegenstand von Überlegungen der Ärzte zu sein. Für die Krankenakte war jedes Foto recht – und die Fotos stammten von mehr oder weniger ambitionierten Amateurfotografen. In der *Königlichen Heil- und Pflegeanstalt Weinsberg* in der Nähe von Heilbronn zum Beispiel fotografierte der Direktor der Anstalt, Paul Kemmler, ab 1903 Patienten und Patientinnen. Der leidenschaftliche Amateur hatte eine gebrauchte Kamera angeschafft und sich im

51 Foucault, Klinik, 11.

Verwaltungsgebäude eine Dunkelkammer eingerichtet.[52] Seine Fotografien (Abb. 34), die er den Personalakten beilegte, waren 20 x 30 cm groß, meistens gut ausgeleuchtet und teilweise von einer emotionalen Zugewandtheit, die man mit zeitgenössischen Künstlerfotografien vergleichen kann.

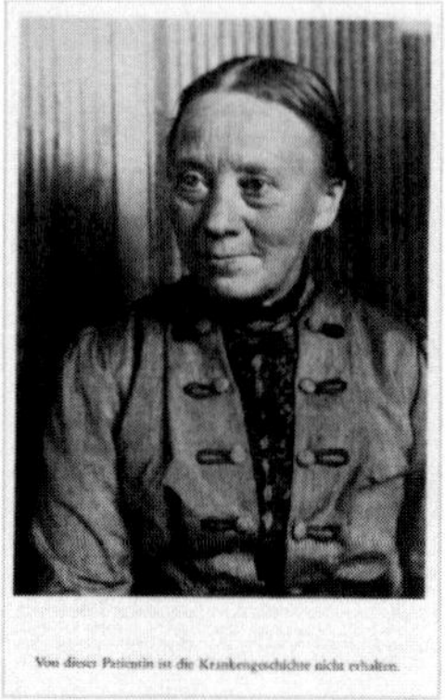

Abb. 34

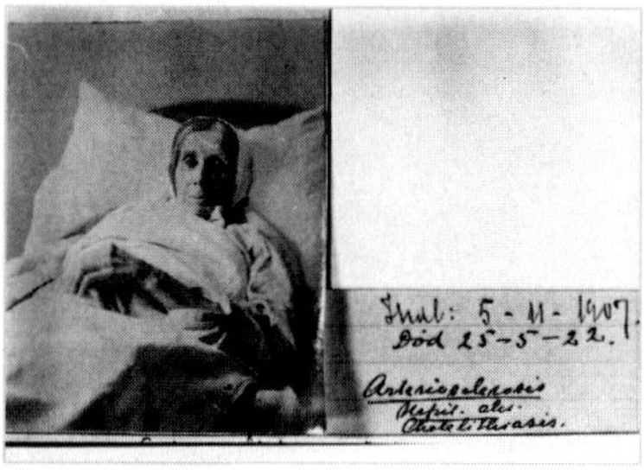

Abb. 35

Im Gegensatz dazu stehen Fotografien, die auf den ersten Blick die Provenienz Psychiatrie sichtbar machen. Das war insbesondere dort der Fall, wo Patienten in Therapiesituationen wie Bett- und Wasserkuren fotografiert wurden (Kapitel 4). Patienten in Anstaltskleidung,

52 Siehe Marie-Gabrielle Hohenlohe (Hg.), Die vielen Gesichter des Wahns. Patientenportraits aus der Psychiatrie der Jahrhundertwende, Bern 1988, 33 f.; Bernhard Stumpfhaus, Wissenschaftliches Pathos – humanes Ethos. Die Anstaltsfotografien von Paul Kemmler, in: Marc Gundel (Hg.), Klimt – Schiele – Kokoschka. Akt – Geste – Psyche, Heilbronn 2006, 102-127.

in Nachthemden, unfrisiert, unter der Bettdecke, in einer Badewanne – ein neues Genre entstand, mit dem man versuchte, einen kranken Zustand des Menschen visuell zu beschreiben. Die Fotografie in der Psychiatrie wurde zu einem Akt optischer Internierung und Inventarisierung des Menschen.[53] Psychisches Leiden wurde als körperliche Krankheit ins Bild gesetzt, wie bei der Fotografie aus der dänischen Psychiatrie in Viborg (Abb. 35).

Physiognomische Erfassung

In den 1920er Jahren wurde in der Medizin verstärkt daran gearbeitet, ein System zur physiognomischen Erfassung des Menschen zu entwickeln. In der gleichsam anthropometrischen Behandlung von psychisch Kranken wurde eine unmittelbare Nähe zur Untersuchung von Kriminellen deutlich. Bezüglich der Favorisierung von biologischen Typenbildern war insbesondere der Tübinger Psychiater Ernst Kretschmer derjenige, der die Leitbilder schuf.

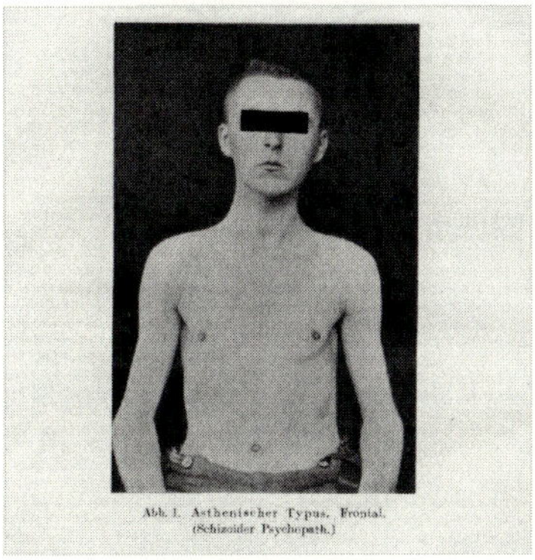

Abb. 36

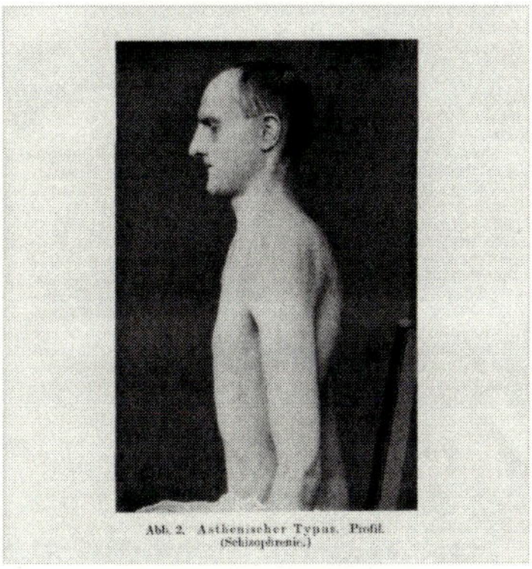

Abb. 37

Seine Einteilung von so genannten Körperbautypen in Leptosome, Athletiker und Pykniker war mit Charakterisierungen (vererbter) seelischer Grundeigenschaften verknüpft und durch Porträt- und Ganzkörperfotografien illustriert (Abb. 36, Abb. 37). Diese Fotografien waren standardisiert, denn sie sollten eine Vergleichbarkeit ähnlich

53 Siehe Susanne Regener, Ausgegrenzt. Die optische Inventarisierung des Menschen im Polizeiwesen und in der Psychiatrie, in: Fotogeschichte, Heft 38 (1990), 23-38, hier: 34.

der polizeilichen Fotografien gewährleisten. Kretschmer empfahl in seinen Anweisungen für Körperbauuntersuchungen Hilfsmittel zur anthropometrischen Messung und zur fotografischen standardisierten Erfassung, die auch von der Polizei zur erkennungsdienstlichen Behandlung benutzt wurden.[54] Ernst Kretschmers Hauptwerk *Körperbau und Charakter* erschien 1921, 1944 in der 18. Auflage, 1977 in der 26. Auflage und wurde international auch weit über die Wissenschaft hinaus rezipiert.[55] Mit Kretschmers Typologie setzte die „psychiatrische Professionalisierung des physiognomischen Blicks“[56] ein, die kriminalanthropologische Stereotypen aus dem 19. Jahrhundert unter neuen Bezeichnungen wieder aufleben ließ. Wer normal oder anormal, krank oder gesund war, sollte über eine einfache Porträtfotografie im Stil der Polizeifotografie überführt werden können. Das suggerierte Kretschmers reduzierte Einteilung der Menschen in pyknische, athletische und leptosome Typen aus dem „schizothymen“ bzw. „zyklothymen Formkreis“. Aus der klinischen psychiatrischen Beobachtung wurden die Biotypen und dann ihre „Beziehungen zu normalen Temperamentstypen“ gewonnen.[57] Das sind große Bluffs, an denen sich Stigmatisierungen mit im Nationalsozialismus verheerendem Ausmaß entwickelten.[58]

---

54 Siehe Ernst Kretschmer, Körperbau und Charakter. Untersuchungen zum Konstitutionsproblem und zur Lehre von den Temperamenten, 13. u. 14. Aufl., Berlin 1940.

55 Siehe Ernst Kretschmer, Physique and Character. An investigation of the nature of constitution and of the theory of temperament, London 1925. Ernst Klee, Deutsche Medizin im Dritten Reich. Karrieren vor und nach 1945, Frankfurt a.M. 2001, 258-263.

56 Daniela Bohde, Rezension von: Jutta Person, Der pathographische Blick. Physiognomik, Atavismustheorien und Kulturkritik 1870-1930, Würzburg 2006, in: sehepunkte 7 (2007), Nr. 9, http://www.sehepunkte.de/2007/09/12614.html (30.03.10); zum Rassenfoto siehe Regener, Erfassung, 253-263.

57 Siehe Ernst Kretschmer, Körperbau und Charakter. Untersuchungen zum Konstitutionsproblem und zur Lehre von den Temperamenten, 26. Aufl., neu bearbeitet und erweitert von Wolfgang Kretschmer, Berlin/Heidelberg/New York 1977, 29.

58 Siehe Jutta Person, Der pathographische Blick. Physiognomik, Atavismustheorien und Kulturkritik 1770-1930, Würzburg 2006, 212, die sich mit dem Vergleich Physiognomik und Literatur beschäftigt.

Die Fotografie sollte den Arzt auf die richtige Spur bringen – wie eine „hilfreiche Ariadne“ könne sie ihn aus falschen Vorstellungen heraus an die Wahrheit über eine seelische Konstitution des Patienten führen.[59] Standardisierte Fotografien gehörten zum festen Bestandteil der systematischen Reihenuntersuchungen: „einer nach festgelegten Regeln aufgenommenen Photographie wird heute mehr Wert zuerkannt als einer zahlreichen Meßtafel“[60], schrieb 1940 rückblickend der Rassenhygieniker Ernst Rodenwaldt. Körperbauuntersuchungen an Gesunden und Kranken dienten der Konstitutionstypologie, die die wissenschaftlichen Grundlagen für die biologistische Rassentheorie lieferte. Kranksein oder Kriminellsein wurde auf Typus und Erbanlage reduziert. Bereits 1934 beschrieb Ernst Kretschmer, was sein eigentliches Ziel war:

> „So haben die konstitutionsbiologischen Kenntnisse schon heute großen züchterischen Wert und werden ihn in Zukunft immer mehr bekommen. Es lassen sich auf konstitutionsbiologischer Basis sehr wohl auch Gedankengänge im Sinne der Hochzüchtung beim Menschen entwickeln. Es soll aber hier die Bekämpfung der Entartung, also die engere psychiatrische Fragestellung in den Vordergrund gerückt werden. Am besten wird man zunächst von dem deutschen Sterilisierungsgesetz ausgehen, das für die Ausmerzung krankhafter Erbanlagen dem Psychiater sehr wichtige und weitgehende Möglichkeiten eröffnet. Zu dieser Möglichkeit der Ausmerzung treten noch andere große Möglichkeiten durch direkt züchterisch wirkende Sozialmaßnahmen, wie durch konstitutionsbiologisch geschulte Eheberatung hinzu.“[61]

Die Fotografie in der psychiatrischen Personalakte bekam unter diesen rassenbiologischen Vorzeichen ab den 1920er Jahren eine neue klassifizierende Funktion: Über die Visualisierung der Diagnose hinaus war die typologische Charakterisierung des Äußeren bereits

---

59 Gustav Fritsch, Anthropologie, in: Karl Wilhelm Wolf-Czapek, Angewandte Photographie in Wissenschaft und Technik, Teil 4, Berlin 1911, 17-33, hier: 18.

60 Ernst Rodenwaldt, Allgemeine Rassenbiologie des Menschen, in: Günther Just (Hg.), Handbuch der Erbbiologie des Menschen, Bd. 1, Berlin 1940, 645-678, hier: 645.

61 Ernst Kretschmer, Konstitutionslehre und Rassenhygiene, in: Ernst Rüdin (Hg.), Erblehre und Rassenhygiene im völkischen Staat, München 1934, 184-193, hier: 184 f.

mit Vernichtungsphantasien und rassenhygienischer Züchtung verbunden, wie der Text von Kretschmer deutlich macht. In Psychiatrien wurden in den 1920er Jahren Fragebögen zur Konstitution eingeführt, wie zum Beispiel in der dänischen Anstalt in Risskov bei Aarhus (Abb. 38) oder es wurde, wie auf vielen deutschen Erfassungsbögen in der Krankenakte, lediglich der Körperbautypus abgefragt.

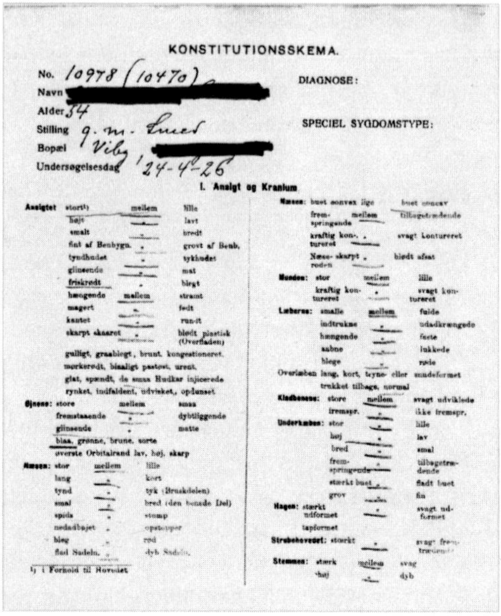
KONSTITUTIONSSKEMA.

No. 10978 (10470)
Navn [redacted]
Alder 34
Stilling [illegible]
Bopæl Viby [redacted]
Undersøgelsesdag 24-4-26

DIAGNOSE:

SPECIEL SYGDOMSTYPE:

I. Ansigt og Kranium

Ansigtet: stort[1] mellem lille
højt – lavt
smalt – bredt
fint af Benbygn. – grovt af Benb.
tyndhudet – tykhudet
glinsende – mat
friskrødt – blegt
hængende mellem stramt
magert – fedt
kantet – rundt
skarpt skaaret – blødt plastisk (Overfladen)
gulligt, graablegt, brunt, kongestioneret, mørkerødt, blaaligt pastøst, urent, glat, spændt, de smaa Hudkar injicerede, rynket, indfaldent, udvisket, opdunset

Øjnene: store mellem smaa
fremstaaende – dybtliggende
glinsende – matte
blaa, grønne, brune, sorte
øverste Orbitalrand lav, høj, skarp

Ørene: stor mellem lille
lang – kort
tynd – tyk (Bruskdelen)
smal – bred (den bløde Del)
spids – stump
nedadbøjet – opstaaende
bleg – rød
flad Sadeln. – dyb Sadeln.

1) i Forhold til Hovedet

Næsen: buet convex lige buet concav
fremspringende mellem tilbagetrædende
kraftig konturet – svagt konturet
Næseroden skarpt – blødt afsat

Munden: stor mellem lille
kraftig konturet – svagt konturet

Læberne: smalle mellem fulde
indtrukne – udadkrængede
hængende – faste
aabne – lukkede
blege – røde
Overlæben lang, kort, tryne- eller snudeformet trukket tilbage, normal

Kindbenene: store mellem svagt udviklede
fremspr. – ikke fremspr.

Underkæben: stor – lille
høj – lav
bred – smal
fremspringende – tilbagetrædende
stærkt buet – fladt buet
grov – fin

Hagen: stærkt udformet – svagt udformet
tapformet

Strubehovedet: stærkt – svagt fremtrædende

Stemmen: stærk mellem svag
høj – dyb

Abb. 38

Die Fotopraxis in den psychiatrischen Hospitälern nahm allgemein in den 1930er Jahren zu, obwohl man kein einheitliches Vorgehen weder in Europa noch international feststellen kann. Wie bei einem Polizeifoto im standardisierten Format (entweder 6 x 6 cm oder später im Kleinbildformat) wurde von vorne und von der Seite fotografiert.

Einzug hielt das originale Polizeibild in die Psychiatrie mit Observationsgesuchen. Das heißt aus der polizeilichen Untersuchungshaft wurden die einer Straftat verdächtigten Personen in die Psychiatrie eingeliefert, um sie auf Geisteskrankheit und Zurechnungsfähigkeit zu untersuchen. In der dänischen psychiatrischen Anstalt bei Aarhus entstanden ab 1920 spezielle Fotoalben, die diese Fälle der Beobachtung dokumentierten (Abb. 39, Abb. 40). Die Fotografien, die den Personenbeschreibungen und den medizinischen Erklärungen beigefügt sind, wurden in der Regel von der Polizei mitgeliefert. Gleichwohl könnten sie auch in der Anstalt entstanden sein, das legen die Hintergründe (Mauer, Krankenzimmer, Garten) nahe.

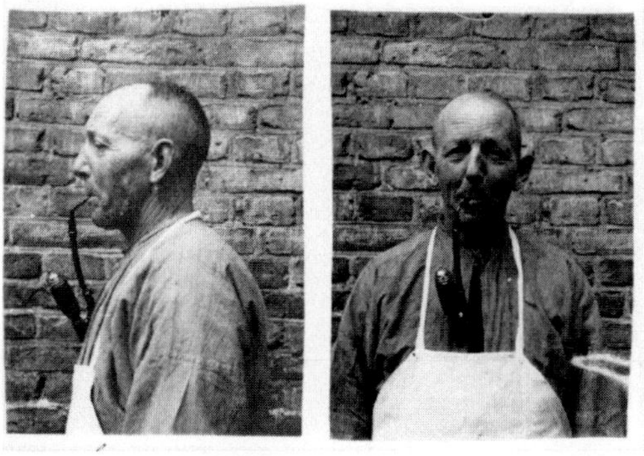

Abb. 39 a, b

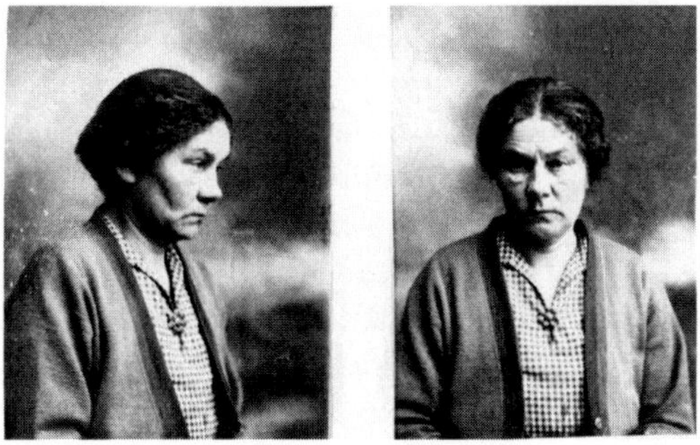

Abb. 40 a, b

1925 wurde aus dem Untersuchungsgefängnis in Aarhus ein Sattelmacher durch den Amtsarzt in der Psychiatrie vorgestellt; die typischen Polizeifotos mit sichtbarer Kopfstütze, Namensbeschriftung und Datierung wurden ins Hospital mitgeliefert (Abb. 41). In der abschließenden Erklärung des Arztes zu diesem Observationsfall wird deutlich, wie stark die verschiedenen Akten, Informationen und visuellen Zeugnisse von Polizei, Amtsarzt und Psychiater miteinander verwoben waren.[62] Insgesamt sind vierundzwanzig Fotoalben mit Patienten, die unter Observation standen, überliefert. Sie

62 Die Erklärung über A.M.Chr. ist 19 maschinenschriftliche Seiten lang: Nr. 10693 (1925), Sindssygehospitalet ved Aarhus.

zeigen Polizeifotografien der verschiedenen jütländischen Untersuchungsgefängnisse. 1988 bricht die Sammlung der observierten Fälle in dieser Form ab und gleichzeitig endete die Praxis der Patientenfotografie in dieser Anstalt.

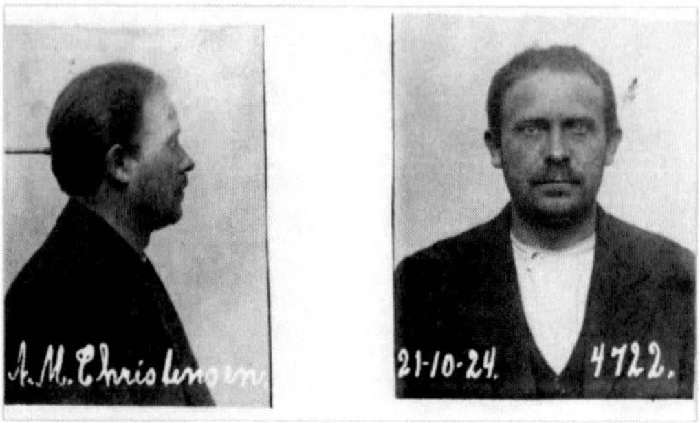

Abb. 41 a, b

Polizeifotografien im psychiatrischen Krankenhaus waren also keineswegs ungewöhnlich. Die Institution übernahm selbst eine ähnliche Abbildungsform ab den 1930er Jahren, wie die Beispiele aus der *Westfälischen Provinzialheilanstalt Lengerich* zeigen (Abb. 42, Abb. 43). Die erkennungsdienstliche Aufnahme der Polizei – man bildet Kopf und Oberkörper bis zur Brust *en face* und *en profil* ab – wurde in der Institution Psychiatrie nachgeahmt, entweder im Außenbereich des Krankenhauskomplexes (man sieht im Hintergrund Mauerstrukturen, Bäume) oder in einer atelierähnlichen Umgebung im Inneren des Hauses vor Türen oder geputzten Wänden. Die Patientenfotos wurden in den personenbezogenen Krankenakten aufbewahrt: geheftet, lose eingelegt oder auf dem Formblatt zur Krankengeschichte aufgeklebt.[63] In einigen Psychiatrien, wie zum Beispiel in der westfälischen *Provinzialheilanstalt Eickelborn*, wurden schon in den 1920er Jahren neue Vordrucke für die Krankengeschichte benutzt, die einen Raum für das Lichtbild hatten. Geläufig

63 Siehe ähnlichen Befund bei Karin Schepermann/Horst Dilling, Schicksale psychiatrischer Patienten der Lübecker Heilanstalt Strecknitz im Dritten Reich, Lübeck 2005, 32. In der Psychiatrie in Risskov bei Aarhus (DK) führte man auch personenbezogene Karteikarten, die unregelmäßig mit Porträts beklebt waren.

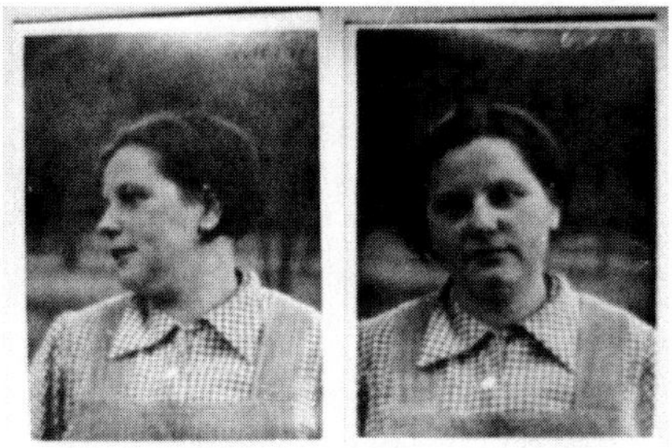

Abb. 42 a, b

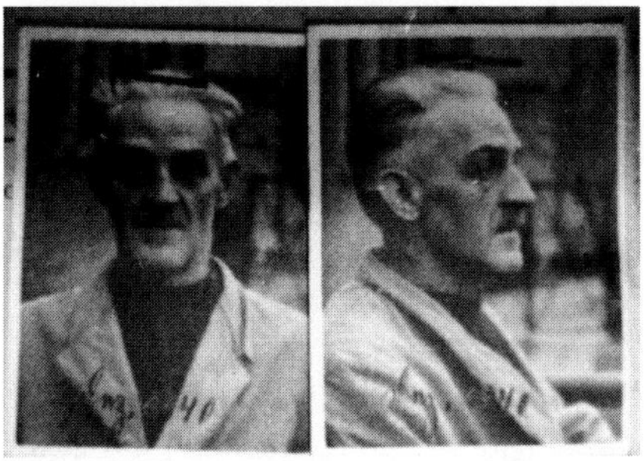

Abb. 43 a, b

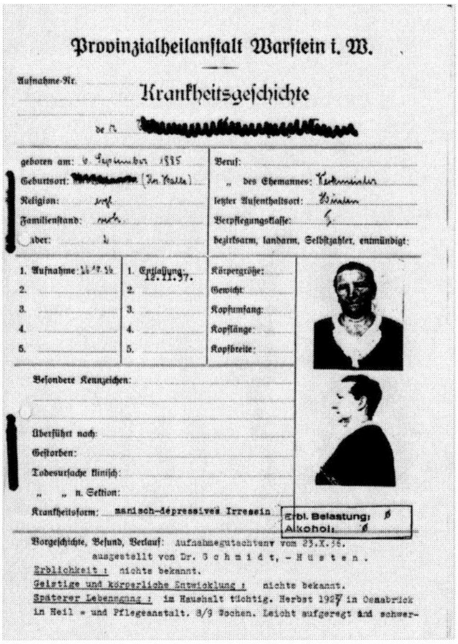

Provinzialheilanstalt Warstein i. W.

Aufnahme-Nr.

Krankheitsgeschichte

de [illegible] [redacted]

geboren am: [illegible] 1885	Beruf:
Geburtsort: [redacted] ([illegible])	„ des Ehemannes: [illegible]
Religion: [illegible]	letzter Aufenthaltsort: [illegible]
Familienstand: [illegible]	Verpflegungsklasse: [illegible]
[illegible]der: [illegible]	bezirksarm, landarm, Selbstzahler, entmündigt:

1. Aufnahme [illegible]	1. Entlassung: 12.11.37.	Körpergröße:
2.	2.	Gewicht:
3.	3.	Kopfumfang:
4.	4.	Kopflänge:
5.	5.	Kopfbreite:

Besondere Kennzeichen:

Überführt nach:

Gestorben:

Todesursache klinisch:

„ „ n. Sektion:

Krankheitsform: manisch-depressives Irresein

Erbl. Belastung: ∅
Alkohol: ∅

Vorgeschichte, Befund, Verlauf: Aufnahmegutachten vom 23.X.36.
ausgestellt von Dr. S c h m i d t, - H ü s t e n .
Erblichkeit : nichts bekannt.
Geistige und körperliche Entwicklung : nichts bekannt.
Späterer Lebensgang : im Haushalt tüchtig. Herbst 1927 in Osnabrück in Heil - und Pflegeanstalt. 8/9 Wochen. Leicht aufgeregt und schwer-

Abb. 44

wurde eine solche Vorgabe in den 1930er Jahren, wie beispielsweise in der *Provinzialheilanstalt Warstein* (Abb. 44).

Dieses Fotoformat, das wie ein Erfassungsbild das Gesicht vorstellte, wurde in den 1930er und 1940er Jahren auch in vielen anderen Bereichen zum Routinebild: in der Medizin (neben der Psychiatrie auch im Erbgesundheitsdienst), in kriminalanthropologischen Sammelstellen, in populären Publikationen über Rassenforschung, in den Konzentrationslagern und als Passbild in Ausweisen aller Art.[64] Zu einer Bildform und einem ästhetischen Muster verschmelzen die unterschiedlichen Erfassungs- und Disziplinierungsmaßnahmen des Staates. Das standardisierte Porträt war vielfach lesbar: Es konnte etwas über Abweichung, Anormalität, Krankheit, Verurteilung, Zugehörigkeit aussagen. Hierin offenbarte sich der Schlusspunkt der psychiatrischen Fotografie, die einmal angetreten war, ein eigenes Bildgenre herauszubilden. Die Überlegungen von Medizinern zum richtigen Bild mündeten in ein standardisiertes Erfassungsbild. Ob von einem Amateur oder einem Profi hergestellt, das war bei diesem Porträt kaum noch zu ermitteln.

In der *Provinzialheilanstalt Marsberg* in Westfalen wurden ab 1925 eher unsystematisch Patientenporträts hergestellt. In den 1930er Jahren entstanden verstärkt Brustporträts im Stil von Polizeifotos von vorne und im Profil. Die Visualisierungen standen im Zeichen einer rassistischen Gesundheitspolitik des Nationalsozialismus, die „auslesen" und „ausmerzen" wollte. Ab 1933/34 wurde die Gleichschaltung des Gesundheitswesens unter anderem durch die Gesetze zur Verhütung erbkranken Nachwuchses, zur erbbiologischen Erfassung der Bevölkerung und zum Schutz der Erbgesundheit des deutschen Volkes durchgesetzt.[65] Ganzkörper-Aufnahmen, nackt von allen Körperseiten (Abb. 45), waren eine Visualisierungsstrategie, die im Gefolge der erbbiologischen Bestandsaufnahmen nicht nur in den Heilanstalten Westfalens (ab 1936), sondern auch in anderen Psy-

---

64 Das war die Etablierung des Systems Bertillon: siehe Regener, Erfassung, 131-167; Valentin Gröbner, Der Schein der Person. Bescheinigung und Evidenz, in: Hans Belting/Dietmar Kamper/Martin Schulz (Hg.), Quel corps? Eine Frage der Repräsentation, München 2002, 309-323.

65 Siehe Bettina Winter, Die Geschichte der NS-„Euthanasie"-Anstalt Hadamar, in: dies. (Hg.), „Verlegt nach Hadamar". Die Geschichte einer NS-„Euthanasie"-Anstalt, Kassel 1991, 37-165, hier: 37.

chiatrien im „neuen Reiche“ angewendet wurde. Eng verwoben war nun die Diagnostik mit der erbbiologischen Forschung.[66] Walter Kaldewey, der damalige Leiter der Anstalt in Marsberg (1936-1939), sah Psychiater als „unwidersprochen hervorragende Rassepfleger unseres Volkes“ und wollte die Anstalten zu „Sammelstellen alles erbbiologisch minderwertigen Menschenmaterials“ machen.[67]

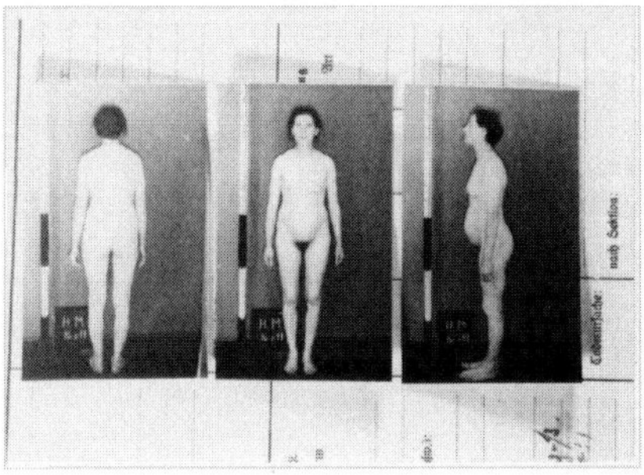

Abb. 45

Die Akte der porträtierten Ehefrau eines Hüttenarbeiters (Abb. 45) hatte den entsprechenden Stempelvermerk: „Erbbiologisch erfasst“. Ein weiterer Stempelvordruck, der über eine Anzeige von Erbkrankheit und Sterilisation Auskunft geben sollte, blieb hier unausgefüllt. Die Frau war 1939 mit der Diagnose Depression eingeliefert worden und nach nur anderthalb Jahren Aufenthalt in Marsberg verstorben. Die Entblößung vor der Kamera der Institution war gewollte Er-

---

66 Siehe Quelle Nr. 122: Referat Petermanns auf der Anstaltsdirektorenkonferenz, 31. Januar 1934, in: Franz-Werner Kersting/Hans-Walter Schmuhl (Hg.), Quellen zur Geschichte der Anstaltspsychiatrie in Westfalen, Bd. 2: 1914-1955, Paderborn 2004, 483-492; Quelle Nr. 125: Benno Holthaus, Die erbbiologische Bestandsaufnahme in den Heilanstalten Westfalens, in: ebd., 502-507. Zur Entwicklung der anthropologischen und rassenhygienischen Untersuchungen siehe die Fallstudie über den Schweizer Wissenschaftler Otto Schlaginhaufen von Christoph Keller, Der Schädelvermesser. Otto Schlaginhaufen – Anthropologe und Rassenhygieniker. Eine biographische Reportage, Zürich 1995.

67 Quelle Nr. 124: Walter Kaldewey, Stellung und Aufgabe der Heil- und Pflegeanstalten im neuen Reiche (1933), in: Kersting/Schmuhl, Quellen, 495-502, hier: 495 f.

niedrigung. Die Person musste sich ausziehen, an eine Meßlatte stellen, den Körper so drehen, dass Vorder-, Rückseite und die beiden Profile fotografiert werden konnten. Diese Demütigung wurde mit Forschung zu Konstitutionstypen und Rassenhygiene begründet, eine bloße Rationalisierung, um die Disziplinierung und die Erschütterung des Selbst voran zu treiben.[68] Die Gleichschaltung des gesellschaftlichen und politischen Lebens im Nationalsozialismus fand im Polizeifoto und im Nacktfoto an der Meßlatte ihren visuellen Ausdruck – die Fotografien aus Psychiatrie und Gefängnis waren nicht mehr voneinander zu unterscheiden.[69]

68 Siehe Erving Goffman, Asyle. Über die soziale Situation psychiatrischer Patienten und anderer Insassen, Frankfurt a.M. 1972, 54.

69 Siehe eine Fallstudie dazu: Susanne Regener, Mediale Codierung. Die Figur des Serienmörders Bruno Lüdke, in: Frank J. Robertz/Alexandra Thomas (Hg.), Serienmord. Kriminologische und kulturwissenschaftliche Skizzierungen eines ungeheuerlichen Phänomens, München 2004, 442-460.

4. Fotografien-wider-Willen. Aus einer deutschen Heil- und Pflegeanstalt

Ordnungspsychiatrie

Im Verlauf der Geschichte einer Medikalisierung des Wahnsinns und eines Ausbaus der Anstalten für psychisch Kranke entstand ein spezifischer Status des Irren, den der Soziologe Robert Castel wie folgt beschreibt:

„Am Ende des Prozesses wird der Wahnsinnige, der als Problem aus dem revolutionären Bruch hervorgegangen war, sich im vollständigen Status des Irren wieder finden: vollständig mediziniert, das heißt voll und ganz, sowohl als soziale Person wie als menschlicher Typ, von jenem Apparat definiert, der das Monopol seiner legitimen Verwahrung an sich gezogen hat."[1]

Am Anfang, zu Beginn des 19. Jahrhunderts, wurde aus der Willkür der Irrenbehandlung eine legislative Praxis, die Richtlinien, Strategien, Ansprüche sowie Machtausübung in eine Ordnung brachte. Castel nennt als wichtigste Bestandteile des Paradigmas der Psychiatrie Einsperrung, Abtrennung von Bevölkerungsschichten, Dualismus normal/pathologisch, Asyl, Stigmatisierung, autoritäres, patriarchales Verhalten, Machtausübung des Arztes.

Der institutionelle Apparat entwickelte unter diesem Paradigma bestimmte Vorstellungen vom Wesen eines an der Seele kranken Menschen und eine wissenschaftlich-medizinisch beschreibende sowie eine visuell dokumentierende Legitimation für das Handeln der Ärzte. Anschließend an das vorhergehende Kapitel wird nun die

1 Robert Castel, Die psychiatrische Ordnung. Das goldene Zeitalter des Irrenwesens, Frankfurt a.M. 1979, 11.

Phase der psychiatrischen Isolierung mit einem besonderen Konvolut aus der deutschen Psychiatrie zu Beginn des 20. Jahrhunderts beschrieben. An diesem Quellenmaterial, das in Fotoalben überliefert ist, kann konkret und exemplarisch die visuelle Strategie für die Patientenfotografie im 20. Jahrhundert verdeutlicht werden.

Das Fotomaterial stammt aus der hessischen Psychiatrie in Weilmünster, in der Nähe von Wetzlar, und ist durch das Archiv des Landeswohlfahrtsverbandes Hessen überliefert.[2] Es umfasst die Jahre 1905 bis 1914. Das ist wissenschaftshistorisch und institutionsgeschichtlich gesehen die Spätphase jener Periode, die der Historiker Dirk Blasius mit dem Begriff „Ordnungspsychiatrie" gekennzeichnet hat.[3] In dieser Periode werden durch staatliche Eingriffe die fürsorgenden Elemente der Irrenpflege zu Gunsten einer stärker auf Überwachung ausgerichteten Funktion verdrängt. Mit polizeilichen Verordnungen wurden Geisteskranke, die außerhalb von Anstalten angetroffen wurden, stärker kontrolliert und oftmals gegen ihren Willen von Ärzten, Familie, Behörde eingewiesen. Blasius schlussfolgert: „Die bürokratische Definition der Irrenfrage bedeutete auch einen Verlust an Humanität."[4] Am Material aus Weilmünster kann studiert werden, was Ordnungspsychiatrie als visuelles Phänomen und als visuelle Strategie bedeutet. Mit dem Terminus *Optische Internierung* möchte ich die Materialisierung eines bestimmten ärztlichen Blickes kennzeichnen, der von Gewalt und Machtansprüchen an das Individuum zeugt.

Die institutionelle Fotografie

Wie sah die Bildproduktion in der Provinzialirrenanstalt bzw. *Landes-Heil- und Pflegeanstalt Weilmünster* in den ersten Jahren des 20. Jahrhunderts aus und welche kulturelle Konstruktion vom Außenseiter und vom hospitalisierten Individuum können analysiert werden? Die Fotografien aus Weilmünster sind Zeugnisse der Vor-

2 Ich danke Prof. Dr. Christina Vanja vom Landeswohlfahrtsverband Hessen (LWV) für die großzügige Unterstützung meiner Forschungsarbeit. Alle in diesem Kapitel verwendeten Abbildungen stammen aus dem „LWV-Archiv, Fotosammlung: Weilmünster".

3 Dirk Blasius, ‚Einfache Seelenstörung'. Geschichte der deutschen Psychiatrie 1800-1945, Frankfurt a.M. 1994, 80-115.

4 Ebd., 86.

stellungen von Anormalität und normativen Umgangsformen mit Kranken in der zeitgenössischen Anstaltspsychiatrie.

Zur Situation der Fotografien: Offenbar wurde schon 1904 durch einen Hilfsarzt damit begonnen, fotografische Porträts von Patienten für die Krankenakte anzufertigen. Nur ein einziger Hinweis auf eine fotografische Aktivität findet sich in den Jahresberichten der Anstalt.[5] Überliefert sind sieben Fotoalben (1905-1914) mit Datierungen und handschriftlicher Kennzeichnung der Abgebildeten oder der Diagnose. Zwei Alben enthalten Zusammenstellungen von Porträts, die bestimmte Krankheitsformen darstellen sollen, und ein Album trägt auf der Außenseite den Titel: „Für den Unterricht in Psychiatrie."

Eine zeitliche Koinzidenz von neuen staatlichen Verordnungen in der Irrenfrage, baulichen Erweiterungen und Fotografierbeginn prägen in Weilmünster die ersten Jahre nach 1900. 1897 war das Haus als Provinzialanstalt der Provinz Hessen-Nassau im Zuge zahlreicher genereller Fürsorgemaßnahmen gegründet worden.

> „Flächendeckend entstanden in allen deutschen Provinzen und Ländern Einrichtungen, die nach relativ einheitlichen Mustern auf die gesellschaftlichen Veränderungen durch starkes Bevölkerungswachstum, Industrialisierung und Urbanisierung reagierten und soziale Probleme aufzufangen suchten."[6]

Seit 1903 waren die Neuzugänge stark angestiegen, sodass 1905 mit einer architektonischen Erweiterung reagiert werden musste. Die Anstalt Weilmünster gehörte mit einer Belegung von ca. tausend Betten zu den größeren Anstalten in Deutschland. Ursache für den raschen Anstieg von Einlieferungen waren behördliche Verordnungen, die ab 1900 die Kontrolle der Geisteskranken erzielen wollten. Der ursprüngliche Anstaltsgedanke – nämlich Kranke vor willkürlichen Angriffen *draußen* zu schützen – verkehrte sich in eine zunehmend polizeilich gesteuerte Aussonderung von so genannten

5 Siehe Jahresbericht des Anstaltsdirektors in den Verhandlungen des 38. Kommunallandtages des Regierungsbezirks Wiesbaden 1904.

6 Christina Vanja, „eitel Lust und Freude herrscht wirklich nicht darin" – Die Landes-Heil- und Pflegeanstalt Weilmünster 1897-1921, in: Christina Vanja (Hg.), 100 Jahre Krankenhaus Weilmünster, Kassel 1997, 15-60, hier: 15.

Anormalen aus dem gesellschaftlichen Leben. Patienten sollten nicht nur vor sich selbst geschützt werden, sondern sie galten als „gemeingefährlich“ oder „als die Öffentlichkeit erregendes Ärgernis“.[7] Mit anderen Worten: Kranke galten als nicht integrierbar in die Welt außerhalb der Anstalt. In dieser historischen Situation wurden die Patienten und Patientinnen erstmals visuell erfasst und ihre Fotografien in Fotoalben eingeordnet und mit Diagnosen versehen.

Welche Herkunft hatten die Porträtierten? In den Jahreschroniken des Kommunallandtages ist dokumentiert, dass die Patienten überwiegend aus unteren sozialen Schichten stammten. Die verzeichneten Männerberufe waren: Tagelöhner, Arbeiter, Handwerker, Landleute, Hausierer. Frauenberufe waren Dienstmädchen, Köchin, Büglerin, Schneiderin, Prostituierte. Das Weilmünster-Beispiel verdeutlicht, dass der allerorten in Deutschland verschärfte Blick auf psychisch Kranke in erster Linie auf jene Bevölkerungsschichten gerichtet gewesen war, die in dieser Zeit ohnehin eher als Verlierer der bürgerlichen Gesellschaft galten. Von einer Sozialdisziplinierung waren auch die so genannten irren Verbrecher betroffen, die in Weilmünster ungefähr die Hälfte der neu aufgenommenen Fälle ausmachten.

Die *Landes-Heil- und Pflegeanstalt Weilmünster* war in seiner Belegungsstruktur kein Sonderfall deutscher (oder europäischer) Anstalten. Wie andere Psychiatrien, war auch das Haus in Weilmünster Bestandteil einer Sozialpolitik, die Armut und Devianz mit Internierung zu kontrollieren bestrebt war. Die Verteilung der Krankheitsformen war überall ähnlich: In Weilmünster wurden unter der Diagnose „Einfache Seelenstörung“ die weitaus meisten Patienten geführt (etwa 60%); die nächst größere Kategorie hieß „Alkoholismus“. Geringer vertreten waren Diagnosen wie „Paralytische Seelenstörung“, „Seelenstörung mit Epilepsie“ oder „Idiotie“. Nicht nur für Weilmünster, sondern überhaupt für die Psychiatrie dieser Zeit gilt, dass nicht Schwerkranke eingeliefert wurden, sondern in erster Linie Patienten und Patientinnen mit geringen seelischen Irritationen und Auffälligkeiten.[8]

7 Dirk Blasius, Der verwaltete Wahnsinn. Eine Sozialgeschichte des Irrenhauses, Frankfurt a.M. 1980, 102-110.

8 Siehe Blasius, Seelenstörung, 77f.

Wie wurden die Patienten in der Heilanstalt Weilmünster fotografisch erfasst? Im ersten Album aus der Zeit 1905/1906 (Abb. 1, Abb. 2) sind die Porträtierten meistens in Alltagskleidung abgelichtet, einige haben auch ihre Kopfbedeckung aufbehalten. Wiederkehrend ist der Hintergrund: ein gemustertes Wandpanel. Man erhält den Eindruck, dass es sich um eine Bestandsaufnahme von Patienten in ein und demselben Raum gehandelt hat, vielleicht ein schön gestalteter Aufenthaltsraum mit repräsentativen Wänden. Immer wieder wird dieses Muster jedoch durchbrochen, wenn Fotografien von Patienten zum Beispiel im Bett oder mit nacktem Oberkörper dazwischen angeordnet sind.

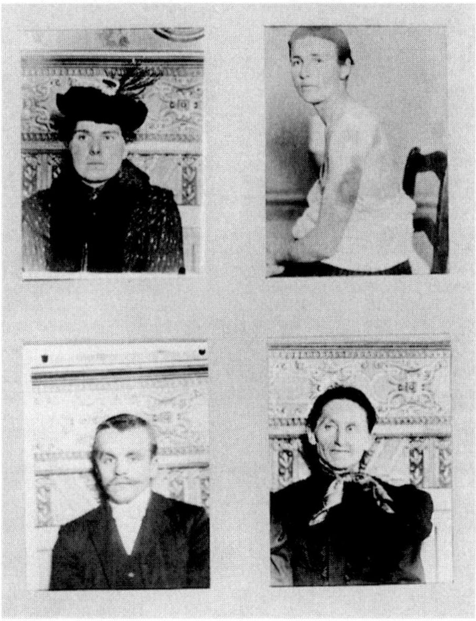

Abb. 1

Während die einen Fotos ein auch außerhalb der Anstalt übliches Porträt zumindest suggerieren, zeigen die anderen für die Alltagswelt ungewöhnliche Blickweisen. Fotohistorisch könnte man sagen: In dieser psychiatrischen Situation wird zunächst noch experimentiert mit Konfigurationen, die den spezifischen ärztlichen Blick charakterisieren sollen. Die Aufnahme eines Patienten im Bett fällt in diesem Setting aus dem Rahmen ebenso wie die Entblößung eines Frauenkörpers vor der Kamera, bei der es offenbar um die Vorstellung des Hämatoms ging. In der Welt der kommerziellen Fotoateliers gab es für die Kunden entsprechend gesellschaftlichem Stand und Geschlechtszugehörigkeit angepasste Fotografiertechniken und genormte Rezeptionsweisen. Innerhalb der Anstaltsmauern haben sich andere Muster herausgebildet, die im Folgenden näher untersucht werden.

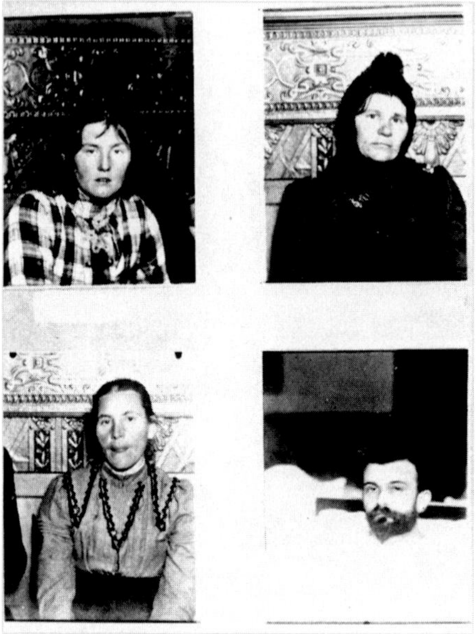

Abb. 2

Bei den Darstellungsformen wenige Jahre später (1909-1912) (Abb. 3, Abb. 4) wird der Unterschied zur herkömmlichen Atelierfotografie schon deutlicher: Die Frauen tragen uniforme Anstaltskleidung, die sie als Insassinnen der Institution ausweisen. Patienten im Bett und im Nachthemd zu fotografieren, stellte einen neuen Blickwinkel in der Geschichte der Fotografie dar und konnotierte Kranksein. Die Porträtaufnahmen wurden entweder mitten im Raum improvisiert oder das Bett war Bühne für Momentaufnahmen. Im Freien (Abb. 4) stellte man psychiatrische Images in Totale und Nahaufnahme her: Eine Patientin wendete sich mit vor das Gesicht gehaltenen Händen ab, eine andere wurde mit entblößtem Oberkörper erotisierend ins Bild gesetzt. Man erhält den Eindruck, dass keine besondere Geduld auf die Komposition der Fotos verwendet wurde. Kommunikation mit dem Kunden war im professionellen Atelier wichtig, um eine gute, für die Abgebildeten vorteilhafte Inszenierung zu erreichen. Hier in der Psychiatrie war das kein Kriterium. Man bereitete zwar eine Fotografiersituation vor, beriet aber nicht über eine vorteilhafte Einstellung. Da die Patienten und Patientinnen aus unteren sozialen Schichten stammten, kann man davon ausgehen, dass sie selten oder in ihrem Leben noch nie vorher fotografiert wurden. Das heißt, dass sie auch nicht wussten, wie man sich üblicherweise und vorteilhaft vor der Kamera verhält. Die schnappschussartigen Fotos wirken wie *gestohlene* Ablichtungen. Man könnte auch sagen, der Fotograf *überfiel* sein Objekt, die Kommunikation fehlte.

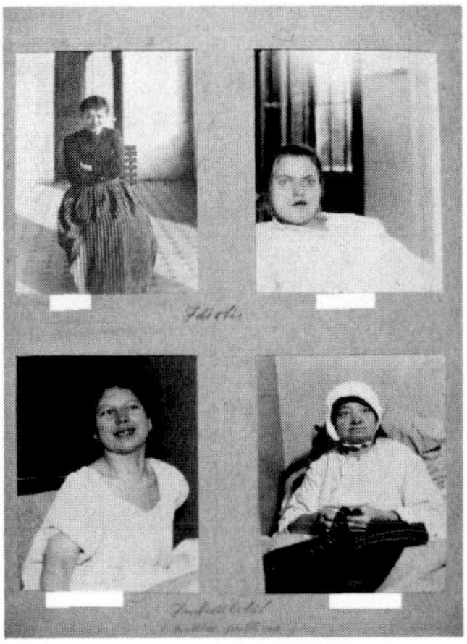

Abb. 3

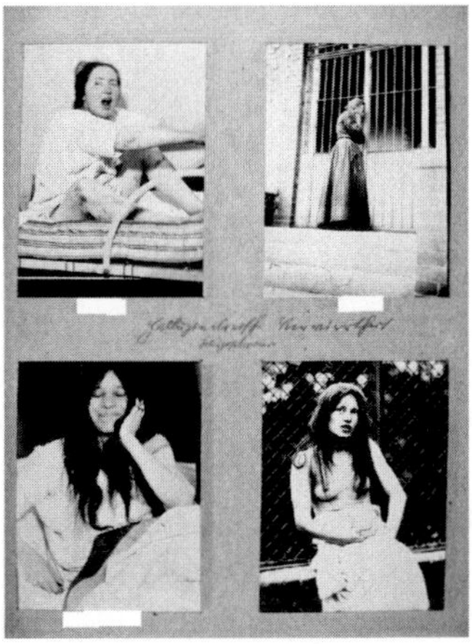

Abb. 4

Zwangsbildnisse

Eine andere Aufnahmesituation war die Einrichtung eines gespannten Tuches für den Hintergrund (Abb. 5), eine Technik, die aus der Hausiererfotografie stammt. Wo immer der (um 1900) über Land reisende Fotograf tätig war, befestigte er ein Tuch oder eine Leinwand als Hintergrund für seine Porträts. Damit wurden auch in Weilmünster die Patientinnen vor einem neutralen Hintergrund in ihrer Silhouette deutlich abgehoben (1910). Mit dem Bild unten links wird ein Foto in das Album aufgenommen, das die kompositorische Isolierung nicht vervollständigt hat: Im Hintergrund ist die

Schürze einer Schwester zu sehen – symbolisch hält sich die Institution im Raum bereit.

Was hier wie zufällig entstanden erscheint, hat Modellcharakter für das Anfertigen von Fotografien. Jemand nämlich muss Regie führen und die Pose überwachen. Außerdem ist der schnelle Zugriff auf die Patientin möglich, sollte sie sich nicht konform verhalten.

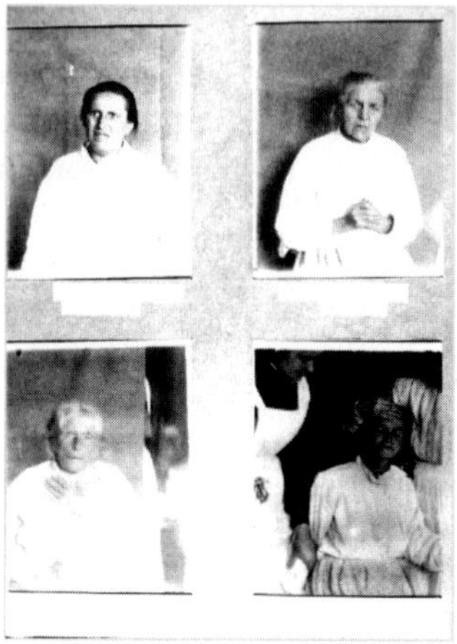

Abb. 5

Gleich mitvisualisiert wird der gewaltsame Zugriff der beiden Pflegerinnen auf dem Bild unten rechts. Kopf und Arme der Patientin werden festgehalten und in Positur gebracht – sie selbst wehrt sich durch Verschließen der Augen. Die Hände, die die Patientin fixieren, können als „allegorisches pars pro toto für die Macht des Gestalters“[9] stehen, oder anders gesagt: sie symbolisieren die Ausrichtung des Objekts im Sinne einer medizinisch-psychiatrischen Sichtweise. Körperliche Gewaltanwendung in der Situation des Fotografierens ist besonders deutlich in Abbildung 6. Die Krankenschwester, die hinter der sitzenden Patientin steht, hatte ihre Lippen bei der Kraftanstrengung fest zusammengekniffen. Mit beiden Armen fixierte sie Körper und Kopf der Patientin. Was wir in diesem Album sehen, sind Zwangsbildnisse, die sich ästhetisch teilweise noch an der Atelierfotografie orientieren, aber auch zugleich einen Abschied von ihr darstellen. Gegen den Willen einer Person und unter direkter (körperlicher Zugriff) und indirekter (Bewachung, Kontrol-

9 Gunnar Schmidt, Eingriffe, in: Wiener Zeitung/Extra, 9.7.1993, 16.

le) Gewaltanwendung wurden Fotografien nur in den von Erving Goffman so bezeichneten „totalen Institutionen“ der Gesellschaft, im Gefängnis oder im psychiatrischen Krankenhaus, angefertigt.[10] Diese Fotografien sind Dokumente der Konstruktion einer Machtbeziehung zwischen Individuum, medizinischer Disziplin und Staat. Hinter Mauern und verschlossenen Türen wurden Menschen in ihrer Ohnmacht vor der Institution und gegen ihren Willen zu Objekten klinisch-wissenschaftlicher Ordnungs- und Normierungsprozesse. Wenn man den fotografischen Aktivitäten im Krankenhaus Weilmünster einen Gestaltungswillen unterstellt, dann ist dieser im Zusammenhang mit den theoretischen und praktischen medizinischen Leitlinien der Zeit zu erkunden.

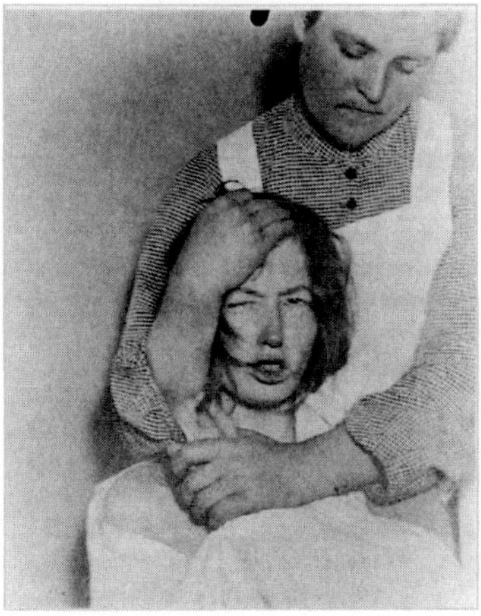

Abb. 6

Was ist eigentlich unter *klinischer Blick* zu verstehen? Der Wissenschaft müssten Augen eingesetzt werden – darum rankte sich der Diskurs bereits im 18. Jahrhundert. Allmählich baute sich „die Souveränität des Blicks“ auf: „das Auge, das weiß und entscheidet; das Auge, das regiert“[11], schreibt Michel Foucault in seiner Studie über den ärztlichen Blick. Dabei orientierte sich die Klinik an der Naturgeschichte, einer Wissenschaft, die im 18. Jahrhundert das Wissen,

10 Siehe Erving Goffman, Asyle. Über die soziale Situation psychiatrischer Patienten und anderer Insassen, Frankfurt a.M. 1973.

11 Michel Foucault, Die Geburt der Klinik. Eine Archäologie des ärztlichen Blicks, Frankfurt a.M./Berlin/Wien 1976, 102.

die Objekte, die Daten ordnete und in Diskurse überführte. Die Klinik ist vom Blick abhängig. Wie in der Naturgeschichte und auch wie in der Anthropologie geht es darum *hinzusehen*, Charakteristisches herauszulösen, zu vergleichen und zu klassifizieren.

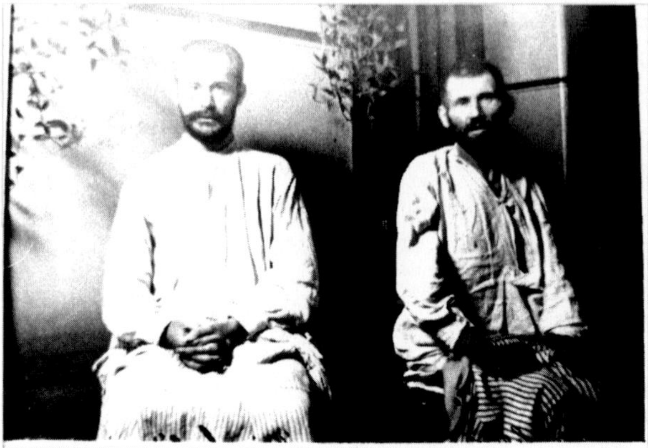

Abb. 7

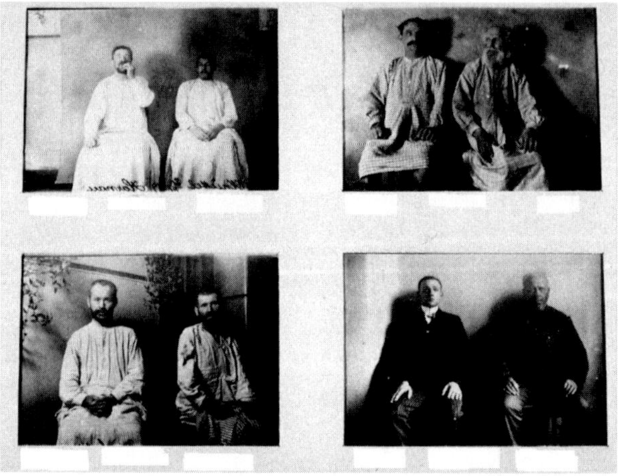

Abb. 8

Die wissenschaftliche Klassifizierung der Patienten erfolgte in Weilmünster durch reihenweise vorgenommene Fotografien (Abb. 7, Abb. 8: 1909). Mit einem Vorhang wurde ein Fotoatelier simuliert, die Männer traten im Nachthemd und einige im Anzug auf. Die Abbildung sollte dem Arzt helfen, seinen *Scharfblick* auf die klinische Erfahrung anzuwenden. Mit der Fotografie sollte die Klassifizierung der Krankheiten vorangetrieben werden. Ebenso sollte die Fotografie selbst den Erkenntnisprozess steuern, denn – so Dirk Blasius – „Anstaltspsychiater [waren] keine psychiatrisch vorgebildeten Mediziner, sondern sie erwarben sich ihre Kenntnisse über Geisteskrankheiten erst in den Anstalten selbst.“[12] Im Grunde bildete sich ein Experimentierfeld der Sehschulung heraus. Die Insassen wurden zumeist so vor die Kamera gesetzt, wie sie gerade bewegt werden konnten: entweder liegend im Bett oder im Nachthemd vor einem aufgespannten Tuch. Manchmal durften die Männer ihre bloßen Beine mit einem Stoff oder einem zweiten Hemd bedecken (Abb. 9: 1909). Spätere Aufnahmen von Männern (Abb. 10) um 1910/12 wiederholen ein standardisiertes Brustporträt, wobei das gestreifte Anstaltshemd signifikant ist für die Identifikation als Patient.

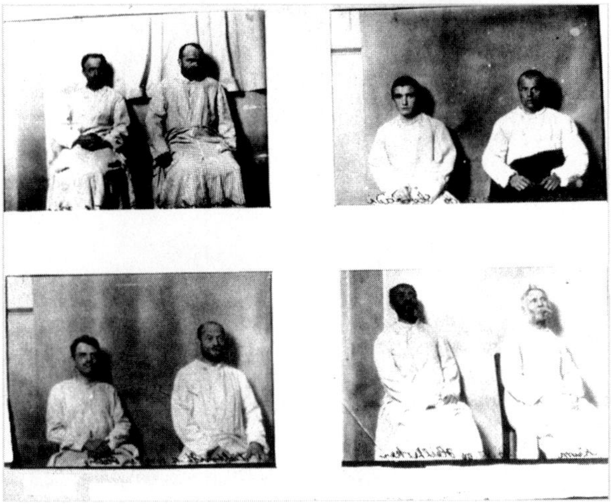

Abb. 9

Die Einkleidung und eine damit verbundene Entindividualisierung ist Charakteristikum auch im Gefängnis. Die Haft wird nicht in der privaten Kleidung, sondern in einer spezifischen Gefängniskluft verbüßt. Entwürdigende Szenen, die dem Patienten keinerlei Recht auf eigene Kleidung oder Inszenierung zubilligten, wurden in den Alben aus Weilmünster aneinander gereiht. Das kann man als *Außenseiterproduktion* bezeichnen. Auf jeder Fotografie wurde mitvisualisiert, dass der porträtierte Mensch seiner gewohnten Umwelt be-

12 Blasius, Seelenstörung, 53.

raubt war und er sich einem spezifischen Prozedere unterwerfen musste. Zu den Merkmalen der „totalen Institution“ gehörte auch die *Bildgewalt*.

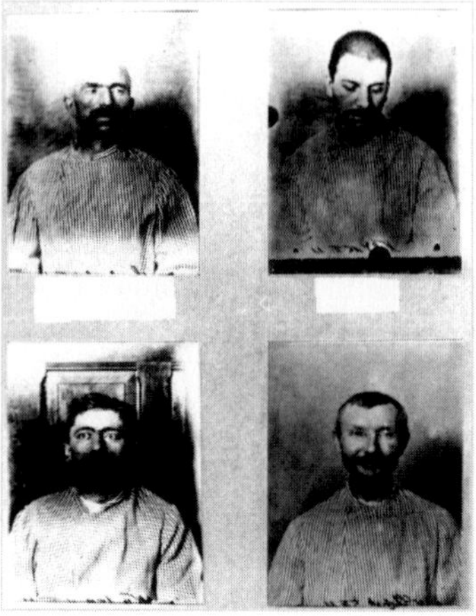

Abb. 10

Ohr versus Auge

Zur selben Zeit, als diese fotografischen Alben in der Anstalt angefertigt wurden, betrat die Psychoanalyse durch Sigmund Freud mit einer ganz anderen Form der Seelenbeschau die medizinische Bühne. Die ersten beiden Jahrzehnte des 20. Jahrhunderts sind von zwei Strömungen in der Erforschung des Seelenlebens geprägt, die man skizzenartig einerseits als die Visualisierung des Psychischen und andererseits als die Narrativierung der psychischen Geschehnisse bezeichnen kann. Die Narrativierung wurde von Freud neu eingeführt, in Theorie wie in analytischer Behandlung. Die Psychoanalyse ist auf das Ohr gerichtet, auf Sprechen, Zuhören, das Wort. Freud wendete sich von seinen Patienten auch physisch ab, indem er sie während der psychoanalytischen Behandlung nicht ansah, sondern lediglich ihre Stimmen vernahm. Das war eine neue Einstellung zur Krankheit und zum kranken Menschen, der Gegenentwurf zur Praxis seines Lehrers Jean-Martin Charcot. Wie bei Charcot in der Pariser Klinik *Salpêtrière*, so hatte generell bei Psychiatern an europäischen Heilanstalten das Auge Priorität. Der Blick des Arztes auf den Patienten war einer, der über die Diagnose und über die Behandlungsbedürftigkeit entschied. Charcot führte seine Patientinnen im Hörsaal vor: Das lebende Objekt, seine anschauliche Verfassung und die Korrespondenz zwischen äußerem Zustand, Verhalten und inneren Beschädigungen sollte studiert werden können. Freud hingegen interessierte die Grenze zwischen normal und anormal oder zwischen gesund und krank nicht. In der Rede zum Frankfurter Goethe-Preis (1930) beschrieb er rückblickend seine Arbeit:

„Meine Lebensarbeit war auf ein einziges Ziel eingestellt. Ich beobachtete die feineren Störungen der seelischen Leistung bei Gesunden und Kranken und wollte aus solchen Anzeichen erschließen – oder, wenn Sie es lieber hören: erraten –, wie der Apparat gebaut ist, der diesen Leistungen dient, und welche Kräfte in ihm zusammen- und gegeneinander wirken. Was wir, ich, meine Freunde und Mitarbeiter, auf diesem Weg lernen konnten, erschien uns bedeutsam für den Aufbau einer Seelenkunde, die normale wie pathologische Vorgänge als Teile des nämlichen natürlichen Geschehens verstehen lässt.“[13]

Freud ging es nicht um die visuelle Klassifizierungsarbeit, wie sie gängig war in der Psychiatrie seiner Zeit. Der Psychiater sei lediglich an der Charakterisierung des Symptoms interessiert und am Studium der äußeren, sichtbaren Formen von Krankheiten und ihren Ordnungen, kritisierte Freud. „Der Psychiater kennt eben keinen Weg, der in der Aufklärung eines solchen Falles weiterführt“, schreibt Freud, er „muss sich mit der Diagnose und einer trotz reichlicher Erfahrung unsicheren Prognose des weiteren Verlaufs begnügen.“[14] Die Fotografie spielte für den zeitgenössischen Psychiater die Rolle der Versicherung unter der Devise: Nur was sichtbar ist, ist auch klassifizierbar und behandelbar. Freuds Kritik richtete sich gegen die verengte Sicht der Psychiater auf den Körper und die biowissenschaftliche Auffassung von Geisteskrankheiten. Damit wurde eine Tradition der physiognomischen Analyse und Diagnostik weiterverfolgt, die aus dem 19. Jahrhundert stammte.[15] Klassifikation

13 Sigmund Freud, Ansprache im Frankfurter Goethe-Haus (1930), in: Sigmund Freud, Studienausgabe, Bd. X, Frankfurt a.M. 1969, 292-296, hier: 292.

14 Sigmund Freud, Psychoanalyse und Psychiatrie, in: Studienausgabe, Band I, Frankfurt a.M. 1969, 245-257, hier: 252.

15 Vgl. Klaus Dörner/Ursula Plog, Irren ist menschlich oder Lehrbuch der Psychiatrie/Psychotherapie, Wunstorf 1978, 434-437.

hieß in diesem Bereich, dass ein Patient nur noch als krank und symptombehaftet wahrgenommen wurde. Unter diesem Blickwinkel konnten entwürdigende Fotografien wie in Weilmünster entstehen. Sie heben den Objektcharakter der psychisch Kranken im klinischen Überwachungsraum hervor.

Vor diesem Hintergrund der fachlichen Ausrichtung waren die Therapiemethoden vorwiegend solche, die die Patienten ruhig stellten und die ihre Hospitalisierung noch verstärkten. Auch in der *Landes-Heil- und Pflegeanstalt Weilmünster* wurden Kranken in erster Linie Bett- oder Schlafkuren oder Dauerbäder verordnet.

Porträts während Bett- und Wasserkuren

In der Fotosammlung befinden sich Krankenporträts, die nicht nur die Physiognomie der Patienten dokumentieren sollten, sondern die gleichzeitig auch die physischen Behandlungsmaßnahmen illustrierten. Die Abbildungen 11-13 zeigen Männer (1909/10) und eine Frau (1905/06), die für längere Zeit in Badewannen lagen. Die Porträts im Zusammenhang mit Therapiemethoden (Bett und Wanne), manchmal mit beaufsichtigenden Wärtern im Bild, waren keine Dokumentationen von Wohltaten, wie der deutsche Psychiater Emil Kraepelin die Maßregel verstand[16], sondern von Isolierungssituationen der Kranken und ihrer permanenten Überwachung.

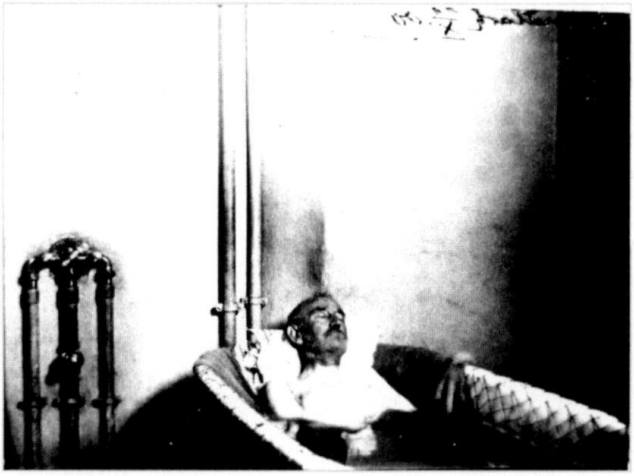

Abb. 11

16 Siehe Emil Kraepelin, Psychiatrie. Ein Lehrbuch für Studierende, Bd. 1, 8. Aufl., Leipzig 1909, 413

Bäderkuren wurden – für Tage, Wochen oder sogar Monate – verordnet, um das Widerstreben der Patienten zu brechen und ihre Erregungszustände zu unterdrücken. Emil Kraepelin war von den Therapien überzeugt: „Auf diese Weise sind eine Reihe der widerwärtigsten Übelstände aus dem Anstaltsbetrieb mit einem Schlage beseitigt oder doch bis auf ein sehr bescheidenes Maß gemildert.“[17]

In Weilmünster wurden im Untersuchungszeitraum Dauerbäder in umfangreichem Maße angewendet. Bereits 1904 verwies man auf die Kostensenkung von Medikamenten, die das Baden von Patienten mit sich führte. Im Rechnungsjahr 1911 hieß es im Anstaltsbericht: „Die Dauerbäder waren fast täglich sämtlich besetzt, eine Vermehrung derselben wäre erwünscht, ist aber schwer durchführbar.“[18]

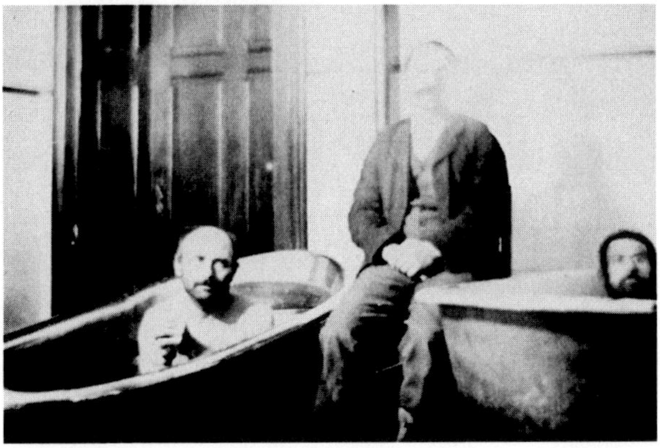

Abb. 12

Als Körperkranke definiert und entsprechend visualisiert wurden die Patienten und Patientinnen, die im Bett mit Schlafanzug oder unter der Bettdecke verborgen fotografiert wurden (Abb. 14). Auch solche Visualisierungen entsprechen ganz der Lehrbuchmeinung von Emil Kraepelin: „Bei uns ist jetzt wohl überall anerkannt, dass alle frisch Erkrankten zunächst und unter Umständen für längere Zeit ins Bett gehören.“[19]

Nicht nur die direkte Gewaltanwendung von Pflegepersonen während des Fotografieraktes, auch die inszenatorischen Elemen-

17 Ebd.

18 Jahresbericht 1911 (LWV-Archiv), 444.

19 Kraepelin, Psychiatrie, 420.

te wie Behandlungsformen, klinischer Kontext und Anstaltskleidung sind Bildelemente, die eine *optische Internierung* der Menschen symbolisieren. Die sorgfältige Überwachung reproduzierte eine zur Form erstarrte Bildlichkeit von Wahnsinn. Abbildung 15 und Abbildung 16 (beide 1909), jeweils oben links, zeigen weitere Beispiele für die gewaltsame Exposition von Patientinnen, indem Pflegerinnen die Patientinnen festhielten.

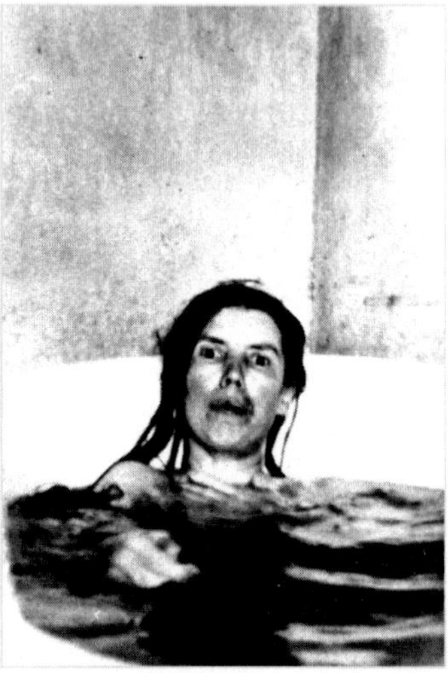

Abb. 13

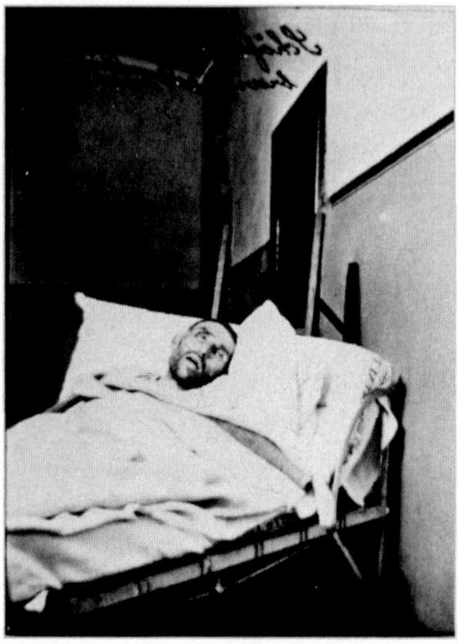

Abb. 14

Die Fotos auf der Albumseite von Abbildung 15 lassen nur andeutungsweise durch Vorhang und Pflanze eine Atelier-Atmosphäre assoziieren, ja, die Szene erscheint eher als eine Negation derselben, indem der Hintergrund lieblos vernachlässigt wurde. Dass die Männer von Abbildung 16 vor einem Handwaschbecken fotografiert wurden, hat die Anmutung einer Karikatur einer zeitgenössischen Atelieraufnahme. Dort würde anstelle des Waschbeckens ein Postament oder ein kleiner Tisch mit einer Blumendekoration stehen. Die Versatzstücke und Hintergründe auf den Fotografien spielen die Rolle einer Verortbarkeit der Abgebildeten in einer Welt außerhalb der üblichen Kodes. Denn die Performance bricht mit den Standards und Visiotypen dessen, was als Normalität bezeichnet wurde.

Die Prozesse von Überwachung und Beurteilung wurden in der Psychiatrie dieser Zeit weitgehend über den Blick geregelt. Alles, was die Gestalt des potenziellen Patienten ausmachte, war verdächtig: Kleidung, Haltung, körperliche Anomalien, Haartracht, Verhaltensweisen. Die Fotografie wurde zum Bestätigungsinstrument. Das heißt, sie sollte genau das wiedergeben, was Ärzte für problematisch und anormal hielten. Der Text zum Bild gab die Leseanleitung und sollte bestätigen, was vermeintlich zu sehen war.

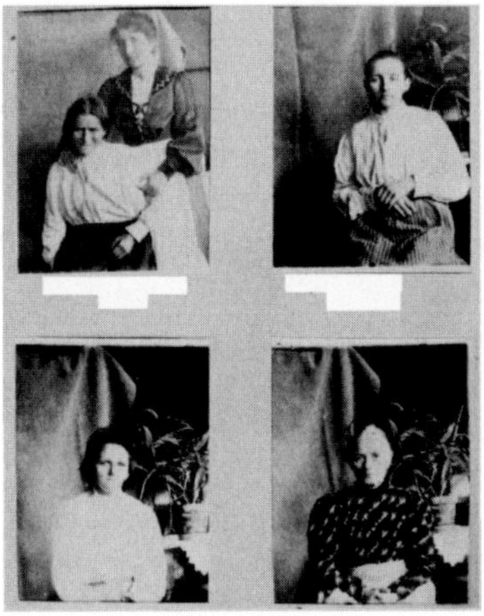

Abb. 15

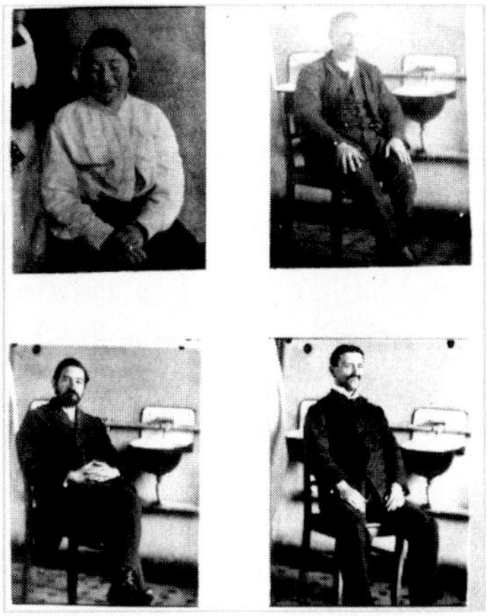

Abb. 16

Visualisierung von Degeneration

Das wesentliche Merkmal der psychiatrischen Anstalt ist, dass sie die Eingewiesenen unter dem Stigma des Krankhaften, des Abweichenden und der Degeneration betrachtete. Degeneration – als Modell 1857 von Benedict Morel formuliert – war sündhaftes Verhalten. Sie sollte entstehen und war zugleich Diagnose bei Alkoholmissbrauch, schlechtem sozialem Milieu, krankhaftem Temperament, angeborenen oder erworbenen Schäden. Degenerative Merkmale waren anormal, sie hatten einen körperlichen Ausdruck und galten als vererbbar.[20] In Weilmünster waren offenbar alle Fotogra-

20 Siehe auch Volker Roelcke, „Gesund ist der moderne Culturmensch keineswegs...". Natur, Kultur und Entstehung der Kategorie „Zivilisationskrankheit" im psychiatrischen Diskurs des 19. Jahrhunderts, in: Achim Barsch/Peter Hejl (Hg.), Menschenbilder. Zur Plura-

fien dazu gedacht, diese Zeichen von Anormalität und Degeneration zu dokumentieren. Unter der Überschrift „Entartungserscheinungen“ (Kapitel 5, Abb. 8) wurden Profilfotografien zusammengestellt, die Ohren von Männern und Frauen zeigen. Entweder war ein Ohr zu groß oder zu abstehend oder es war angewachsen oder zu spitz von Gestalt – dann war es ein Verweis auf den anormalen Typus. Physische Besonderheiten wurden in direkten Bezug zu moralischen Abweichungsmerkmalen von der Norm gesetzt, das war auch die Theorie der *Heil- und Pflegeanstalt Weilmünster*. Ihre Klientel stammte überwiegend aus unteren sozialen Schichten, gekennzeichnet durch einen hohen Prozentsatz an Fällen von Alkoholmissbrauch. Für den Ausbruch von Geisteskrankheiten wurden bei den Patienten „schlechte Familienverhältnisse“, „Ausschweifungen“, „vagabondierendes [sic!] liederliches Leben“ und Gefängnishaft verantwortlich gemacht.[21] Vererbung, Hereditát, war das Stichwort für Psychiater, um eine Ätiologie, also die Krankheitsursache festzuschreiben. In Weilmünster las sich das folgendermaßen:

„Unter den 100 aufgenommenen Geisteskranken ließ sich bei 58 hereditäre Belastung durch das Vorkommen von Geistes- oder Nervenkrankheiten, auffallende Charaktere, Trunksucht oder Verbrechen bei Eltern, Geschwistern, Großeltern oder Geschwistern der Eltern nachweisen, während bei 14 Männern und 8 Frauen hierüber nichts sicheres zu eruieren war.“[22]

Wahnsinn wurde abgeleitet aus einer erblichen Belastung und der Herkunft aus Verhältnissen, die als unzivilisiert galten. Als wiederum besonders abweichend und in einem gesonderten Album repräsentiert, wurden in Weilmünster jene Personen mit der Diagnose „Imbecillität“ (Abb. 17):

„Sehr zahlreich sind ferner, im Verhältnis zur Zahl der Aufnahmen überhaupt, die an Imbecillität leidenden Männer. Es handelt sich bei diesen in der Mehrzahl der Fälle um so genannte moral insanity mit verbrecherischen Neigungen, welche zu den unsozialsten und schwierigsten Kranken

lisierung der Vorstellung von der menschlichen Natur (1850-1914), Frankfurt a.M. 2000, 215-236.

21 Siehe Jahresberichte 1905-1915 (LWV-Archiv).

22 Siehe Jahresbericht 1913, 426.

gehören, ihrer Gemeingefährlichkeit wegen sich nur selten zu Entlassung eignen und daher in der Regel dauernde Anstaltsinsassen bleiben.“[23]

Die Abgebildeten sind oftmals doppelt – von vorne und von der Seite – fotografiert worden, eben ganz so, wie es bei der Polizei üblich war. Die Inszenierung auf Gartenstühlen im Freien wirkt zwar improvisiert, verweist aber auf den visuellen und wissenschaftlichen Zusammenhang zu Vorstellungen von so genannten verbrecherischen Neigungen und Gemeingefährlichkeit, die mit diesen Patienten in Verbindung gebracht wurden. Die diagnostische Zuschreibung erhält ein visuelles Zeichen, das sich an die, wie im Zitat ausgedrückt schwierigsten Kranken heftet. Dieses Zeichen ist eines der Erfassung: Man ahmt auf Gartenstühlen ein Polizeifoto nach.

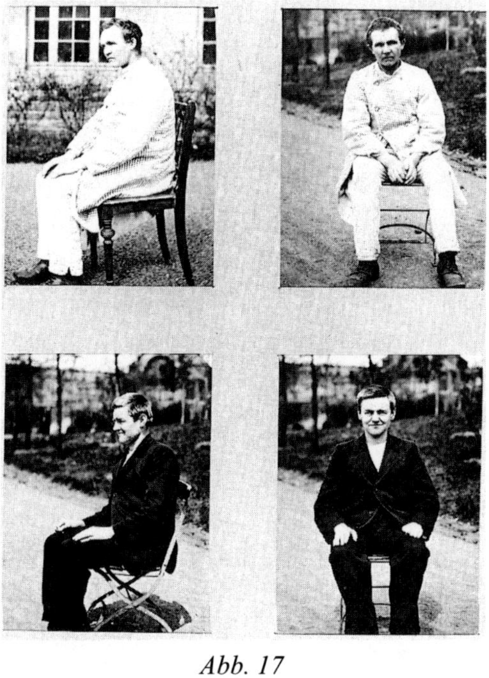

Abb. 17

23 Siehe Jahresbericht 1905, 302.

Standardisierungen

In den späteren Jahren der Weilmünsterschen Fotoproduktion veränderte sich die Darstellungsweise der Patienten dahingehend, dass sie den standardisierten Porträtfotografien aus der polizeilichen Untersuchungshaft – das sind jene erkennungsdienstlichen Fotografien, die bei Aufnahme ins Untersuchungsgefängnis gemacht werden – immer ähnlicher wurden. Abbildung 18 zeigt exemplarisch eine solche dokumentarische Form. Wie bei Verbrecherfotografien um 1900 üblich, wurde manchmal ein Handrücken auf Brusthöhe sichtbar. Die Physiognomik der Hand – soweit die zeitgenössische Auffassung – sollte Aufklärung über den Charakter des Menschen geben.[24]

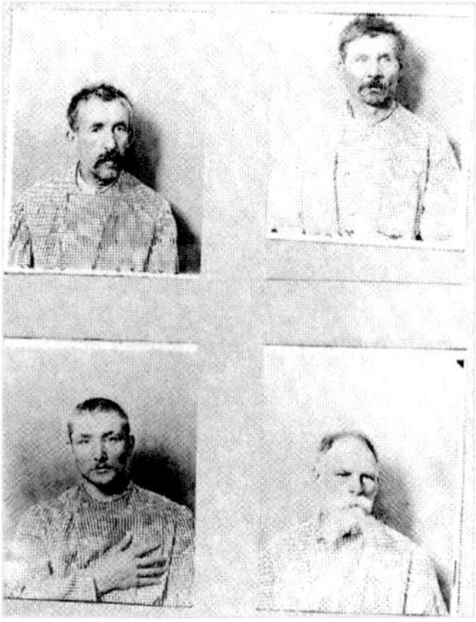

Abb. 18

Es wurden Brustporträts angefertigt, die das Gesicht ins Zentrum des Bildes rückten und die Abbildungen dadurch vergleichbar machten, dass die Personen in immer gleichen Abstand zur Kamera gebracht wurden. Die Fotografie in Weilmünster wurde zum Erfassungsmedium, und die Fotoalben zu Dokumentationen der Kontrolle im Kontext staatlicher Irrenüberwachung.

Das Bild vom psychiatrischen Patienten hatte sich gewandelt: Aus einer kranken Person wurde ein Sicherheitsrisiko und ein ge-

24 Siehe z.B. Adolf Koelsch, Hände und was sie sagen, Zürich/Leipzig 1929.

sellschaftlich untragbarer Abweichler.[25] Die bildnismäßige Charakterisierung der Kranken erfolgte über Darstellungsmuster, die das Abweichende über Kleidung, Klinikinterieur, Gestik und durch Inszenierungen mit Wärtern und Pflegerinnen visualisierten, bis hin zur vereinheitlichten Form des schlichten Brustporträts, das auch für Strafgefangene üblich war. Die standardisierten Fotografien der *Heil- und Pflegeanstalt Weilmünster* waren schließlich Vorläufer jener Visualisierungen, die Ernst Kretschmer im Zusammenhang mit seiner biologistisch-anthropologischen Aufrasterung der Menschentypen vorgestellt hatte (Kapitel 3). Er klassifizierte nach leptosomen, athletischen und pyknischen Körperbautypen. Von dieser Biotypik ist bekannt, dass sie zur vereinfachten Schnelldiagnostik überall dort eingesetzt wurde, wo abweichendes Verhalten und Aussehen zwecks rassenhygienischer Maßnahmen erkennbar werden sollte.

Die fotografischen Dokumentationen waren in Weilmünster nicht nur Archivierungsmaterial, entstanden zum Beispiel aus Sammelleidenschaft oder selbst legitimierendem Aufzeichnungseifer. Die Bilder waren auch als Lehrmaterial gedacht, denn Dubletten der Fotos wurden in einem Album für den psychiatrischen Unterricht neu zusammengestellt. Angehende, lernende Psychiater benötigten offenbar eine Schulung des Blicks, der sich dann als Blick des Wissenden oder Blick des Spezialisten entpuppen sollte. Mit Fragen dieser Sehschulung und der Veröffentlichung von Patientenfotos aus Kliniken und ihrem narrativen Kontext befasst sich das nächste Kapitel, in dem noch einmal Fotos aus Weilmünster, die in einem Lehrbuch wieder auftauchen, diskutiert werden.

---

25 Vgl. Franz-Werner Kersting/Karl Teppe/Bernd Walter (Hg.), Nach Hadamar. Zum Verhältnis von Psychiatrie und Gesellschaft im 20. Jahrhundert, Paderborn 1993, 52.

5. Vermittlungen. Patientenporträts in der medizinischen Literatur

Grenzziehungen zwischen gesund und krank

Bevor auf Visualisierungen von Krankheitsvorstellungen in psychiatrischen Lehrbüchern eingegangen wird, soll kursorisch ein Blick auf den Fortschrittsoptimismus der Psychiatriegeschichte geworfen werden.

Der deutsche Arzt Emil Kraepelin (1856-1926) ist in der Psychiatriegeschichte einflussreich gewesen. Er etablierte die positivistische Denkweise des 19. Jahrhunderts in psychiatrischer Klinik und Wissenschaft zu Anfang des 20. Jahrhunderts.[1] Wie Eric J. Engstrom und Matthias M. Weber hervorheben, wurde Kraepelin zur ikonischen Figur durch eine wiederholte „Instauration" seines Gedankengebäudes.[2] In diesem Zusammenhang wird seine historische Rolle als Autor biologistischer Konzepte der klinischen Psychiatrie betont. Diese Konzepte beinhalteten eine verdinglichte Beziehung zwischen Arzt (Subjekt) und Patient (Objekt). Über die Entwicklungsgeschichte der Behandlung von „Seelengestörten" resümierte Kraepelin: Während man seit dem Altertum Irresein mit körperlichen Störungen, wie mit Fieber und Veränderungen der Körpersäfte in Verbindung brachte, herrschte im Mittelalter eine religiös-abergläubische Einstellung zu Geisteskrankheiten und ihrer Behandlung. Seelische Störungen

---

1 Siehe Eric J. Engstrom, Clinical Psychiatry in Imperial Germany, in: A History of Psychiatric Practice, Ithaca 2003; Wolfgang Burgmair/Eric J. Engstrom/Matthias Weber (Hg.), Emil Kraepelin, 7 Bände, München 2000 ff.

2 Eric J. Engstrom/Matthias M. Weber, Making Kraepelin history: a great instauration?, in: History of Psychiatry 18 (2007), 267-273, auch: http://www.hpy.sagepub.com/cgi/content/abstract/18/3/267 (30.03.10).

wurden als Strafe Gottes aufgefasst, und nicht Ärzte, sondern Priester nahmen sich des Problems an. Kranke wurden als böse stigmatisiert und aus der sozialen Gemeinschaft ausgeschlossen bzw. auch eliminiert. Emil Kraepelin fasste die Geschichte der Psychiatrie als Fortschrittsgeschichte auf, die von aufgeklärten Ärzten getragen wurde:

„Mit der Wiedererneuerung der Wissenschaften und insbesondere mit dem Aufschwunge der Medizin begann allmählich auch das Interesse der Ärzte sich wieder den Geisteskranken zuzuwenden. Allein es dauerte Jahrhunderte, bevor die klare Erkenntnis sich überall Geltung zu erringen vermochte, dass die Seelenstörungen nur vom ärztlichen Standpunkte aus richtig erforscht und erkannt werden können."[3]

Die Einrichtung von psychiatrischen Krankenhäusern Anfang des 19. Jahrhunderts und eine parallel dazu einsetzende Professionalisierung der Beobachtung von Geisteskranken führte zur Entwicklung der Psychiatrie als Wissenschaftszweig der Medizin. Am Beginn dieser Entwicklung stand die naturwissenschaftliche Forschung der Somatiker, die psychische Störungen als Ausdruck körperlicher Störungen begriffen. Emil Kraepelin und seine einflussreiche Schule haben diese somatische Erklärung zu den Grundfesten ihrer Theorie gemacht. Um 1900 hatte sich dann folgender Konsens durchgesetzt, wie Kraepelin schrieb:

„Niemand wagt es mehr, zu bezweifeln, dass Geistesstörungen Krankheiten sind, die der Arzt zu behandeln hat. Wir wissen jetzt, dass wir in ihnen die psychischen Erscheinungsformen mehr oder weniger feiner Veränderungen im Gehirne, insbesondere in der Rinde des Grosshirns, vor uns haben. Mit dieser Erkenntnis hat die Psychiatrie bestimmte, klare Ziele gewonnen, denen sie mit den Hilfsmitteln und nach den Grundsätzen naturwissenschaftlicher Forschung entgegenstrebt."[4]

Kraepelins Methode, um zu Aussagen über Krankheitsfälle zu kommen, war eine streng empirische: Er favorisierte die Beobachtung am Krankenbett. Die Erfahrung des Arztes schließlich würde das

---

3 Emil Kraepelin, Psychiatrie. Ein Lehrbuch der Psychiatrie für Studierende und Ärzte, 7., vielfach umgearbeitete Aufl., Bd. 1, Leipzig 1903, 1.

4 Ebd., 2 f.; siehe auch Kapitel 7.

Wesentliche vom Unwesentlichen trennen können. Der beste Gutachter in juristischen Fragen der geistigen Erkrankung sei eben der beste Kliniker. Das heißt, der Kliniker war es auch, der die normativen Setzungen justiziabel machte. Dabei waren die Kriterien und Definitionen von Irresein ganz und gar nicht einheitlich. Zu Beginn des 20. Jahrhunderts gab es keine festgelegten Standards für entweder geistige Gesundheit oder Geisteskrankheit. In der britischen Zeitschrift *The British Medical Journal* schrieb 1907 George H. Savage, Betriebsleiter des *Bethlem Royal Hospital*, dass Anzeichen von Irresein aus normalem Verhalten und einem gesunden Empfinden entstehen könnten: Das Gesunde könne in Krankheit umschlagen. Dieser Ansatz, Irresein nicht als etwas gänzlich Fremdartiges zu definieren, war um die Jahrhundertwende Konsens des medizinischen Wissens. Auch Emil Kraepelin vertrat diesen Ansatz, Gesundes und Krankes entstamme einem Ursprung. Das Bild von Geisteskrankheit war aber bei ihm schließlich deutlich umrissen:

> „Zwar kommen auch wohl im gesunden Leben Wandlungen vor, die bis in das innerste Wesen der Persönlichkeit eingreifen, aber im allgemeinen legt dennoch die Beobachtung einer auffallenden Veränderung im Denken, Fühlen und Handeln eines Menschen den Gedanken an eine krankhafte Natur derselben sehr nahe. Zur Gewissheit wird diese Vermutung, wenn die hervortretenden Erscheinungen *sich widerspruchslos in eines der bekannten klinischen Krankheitsbilder einordnen*, und wenn vielleicht auch die Ursachen sich auffinden lassen, die erfahrungsgemäß jene Gruppe von Störungen häufiger zu erzeugen pflegen.“[5]

So schwer die Bestimmung einer Grenze auch sei, irgendwann werde sie durch auffallendes Verhalten sichtbar. Seelenkrankheit bedeutete nach Kraepelin „Störungen der Auffassung, des Gedächtnisses, des Urtheils, mit Sinnestäuschungen, Wahnbildungen, Verstimmungen und krankhaften Veränderungen der Willensthätigkeit.“[6] Es existierte also doch eine Vorstellung von Kranksein. In der psychiatrischen Klinik wurde dieser Zustand ausgelotet, beschrieben und visualisiert, wie Kraepelins Ausführungen nahelegen. Im juristischen und im Alltagsverständnis waren es soziale Beeinträchtigung und Einschränkung des Individuums, die die Schwelle zur Geisteskrankheit

5 Ebd., 374 f.

6 Emil Kraepelin, Einführung in die psychiatrische Klinik, Leipzig 1901, 1.

markierten, wie Eugen Bleuler um 1916 schrieb: *„Soweit überhaupt der Begriff Geisteskrankheit praktisch geworden ist, beruht er nicht auf medizinischen oder psychopathologischen Kriterien, sondern auf dem der sozialen Untüchtigkeit.“*[7] Hier klingt an, dass es sich nicht zuletzt um ein arbeitsfähiges Individuum handeln musste, wenn Gesundheit attestiert wurde. Die festgestellte Störung des Individuums war nicht eine private Angelegenheit, sondern Geisteskranke – das war die Auffassung von Medizinern zu Beginn des 20. Jahrhunderts – schadeten auch der Familie und dem Staat. Die gesellschaftliche Gefahr, die von psychisch Kranken ausgehen würde, beschrieb Kraepelin mit einer Terminologie, die bereits eine spätere Kriminalisierung und Abwertung vorwegnahm:

> „Jeder Geisteskranke bedeutet für seine Umgebung und namentlich für sich selbst eine gewisse GEFAHR. Von den Selbstmorden ist mindestens ein Drittel durch geistige Störung verursacht, aber auch geschlechtliche Verbrechen und Brandstiftungen, seltener gefährliche Angriffe, Diebstähle, Betrügereien werden häufig genug von Geisteskranken begangen. Zahlreiche Familien werden durch ihre Kranken zu Grunde gerichtet, sei es, dass die Mittel sinnlos verschleudert werden, sei es, dass langes Leiden und Arbeitsunfähigkeit die wirthschaftliche Leistungsfähigkeit allmählich erschöpft. Nur ein gewisser Theil der ungeheilten Kranken geht rasch zu Grunde; die grosse Masse aber lebt blöde und hülflos Jahrzehnte lang fort und stellt eine für Familie und Gemeinden drückende, alljährlich wachsende Last dar, deren Wirkungen tief in unser Volksleben eingreifen.“[8]

In diesem Zitat wird jene pessimistische Haltung Emil Kraepelins deutlich, die ihn schließlich zu dem Schluss kommen ließ, dass nur ein kleiner Prozentsatz der psychisch Kranken heilbar sei. Man müsse Vorbeugung betreiben auf den Gebieten der erblichen Entartung, des Alkoholmissbrauchs und der Ausbreitung von Syphilis.[9] Das obige Zitat charakterisiert zudem Geisteskranke in einer Art,

7 Eugen Bleuler, Ein Lehrbuch der Psychiatrie, 6. Aufl., Berlin 1937 (1. Aufl. 1916), 97.

8 Kraepelin, Einführung, 3.

9 Siehe Eric J. Engstrom, Emil Kraepelin. Leben und Werk des Psychiaters im Spannungsfeld zwischen positivistischer Wissenschaft und Irrationalität, 1990/2004 unter: http://www.engstrom.de/index_home.htm (2.6.2009), 78 f.

wie sie im Nationalsozialismus zu ihrer Stigmatisierung führten. „Volksschädlinge" waren „Asoziale" – das war ein Sammelbegriff für psychisch Kranke, geistig Behinderte und ebenso für Minderbegabte, Prostituierte und körperlich Kranke. Diese sozialen Randgruppen wurden ab 1933 mit Hilfe des Sterilisierungsgesetzes erfasst und verstümmelt, und eine große Zahl der Psychiatriepatienten wurde schließlich systematisch getötet.[10]

Die Psychiatrie zu Beginn des 20. Jahrhunderts suchte nach Ursachen für Verwandlungen, ungewöhnliches Verhalten und Störungen. Die Heilanstalten waren Orte, an denen an einer visuellen Fixierung für das Nicht-Normale gearbeitet wurde. Während das vorangegangene Kapitel sich mit der fotografischen Praxis in der Klinik beschäftigt hat, geht es in diesem Kapitel um die Aufbereitung der Fotografien für die Lehre über Psychiatrie. Ein vermutlich intern verwendetes Fotoalbum sowie als Lehrbücher deklarierte Publikationen sind Gegenstände der Analyse.

„Für den Unterricht in der Psychiatrie"

In jenen Anstalten, in denen zu Beginn des 20. Jahrhunderts Patienten und Patientinnen fotografiert wurden, entstanden Bildarchive, wurden Krankenakten bebildert und zumeist auch Lehrbücher und fachwissenschaftliche Studien mit diesen Fotografien illustriert. Als sehr selten muss eine Quelle eingestuft werden, die im Folgenden im Mittelpunkt der Betrachtung steht: ein Fotoalbum, das die Beschriftung trägt: „Für den Unterricht in [der] Psychiatrie".

Dieses Album ist überliefert aus der im vorhergehenden Kapitel beschriebenen hessischen *Landes-Heil- und Pflegeanstalt Weilmünster*. Das Bildmaterial, das dort entstand, wurde für dieses Album neu geordnet und beschriftet. Der lehrbuchartige Atlas ist undatiert und gesichert aus der Zeit vor dem Ersten Weltkrieg, wahrscheinlich um 1911 entstanden.[11] Damit wird eine Zeit in Augenschein genommen, in der die Werke Emil Kraepelins bereits großen Einfluss auf die disziplinäre Entwicklung der (Universitäts-)Psychiatrie

10 Siehe Ernst Klee, „Euthanasie" im NS-Staat. Die „Vernichtung unwerten Lebens", Frankfurt a.M. 1985, 15-33.

11 Landeswohlfahrtsverband (LWV) Hessen; Maße: Album außen 30 x 25,5 cm; Fotografien 11 x 8 cm.

und auf die klinische Praxis erlangt hatten.[12] Die Fotografie, in ein Lehrmaterial verwandelt, hatte eine determinierende Funktion. Grenzen zwischen Normalität und Anormalität, gesund und krank wurden von den Akteuren in eine Anschauung gebracht, die sich immer wieder an einer Norm ausrichtete.

Dieses Album ist ein Unikat, auch sind die Fotografien nie publiziert worden. Man erhält den Eindruck, dass diese Initiative eine Art didaktische Selbsthilfe war, die als exemplarisch für den Umgang mit Fotografien in Kliniken gelten kann. Das Album ergänzte die zu jener Zeit aktuellen psychiatrischen Lehrbücher und perpetuierte den zeitgenössischen Diskurs über die Grenzziehung zwischen normal und anormal. In den Jahresberichten aus Weilmünster wurde der Hilfsarzt Dr. Weber erwähnt, der 1904 begann, Fotografien für die Patientenakten anzufertigen.[13] Aus diesem fotografischen Archiv (Kapitel 4) verwendete er weitere Abzüge für einen Do-It-Yourself-Bildatlas. Die Fotos wurden neu gruppiert, mit Bezeichnungen der Störungen und Diagnosen versehen. Zusätzlich, das ist die Vermutung, hatte der fotografierende Arzt für die Lehrbuch-Idee Patienten direkt aufgesucht, um besondere Inszenierungen oder körperliche Zeichen aufzunehmen. Es ist anzunehmen, dass die Initiative des Arztes Werner H. Becker Anlass für den Atlas war: Becker gab zwischen 1908 und 1912 Unterrichtskurse für das Pflegepersonal,

---

12 Siehe Gudrun Mödl, Das Konzept der affektiven Psychosen bei Emil Kraepelin. Struktur und Rezeption des manisch-depressiven Irreseins im Wirkungsfeld von Melancholie und Depression, München 1995, 49-53; Dirk Blasius, Der verwaltete Wahnsinn. Eine Sozialgeschichte des Irrenhauses, Frankfurt a.M. 1980, 145. Kraepelins diagnostisch-nosologische Grundbegriffe, ergänzt durch die Werke Eugen Bleulers, werden noch heute weltweit verwendet; siehe Klaus Dörner/Ursula Plog, Irren ist menschlich oder Lehrbuch der Psychiatrie/Psychotherapie, Wunstorf 1978, 435 f.; Heidrun Kaupen-Haas, Die Veränderung des Blicks. Biologisierung gesellschaftlicher Gewaltverhältnisse durch die Psychiatrie Emil Kraepelins, in: dies./Christiane Rothmaler (Hg.), Naturwissenschaften und Eugenik. Sozialhygiene und Public Health, Frankfurt a.M. 1994, 15-39.

13 Siehe Christina Vanja, „eitel Lust und Freude herrscht wirklich nicht darin" – Die Landes-Heil- und Pflegeanstalt Weilmünster 1897-1921, in: dies. (Hg.), Heilanstalt – Sanatorium – Kliniken. 100 Jahre Krankenhaus Weilmünster 1897-1997, 15-60, hier: 33.

über die er in der *Monatsschrift für Irrenpflege* berichtete. Hier wurden die Ausführungen zwar nicht illustriert, aber das Demonstrationsmaterial beschrieben. Im Kapitel über die Einteilung der Geisteskrankheiten wurden vermutlich Bildbeispiele aus Weilmünster herangezogen.[14]

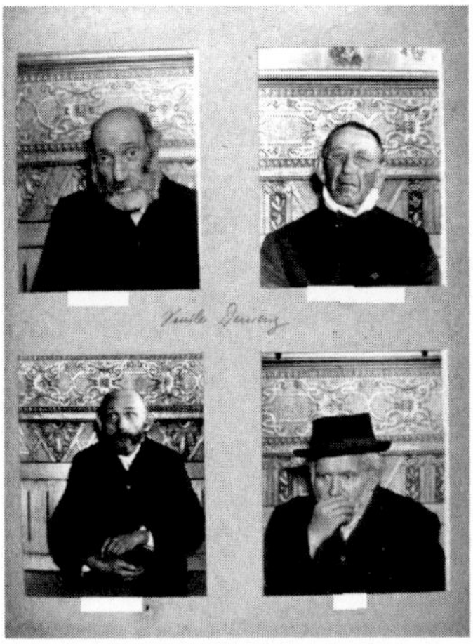

Abb. 1

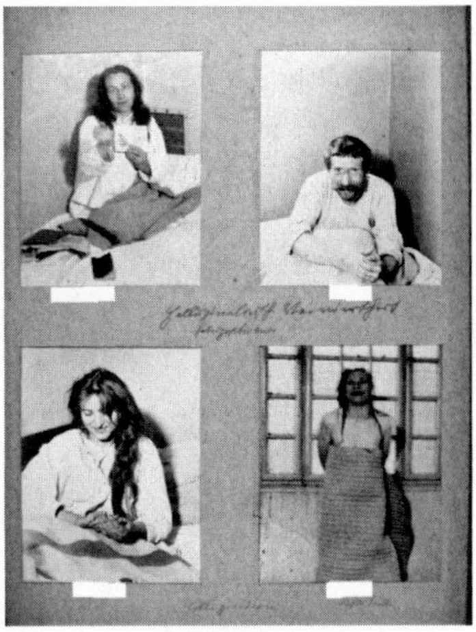

Abb. 2

Welche Fotografien suchte man für den Unterricht aus? Welche neuen Kategorisierungen und Untertitelungen der Bilder wurden vorgenommen? Schizophrenie, Idiotie, paranoide und senile Demenz, Manie, Melancholie, Hysterie, Alkoholismus sind die wichtigsten Untertitelungen der neuen fotografischen Sammlung.

Die Patienten und Patientinnen wurden sowohl im Innenraum der Klinik als auch im Hof oder im Garten fotografiert. Verschiedene Hintergründe wurden dadurch sichtbar, die als Krankenhausumgebung oder als improvisiertes Studio identifiziert werden können. Die Männergruppe, die unter der Diagnose „senile Demenz" auf einer Albumseite vereint ist, wurde vor einer holzverzierten Wand (etwa 1905-1907) abgelichtet (Abb. 1). Die Abgebildeten durften ihre All-

14 Siehe Werner H. Becker, Mein zehnstündiger Unterrichtskurs für das Pflegepersonal, in: Die Irrenpflege. Monatsschrift für Irrenpflege und Krankenpflege zur Belehrung und Fortbildung des Pflegepersonals an Heil- und Pflegeanstalten und zur Vertretung der Standesinteressen, 15. Jg. (1911), 107-112; 156-158; 171-173; 210-215; 236-239.

tagskleidung, manchmal sogar einen Hut tragen, was Verweis auf eine Normalität darstellte. Die Diagnose, „Halluzinatorische Verwirrtheit/Schizophrenie“ (Abb. 2) hingegen wurde mit der Darstellung von drei Frauen und einem Mann als eine deutlich auf das Krankenbett bezogene Krankheitserscheinung visualisiert. Hier tragen die Patientinnen Nachthemden, das Haar offen, sie sitzen im Bett. Eine Frau mit umgeschlagener Bettdecke steht im Nachthemd vor einem Fenster. Diese Aufnahmen haben nichts mit den sonst üblichen professionellen Porträtfotografien oder privaten Schnappschüssen zu tun, sie stellen ein eigenes Genre dar.

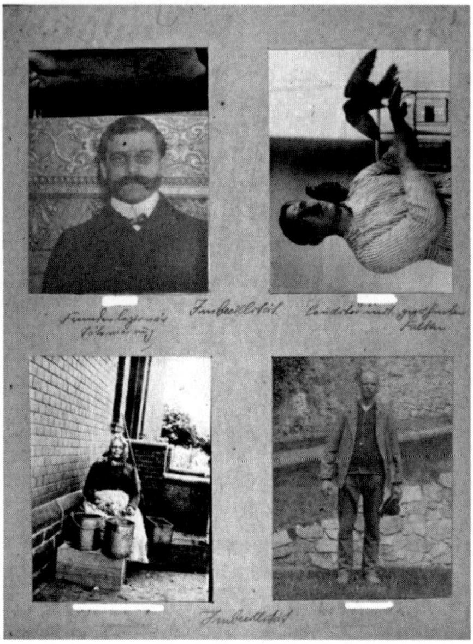

Abb. 3

Mit „Imbecillität“ – angeborener oder in früher Kindheit entstandener mittelgradiger Schwachsinn – wurde eine weitere Seite des Bildatlas bezeichnet (Abb. 3), die im oberen Teil Fotografien von zwei Männern zeigt, die außer der Namensnennung noch einen Zusatz aufweisen. Der Mann links, in Alltagskleidung vor einer verzierten Wand aufgestellt, wurde als Fremdenlegionär ausgewiesen, darunter der handschriftliche Vermerk „Tätowierung“. Auf das Porträtfoto wurde im oberen Drittel ein unterbelichtetes Foto seines inneren Unterarmes geklebt. Die Collage begründete ein zeitgenössisches

Assoziationsfeld: Fremdenlegionär und das Hautbekenntnis Tattoo gehörten traditionell zusammen. Im zeitgenössischen Diskurs wurde die Tätowierung außerdem als kriminogenes Element aufgefasst. Es handelt sich um ein Stereotyp aus der Kriminalanthropologie des 19. Jahrhunderts. Der italienische Kriminalanthropologe Cesare Lombroso sah in den Hautbildern, die Gefangene sich gegenseitig stachen, per se ein Indiz für die Boshaftigkeit und verbrecherische Neigung des Trägers, ein Bekenntnis zum Verbrechertum und gleichzeitig ein Identifizierungsmerkmal.[15] In diesem Sinne wurde das Tattoo hier ausgestellt: Das Porträt des freundlich blickenden Herrn mit weißem Kragen bekommt durch die Collage eine negative Konnotation mit der Aussage, dass ohnehin schon zweifelhafte Fremdenlegionäre auch schwachsinnig sein können. Für das rechte Porträt wählte man eine Inszenierung, die den durch das gestreifte Hemd als Anstaltsinsassen erkennbaren Mann mit einem ungewöhnlichen Hobby zeigt. Die Unterschrift lautet: „Conditor mit gezähmten Falken". Der Verweis auf den Beruf des Porträtierten evoziert bei dieser Pose, dass der Betrachter ohne Bedenken annimmt, der Mann sei verrückt. Indem man ihn statt mit Bäckermütze, Schürze und Brot mit dem Repertoire seines Hobbys ablichtete und mit der Diagnose „Schwachsinn" kommentierte, stigmatisierte man die Performance. Die beiden unteren Fotos desselben Blattes sind weniger instruktiv inszeniert und außerhalb des Gebäudes aufgenommen worden. Eine mit einer Schürze bekleidete Frau sitzt im Schatten einer Mauer vor großen Töpfen, ein Mann steht vor einer Mauer, seinen Hut in der Hand. Das sind Schnappschüsse, Amateuraufnahmen im Freien, die durch die Legende „Imbecillität" kontextualisiert und in der Blickkultur der Psychiatrie zu verorten sind. Die Schnappschüsse sind Ausdruck einer Interaktion zwischen Arzt und Patient, laienhaft medial umgesetzt. Blickkultur – das heißt im Fall der Albumseite „Sinnestäuschungen b. Schizophrenen" (Abb. 4) die visuelle Thematisierung einer Körperhaltung mit diagnostischer Zuweisung. Die einzelnen Ganzkörperporträts haben die Unterschrift: „Gefühlstäuschung". Eine der Frauen hebt gerade ein Bein, ein Mann wendet sich seitlich von der Kamera ab, ein anderer schaut direkt hinein

15 Siehe Cesare Lombroso, Der Verbrecher. In anthropologischer, ärztlicher und juristischer Beziehung, 3 Bde, Hamburg 1887-1898; Stephan Oettermann, Zeichen auf der Haut. Die Geschichte der Tätowierung in Europa, Frankfurt a.M. 1979, 58-74.

und hält sich dabei die Ohren zu und eine weitere Frau wird fotografiert, während sie mit dem Rücken zur Kamera steht, die Arme über dem Kopf verschränkt. Die Körperhaltungen suggerieren, dass ungewöhnliche Dinge, Halluzinationen, Stimmengewirr, Ängste in diesen Menschen vorgingen, während der Fotograf sich ihnen näherte.

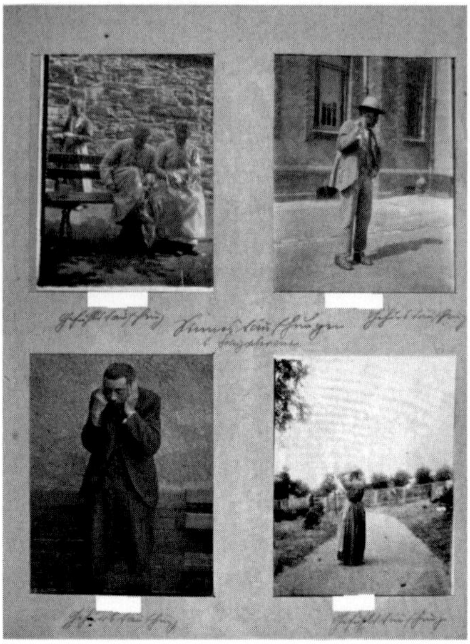

Abb. 4

Der Zeitraum, in dem diese Fotos entstanden, war von kontroversen theoretischen Haltungen gekennzeichnet. Verkürzt gesagt, sind zwei grundsätzliche Lehr- und Forschungsrichtungen zu unterscheiden: 1. Die deskriptive oder statische Psychiatrie prüfte gemäß zeitgenössischer naturwissenschaftlich-medizinischer Anschauungen den Menschen auf empirische Zeichen der Abweichung von der Norm. 2. Die dynamische Psychiatrie hingegen entwickelte sich mit der Psychoanalyse Sigmund Freuds und war/ist am Verstehen von psychischen Krankheiten interessiert.[16] Emil Kraepelin ist eindeutig der naturwissenschaftlich-objektivierenden Seite zuzuordnen. Er plädierte für die „wissenschaftliche und praktische Beherrschung des Krank-

16 Siehe Eugen Bleuler, Lehrbuch der Psychiatrie, 11. Aufl., umgearbeitet von Manfred Bleuler, New York 1969, 2.

heitsbildes".[17] Das hieß nichts anderes als sammeln, beobachten, auswerten und definieren. Beobachtungen an den Patienten versuchte man fotografisch festzuhalten, indem man von ihnen nicht nur Porträts im Sitzen anfertigte, sondern ihnen darüber hinaus auf dem Gelände für Schnappschüsse nachstellte. Für Kraepelin waren die Patienten somit Beobachtungsstoff und Unterrichtsmaterial, wie er es ausdrückte.[18] Die klinische Psychiatrie – dies soll im Folgenden weiter vertieft werden – verschaffte sich einen (gewaltsamen) Zugriff auf ihre Patienten.

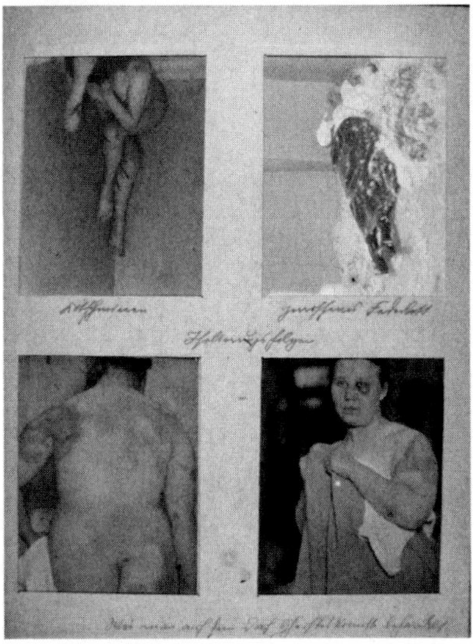

Abb. 5

Die Visualisierungen bringen das auf verschiedene Weise – mal offen performativ, mal subtil versteckt – zum Ausdruck. Was entstand, war ein Bildarchiv von Anormalität und Krankheit. Im Unterrichtsbuch aus Weilmünster wurden Nahaufnahmen von körperlichen Krankheitszeichen, von Missbildungen, von ungewöhnlichen Formen vorgestellt. „Isolierungsfolgen. Wie man auf dem Dorf Geisteskranke behandelt" (Abb. 5) lautet die Beschreibung von vier Fotografien, die Patientinnen übersät mit Stichverletzungen, blauen Flecken und aufgedunsenen Körperteilen abbilden.

17 Kraepelin, Psychiatrie, 3.

18 Siehe Engstrom, Kraepelin, 81.

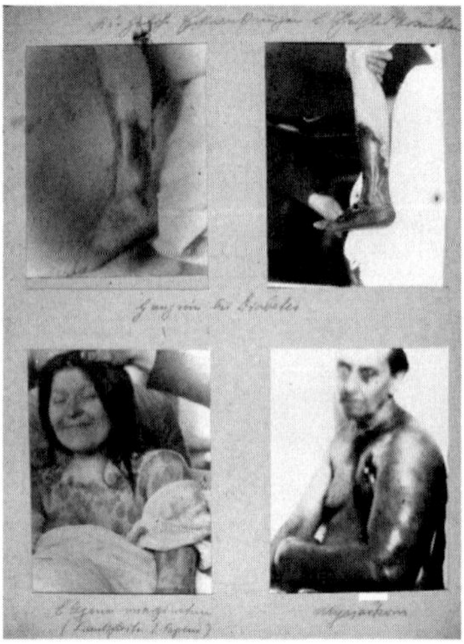

Abb. 6

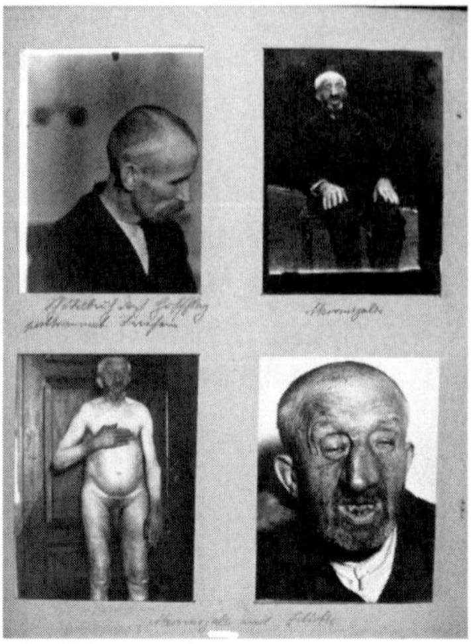

Abb. 7

Schamhaft verbergen die Frauen ihr Gesicht, bei einer Patientin sollte offenbar das blau geschlagene Auge dokumentiert werden. Diese Bilder wurden hergestellt und in den Unterrichtsatlas eingereiht, weil sie – so meine These – der Propaganda für einen humanitären Anspruch einer Anstaltsunterbringung dienen sollten. Die Albumseite klagte die traditionellen Formen der Integration von Geisteskrankheiten in der Familie und Dorfgemeinschaft an: Mangelnde Pflege führte zum Wundliegen, mangelnde Toleranz und mangelndes Verständnis führte zu Prügeln mit den Folgen von Blutergüssen. Das Fotomaterial sollte veranschaulichen, dass die „Irrenfrage" nicht ohne Grund zu einer staatlichen Angelegenheit geworden war. Man ging davon aus, dass nur eine Entfernung aus der gewohnten Umgebung und die Unterbringung in einer Heilanstalt dem Kranken helfen könnte.[19] Fotos dieser Art suggerierten und verallgemeinerten, dass psychisch Kranke in einer Dorfgemeinschaft unverstanden blieben, dem Gespött und körperlichen Qualen durch Mitmenschen ausgesetzt waren.

Eine andere Fotogruppe des didaktischen Materials (Abb. 6) besteht aus Darstellungen von körperlichen Krankheitserscheinungen wie Blutergüsse, Othämatome, Gangren bei Diabetes, Ekzeme, bösartige Geschwülste und Akromegalie (Abb. 7). Es bleibt unausge-

19 Siehe Blasius, Wahnsinn, 90-97.

sprochen, warum diese Abbildungen ins Album aufgenommen wurden. Vermutlich sollte damit ausgedrückt werden, dass körperliche Anomalien bei seelisch Kranken besonders schwerwiegende Formen annehmen können oder bei ihnen häufiger anzutreffen wären.

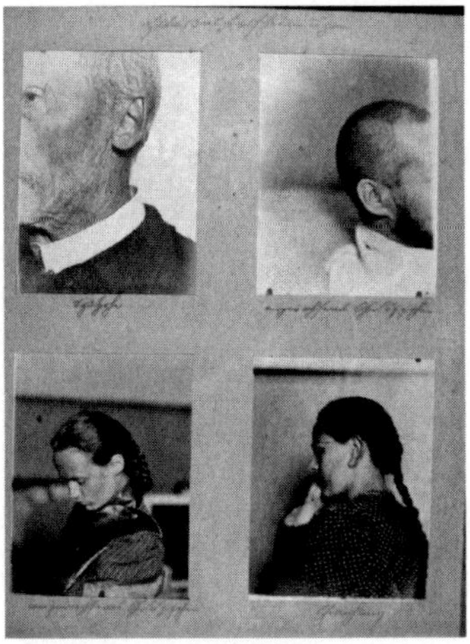

Abb. 8

Eindeutiger ist jene Albumseite, die mit „Entartungserscheinungen" betitelt wurde (Abb. 8). Sie zeigt zwei Männer- und zwei Frauen-Porträts im Profil und der Blick wird durch die Bildunterschrift jeweils auf das Ohr gerichtet: „Spitzohr" und „angewachsenes Ohrläppchen". Das waren physiognomische Termini, die in der Kriminalanthropologie zu Beginn des 20. Jahrhunderts eine besondere Rolle spielten. Die Form des Ohres und insbesondere angewachsene Ohrläppchen, so die damalige Überzeugung, würden über einen deformierten Charakter und auf Abweichungen vom Normalen hinweisen. Ohren von Psychiatriepatienten und Strafgefangenen wurden nicht nur fotografiert, sondern auch in Gips modelliert. Mit diesen Artefakten, die man in Kriminalmuseen und in kriminologischen Publikationen wiederfinden konnte, sollte die Anormalität eines spezifischen Ohrträgers und gegebenenfalls seine kriminogenen Anlagen bewiesen werden. Sammeldiagnose für abweichende Physiognomie war in den 1930er Jahren die Degeneration.[20] In den In-

20 Siehe Susanne Regener, Fotografische Erfassung. Zur Geschichte medialer Konstruktionen des Kriminellen, München 1999, 244-251.

stitutionen der Justiz wie der Medizin wurde gleichermaßen nach Degenerationszeichen im Gesicht, am Kopf und am Körper gesucht, die die beiden Gruppen – Kriminelle und seelisch Kranke – in einen Zusammenhang von Deformation und Anormalität stellten. In diesem Kontext erschien auch das Profilfoto eines geschorenen Männerkopfes, der mit Handgewalt ins Blickfeld der Kamera gerückt wurde (Abb. 9).

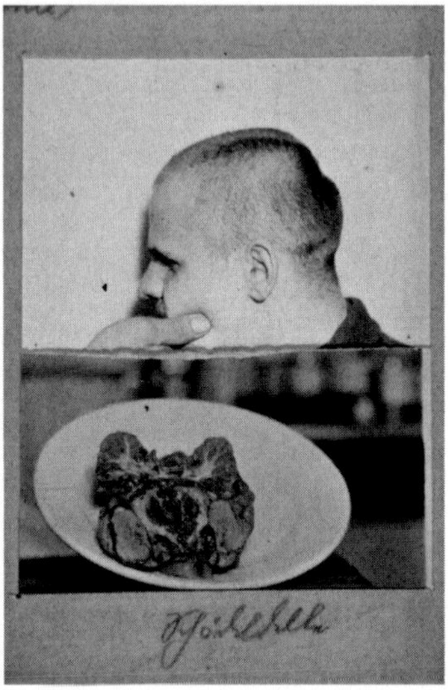

Abb. 9

Zwei Fotokartons sind hier miteinander verbunden worden: In der oberen Bildhälfte das Porträt, in der unteren Bildhälfte die Abbildung eines Tellers, auf dem ein präpariertes Gehirn liegt. Die Bildunterschrift „Schädeldelle" und die spezifische Form der Masse auf dem Teller legen nahe, dass es sich hier um aufeinander verweisende Deformationen handeln soll. Deutlicher kann man die psychiatrische Körperpolitik nicht darstellen. Durch eine Collage wurde die Auffassung visualisiert, dass körperliche Abweichungen mit Hirndeformationen in Zusammenhang stünden. Gewalt wird hier auf doppelte Weise ausgeübt: Einerseits durch die fremde Hand, die den Patienten in diese Aufnahme zwingt und andererseits durch die Montage, die die Fremdbestimmung des Porträts unterstreicht. Laienhaft wurde der Abriss des unteren Fotokartons auf ein schon vorhandenes Porträt appliziert, dabei Schultern verdeckt und das Kinn des

Dargestellten angeschnitten. Die Darstellung entindividualisiert den Porträtierten. Bei diesem Bild geht es nicht um eine leidende Person, sondern allein um eine exemplarische Darstellung der Gleichung Geisteskranke seien Körperkranke. Wilhelm Griesinger hatte konstatiert, dass die Seele nichts anderes sei als die Summe aller Gehirnzustände und dass ihre Relation zum Leib die gleiche sei wie die zwischen Funktion und Organ.[21] Mit einem Foto wie diesem aus dem Atlas der Psychiatrie in Weilmünster wurde die medizinische Prosa augenfällig. Man brauchte nur den Kopf anzuschauen und abzutasten, um die innere organische und psychische Verfassung zu erahnen. Bereits Ende des 18. Jahrhunderts wurde die Idee der Phrenologie erfunden. Das wissenschaftliche Kopfabtasten und der physiologisch-anatomische Blick auf den Menschen wurden im 19. Jahrhundert über die Wissenschaft hinaus auch in populären Kontexten, wie zum Beispiel auf dem Jahrmarkt, praktiziert. Die Fotocollage von der Kopfbeule mit Gehirnpräparat greift in ihrer Bildsymbolik auf diesen interpretierenden Blick zurück, der nach Anormalität sucht.

Vergleich der visuellen Zeichen

Wie unterscheiden sich die Fotografien aus der Psychiatrie von den handelsüblichen Fotoporträts? Um den zeitgenössischen Blick auf Kranke annähernd ermitteln zu können, benötigt man einen Vergleich. Wie sieht das professionelle Porträt außerhalb der Anstaltsmauern aus, für das man sich äußerlich herrichtete und für das man bezahlte, um es im privaten Kreis auszustellen? Die bürgerliche Atelierfotografie bildete nur Personen in adretter Kleidung ab, Frauen mit gekämmtem und frisiertem Haar, Männer mit gepflegten Bärten und in aufrechter Haltung. Oftmals waren typisch bürgerliche Accessoires zu sehen wie Halsschmuck, Brosche, Uhrenkette, Hut. Das Atelier war mit Grünpflanzen, Teppich, edlen Stühlen und Tischen und mit Büchern ausgestattet. Eine gelungene Fotografie bedeutete

21 Siehe Martin Krupinski, Zum Konzept der Schizophrenie bei Emil Kraepelin. Ein Beitrag zu Entstehungsbedingungen, Entwicklung und Auswirkungen der Kraepelinschen Dementia Praecox, München 1991, 23. Zu Griesingers Lehre siehe auch Michael Hagner, Homo Cerebralis. Der Wandel vom Seelenorgan zum Gehirn, Berlin 1997, 252-258.

für den Fotografen wie für den Kunden ein repräsentatives, harmonisch komponiertes und im Einvernehmen entstandenes Bild, das die gesellschaftliche Stellung der Abgebildeten auszudrücken vermochte – kurz gesagt: eine *Normalitätsaussage*.[22]

Die Patientenfotos, die hinter den Anstaltsmauern zumeist von Laien und Amateuren hergestellt wurden, repräsentierten die Menschen im Gegensatz dazu mit einer anderen Zeichensprache. Sie waren eher nachlässig bekleidet, oft halbnackt, meistens nicht frisiert, Nachthemden statt Hose und Kleid, Grimassen, Abwendung des Blicks, aufgerissene Münder. Patienten liegen im Bett, beschäftigt mit merkwürdigen Dingen wie zum Beispiel mit Papierschnipseln und Vögeln, sind tätowiert und körperlich verunstaltet, weisen Blessuren nach Gewalteinwirkungen auf. Soziale und biologische Zeichen wurden miteinander vermischt und Bilder gezeigt, die es im Alltag nicht gab. Hier wurde eine *Anormalitätsaussage* hergestellt. In diesem Nebeneinander von gewöhnlichen und ungewöhnlichen, privaten und institutionellen Visualisierungen entwickelte sich ein Voyeurismus, eine heimliche Lust an der Monstrosität. Wie die Phrenologie war die Zurschaustellung von deformierten oder exotischen Menschen ein historisch bereits bekanntes Phänomen, das sich im 19. und beginnenden 20. Jahrhundert auf Jahrmärkten entfaltete.[23]

Die bürgerliche Atelierfotografie war offenbar auch für den anonymen Produzenten des Lehrbuches aus Weilmünster ein Maßstab, an dem er das Andere, das Nicht-Normale ausrichtete. Die Seite „periodische Manie“ (Abb. 10) führt Frauen in zwei unterschiedlichen Situationen vor. Die Porträts auf der rechten Seite ähneln zumindest handelsüblichen Fotos aus dem Atelier oder jenen vom Hausiererfotografen. Die Fotografien derselben Frauen auf der linken Seite differieren um wichtige Insignien eines normalen, kulturell zu erwartenden Abbildes. Die Periode des manischen Zustandes ist durch Abbildungen (links) gekennzeichnet, die die Frauen in kindlich-feixenden und kommunizierenden Situationen mit dem Fotografen zeigen. Diese Fotos ähneln Schnappschüssen, wären

22 Siehe Timm Starl, Im Prisma des Fortschritts. Zur Fotografie des 19. Jahrhunderts, Marburg 1991, 25-48.

23 Siehe Susanne Regener, Bartfrauen – Fotografien zwischen Jahrmarkt und Psychiatrie, in: Annette Keck/Nicolas Pethes (Hg.), Mediale Anatomien. Menschenbilder als Medienprojektionen, Bielefeld 2001, 81-96.

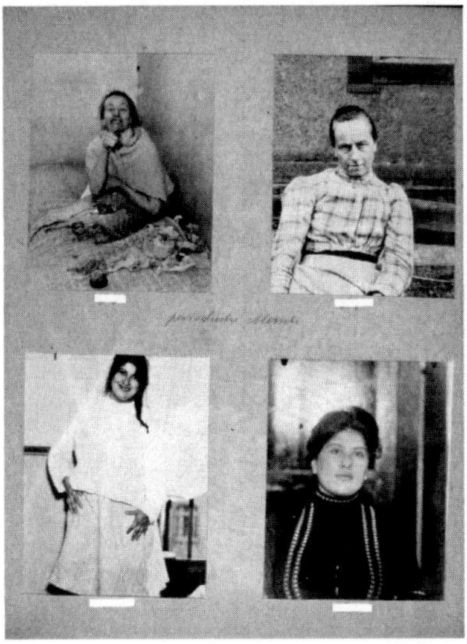

Abb. 10

aber nicht Gegenstand privater Erinnerungskultur gewesen. Die Frauen sind nur mit Decken umhüllt, allerhand Unrat liegt auf dem Bett, das lange Haar der Patienten fällt ungekämmt auf die Schultern. Dem Chaotischen stellte man das Geordnete gegenüber, dem manischen Schub die gesunde Phase. Auf der rechten Seite sind die Frauen in einer umgangssprachlich so genannten *aufgeräumten* Verfassung zu sehen: Sie sind ordentlich gekleidet mit hochgeschlossener Bluse. Sie sitzen aufrecht im Stuhl, haben den Mund geschlossen und schauen den Fotografen eher zurückgenommen an. Die Haare sind gekämmt und jeweils zu einer Frisur zurechtgemacht. Die Porträts scheinen der Vorstellung von Normalität zu entsprechen. Wahrnehmungsirritationen riefen die jeweils linken Abbildungen hervor, weil hier die Protagonistinnen in Situationen fotografiert wurden, die in der Atelierfotografie nicht vorkamen: intime Schlafzimmersituation, nachlässige Bekleidung, ungewohnte Gesten, angeschnittene Körper. Neben den genannten äußerlichen Insignien einer Verwahrlosung sind die Frauen in der manischen Phase auch mit ungewöhnlichen Kameraeinstellungen abgelichtet worden: Die Perspektive von schräg oben verstärkt bei der Frau in der oberen Bildhälfte den Eindruck des In-die-Ecke-Gedrängtseins. Die Perspektive schräg von unten scheint die andere Frau einer Lächerlichkeit preiszugeben durch ein merkwürdiges Outfit und breites Grinsen.

Die *Landes-Heil- und Pflegeanstalt Weilmünster* lag, wie die meisten Anstalten dieser Art, fernab einer Universität.[24] Der selbstgebastelte klinische Atlas mit Abbildungen aus dem eigenen Bildarchiv war der Versuch, einem Defizit der medizinisch-wissenschaftlichen Fortbildung mit Eigeninitiative zu begegnen. Visuelles Vergleichsmaterial fanden Ärzte und Pflegepersonal in Lehrbüchern und Zeitschriftenaufsätzen. Im Folgenden stelle ich einige Beispiele aus dem deutschsprachigen Publikationsraum aus der ersten Hälfte des 20. Jahrhunderts vor.

Abbildungen in Lehrbüchern

Mitte des 19. Jahrhunderts wurden die Patientinnen-Fotos von Dr. Diamond in einer Kunstausstellung als geschmacklos und als zu abscheulich für das gewöhnliche Auge kritisiert (Kapitel 3).[25] Das war der Moment, als die medizinischen Fotos in der Blickkultur der Spezialisten an Bedeutung gewannen. Fotoarchive, bebilderte Personalakten, illustrierte Lehrbücher waren Visualisierungen in einer Fachwelt. Aber sie reflektierten gesellschaftliche Anschauungen, die von Ärzten als Multiplikatoren wieder sowohl in den Alltag als auch in juristische und polizeiliche Zusammenhänge eingebracht wurden. Die mit den Fotografien propagierte Menschenfreundlichkeit von Hugh W. Diamond und die romantische Sicht von Johann Ch. A. Heinroth auf die Patienten waren einem nüchternen Blick gewichen, wie er zum Beispiel durch den Arzt Emil Kraepelin zum Ausdruck gebracht wurde. Der deutsche Psychiater war nach verschiedenen Stationen medizinisch-psychiatrischer Tätigkeit 1903 als Professor an die Universitätsklinik in München berufen worden. 1917 gründete er – mitten im Ersten Weltkrieg – die Deutsche Forschungsanstalt für Psychiatrie in München, Vorläuferinstitution des heutigen Max-Planck-Institutes für Psychiatrie. Kraepelin wollte die experimentelle Psychologie für die Psychiatrie nutzbar machen und führte zahl-

---

24 Siehe Heinz Schott/Rainer Tölle, Geschichte der Psychiatrie. Krankheitslehren, Irrwege, Behandlungsformen, München 2006, 293-305.

25 Durch die Zeitschrift *Photographic News* 1859, siehe Adrienne Burrows/Iwan Schumacher, Doktor Diamonds Bildnisse von Geisteskranken, Frankfurt a.M. 1979, 26 f.

reiche Reiz-Reaktionsexperimente an Patienten durch, um psychische Prozesse quantifizierbar zu machen.[26] Kraepelin schaute in besonderer Weise auf den Körper des Patienten und legte das Gewicht auf das Physische und nicht auf das Psychische. Man kann „streng genommen, nicht von Erkrankungen der Seele sprechen", schrieb Kraepelin, „[...] Vielmehr sind es vom ärztlichen Standpunkte aus die Störungen in den *körperlichen Grundlagen* unseres Seelenlebens, auf die wir unsere Heilbestrebungen zu richten haben."[27] Kraepelin interessierte sich vorrangig für angenommene erbliche Dispositionen von Geisteskrankheit, den so genannten Entartungserscheinungen. Das Unterrichtsbuch aus Weilmünster ist exemplarisch im Zeichen dieser psychiatrischen Körperpolitik zu Beginn des 20. Jahrhunderts zu deuten. Die Fotocollage von Porträt und präpariertem Gehirn steht für diesen Trend in der Wissenschaft und ist zugleich Symbol für den Sieg einer biologischen Anschaulichkeit. „Psychiatriegeschichte erweist sich als Schlachtfeld verschiedener ‚Seelenpolitiken'"[28]; der fotografische Einsatz auf diesem Gebiet legitimierte sich durch die epistemische Entscheidung, Tatbestände der Seele allein über körperliche Veränderungen und Störungen zu ermitteln. Körperpolitik und Abbildungspolitik gingen eine Allianz ein.

Kraepelins Lehrbuch ist anfänglich gar nicht illustriert. Erst in der 8., völlig umgearbeiteten Auflage von *Psychiatrie. Ein Lehrbuch für Studierende und Ärzte* (4 Bde, 1909-1915) wurden einige Visualisierungen von Therapiemethoden und körperlichen Deformierungen aufgenommen. Zwei Beispiele sollen zeigen, wie das wissenschaftliche Bild mit Mustern der Alltagsfotografie und der Kunstfotografie eine Vermischung einging. Die wissenschaftliche Fotografie erfand sich nicht plötzlich neu, sondern sie war selbst Teil einer Blickkultur, die sich im klinischen Raum erst ausdifferenzierte.

26 Siehe Eric J. Engstrom/Wolfgang Burgmair/Matthias M. Weber, Emil Kraepelin (1856–1926): Zwischen klinischen Krankheitsbildern und „psychischer Volkshygiene", Deutsches Ärzteblatt 103, Ausgabe 41 vom 13.10.2006, A-2685 / B-2333 / C-2244.

27 Emil Kraepelin, Einführung in die psychiatrische Klinik, Leipzig 1901, 1.

28 Martin Stingelin, Die Seele als Funktion des Körpers. Zur Seelenpolitik der Leipziger Psychiatrie unter Paul Flechsig, in: Kulturrevolution, 19 (1988), 19-23, hier: 19.

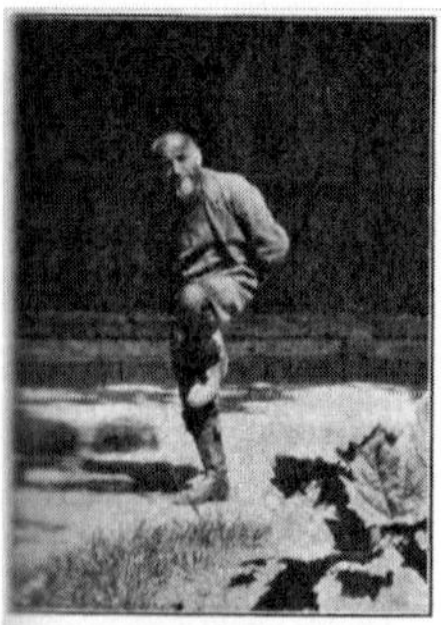

Fig. 183.
Hüpfender Kranker.

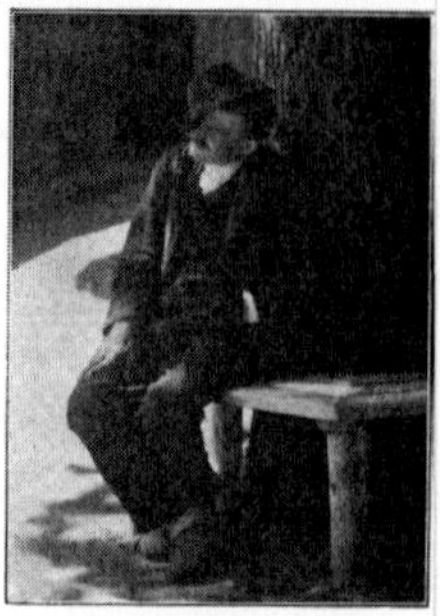

Fig. 184.
Kranker in verschrobener Haltung.

Abb. 11 a, b

Abb. 11 zeigt Fotografien von Männern, die vor dem Ersten Weltkrieg entstanden sind. Das linke Bild ist untertitelt mit „hüpfender Kranker“, die Legende unter dem rechten Bild lautet „Kranker in verschrobener Haltung“. Bildästhetisch würden wir heute sagen, es handelt sich um Schnappschüsse: um spontane, anspruchslose Aufnahmen.[29] Darauf deuten die schlechte Ausleuchtung der Porträtierten und die ungewöhnlichen Haltungen hin. Die Amateurfotografie breitete sich unter Medizinern aus[30] und man erhält den Eindruck, dass gerade der Schnappschuss die geeignete Technik für die Ablichtung von pathologisch genannten Körperhaltungen wurde. Während der private Knipser in seinem Bilderschaffen meist biografisch und aufs Private ausgerichtet war, hatte der fotografierende Mediziner die Intention eines ambitionierten Amateurs: Seine Produkte mussten sich einer Öffentlichkeit stellen. Die fotografierenden Psychiater bezeichne ich als *professionelle Amateure*. Nur bedingt hatte im Krankenhaus eine Standardisierung stattgefunden.[31] Die Patientenfotografie blieb Hobby einzelner Ärzte, deren Handeln aber in Fachkreisen entweder in Form von Erläuterungen der medizinischen

29 Siehe Timm Starl, Knipser. Die Bildgeschichte der privaten Fotografie in Deutschland und Österreich von 1880 bis 1980, München/Berlin 1995, 22 f.

30 Siehe Wilhelm Erb, Zur Einführung, in: S. Schoenborn/Hans Krieger, Klinischer Atlas der Nervenkrankheiten, Heidelberg 1908, III f.

31 Im Vergleich zur polizeilichen Fotografie, wo die erkennungsdienstliche Fotografie auf Polizeidienststellen und in Untersuchungsgefängnissen professionelle Polizeifotografen hervorgebracht hat.

Fotografie[32] oder in Form des Wiederabdruckes von Patientenfotos in verschiedenen Grundlagenwerken kommentiert wurde.

Wie schon mehrmals betont, sind die Wahrnehmung und die Lesart der Fotografie durch einen Kontext gebunden. Die Fotos sowohl des Hüpfenden als auch des im Schatten Ausruhenden (Abb. 11) wären im zeitgenössischen privaten Zusammenhang einer anderen Deutung zugänglich. Nicht von Krankheit würde man sprechen, sondern im einen Fall beispielsweise von einem übenden Folkloretänzer und im anderen Fall von einem älteren Bauern, der Schutz vor der Sonne sucht. Die Schnappschüsse im Lehrbuch von Emil Kraepelin standen im Kontext wissenschaftlicher Erkenntnis über das Wesen des Irreseins. Insofern sind sie einem professionellen Bereich der Begutachtung zugeordnet – die Fotografie wird zur Hilfswissenschaft.

Im vierten Band des Kraepelinschen Lehrbuches (1915) wurde eine einzige Farbtafel eingebunden: die Abbildung eines Frauengesichtes mit Hautausschlag und der Diagnose „Tuberöse Sklerose mit Adenoma Sebaceum" (Abb. 12). Das Schwarz-Weiß-Foto wurde nachträglich koloriert, vermutlich um die Entstellungen auf der Gesichtshaut, die typischen roten Papeln, deutlich zu machen. Das dunkle Haar der Frau ist in der Mitte gescheitelt und straff nach hinten zusammengenommen, sodass die ganze Gesichtsfläche zu sehen ist. Die Augen der Kranken sind geschlossen, ihr Kopf wird von einer fremden Hand gehalten, ein Kittel-Ärmel ist sichtbar. Das Detail der Positionierung des Kopfes erzählt zweierlei: Ein Gesicht wurde in eine bestimmte Position gezwungen und gleichzeitig vom übrigen Körper isoliert.

Durch die geschlossenen Augen wirkt es abstrakt wie eine Maske. Die Farbe ist nicht nur in diesem Lehrbuch, sondern überhaupt in der Fotografie dieser Zeit etwas Besonderes. Sie wertet das Bild auf. Ferner verweist die Abbildung auf das zeitgenössische Verfahren der Moulage. Moulagen sind plastische Nachbildungen von Körperteilen in Wachs, die Krankheitssymptome an der Oberfläche

32 Die Internationale Medizinisch-photographische Monatsschrift, 1894 ff., funktionierte wie eine Amateurfotozeitschrift mit Tipps für die richtige Aufnahme und Foto-Beispielen. Siehe Susanne Regener (Hg.), Fotogeschichte. Beiträge zur Geschichte und Ästhetik der Fotografie, 29. Jg., H. 111 (2009).

aufzeigen und als medizinische Demonstrationsobjekte für Ärzte und Öffentlichkeit fungierten.[33]

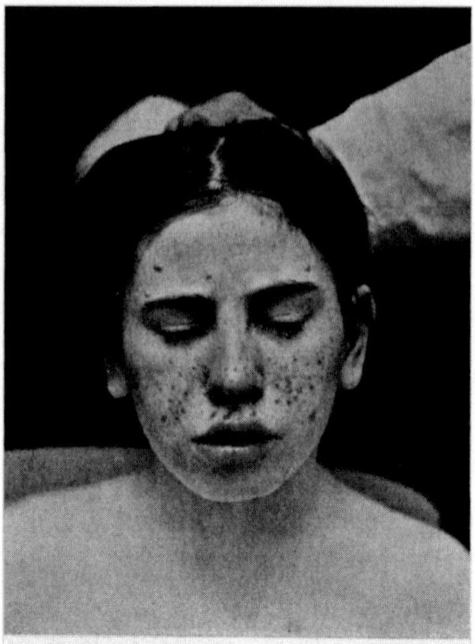

Tuberöse Sklerose mit Adenoma sebaceum.

Abb. 12

Mit dieser fotografischen Nachahmung einer Moulage wurde der dokumentarische und museale Charakter der Abbildung in Kraepelins Lehrbuch betont. Die kranke Frau besaß im Buch keinen Namen – sie wurde zum exemplarischen *Fall* für Sklerose allgemein. Durch die maskenhafte Performance zum Prototyp erhoben und mit der Sonderstellung im Buch durch Kolorierung ästhetisch hervorgehoben, wurde das Bild ein Fallbeispiel der medizinischen Physiognomik.[34] Komplizierte Krankheitserscheinungen, subjektive Ein-

33 Siehe Thomas Schnalke, Diseases in Wax. The History of the Medical Moulage, Berlin 1995; Chirurgische Moulagen in Zürich: www.moulagen.ch; Susanne Ude-Koeller/Thomas Fuchs/Ernst Böhme (Hg.), Wachs, Bild, Körper. Moulagen in der Medizin, Göttingen 2007.

34 Siehe dazu auch die Interpretationen der *Iconographie photographique de la Salpêtrière* von Beate Ochsner, Photographie als Nosographie, in: Volker Fuchs (Hg.), Von der Unklarheit des Wortes in die Unklarheit des Bildes, Tübingen 1998, 73-87.

drücke und Beobachtungen sollten mittels der Fotografie in eine objektive Bildauskunft verwandelt werden.

Physiognomie aus der Klinik

Der Vermittlungsanspruch insbesondere von Ärzten, die auch an der Universität lehrten, war bereits Ende des 19. Jahrhunderts mit einer medialen fotografischen Anschaulichkeit verbunden. Der Kieler Psychiater Theodor Kirchhoff beispielweise benutzte die in seiner Klinik entstandenen „physiognomisch-mimischen Tafeln" unter Benutzung eines Projektionsgerätes für klinische Vorträge. Die Reproduktion von Fotografien für sein 1892 entstandenes Lehrbuch stieß noch auf technische Schwierigkeiten. Die „Lichtdruckbilder nach Momentaufnahmen" gaben – so räumte Kirchhoff ein – „nicht ganz das wieder, was die Photographien zeigten."[35] Mit der Umkopierung für den Druck wurden individuelle Zeichen getilgt, um den Krankheitsausdruck zu verallgemeinern.

1902 veröffentlichte der Assistent des Gießener Psychiaters Robert Sommer, August Alber, einen mit 110 Illustrationen bebilderten *Atlas der Geisteskrankheiten*, der das in Gießen entstandene Fotomaterial in Teilen und im Anschluss an das Lehrbuch von Sommer, *Diagnostik der Geisteskrankheiten* (1901), vorstellte. Wie Sommer im Vorwort zum *Atlas* schrieb, war es das Ziel: „[...] einerseits die *physiognomischen Züge* nach *klinischen Gesichtspunkten* zusammenzustellen, andererseits die *technischen Besonderheiten* der *Aufnahme*, welche die klare Hervorhebung bestimmter Erscheinungen ermöglichen, kenntlich zu machen."[36] Das Besondere an dieser Publikation war die Reflexion über das Medium Fotografie in Bezug auf seine medizinische Brauchbarkeit. Was die Ärzte umtrieb, war die Frage nach der objektiven Bildauskunft über charakteristische Ausdrucksformen von Geisteskrankheiten. Alber führte aus:

„Besonders schwierig liegen die Verhältnisse bei der Schilderung physiognomischer und mimischer Erscheinungen. Selbst wenn ein Gesichtsausdruck durch längere Zeit festgehalten wird, ist es oft beinahe unmöglich,

35 Theodor Kirchhoff, Lehrbuch der Psychiatrie. Für Studirende und Aerzte, Leipzig/Wien 1892, VI.

36 Robert Sommer, Vorwort, in: A[ugust] Alber, Atlas der Geisteskrankheiten, im Anschluss an Sommer's Diagnostik der Geisteskrankheiten, Berlin/Wien 1902, unpag.

alle Feinheiten und besonders alle charakteristischen Innervationen zu beschreiben, ganz abgesehen von denjenigen Geisteskrankheiten, bei welchen Haltung und Ausdruck fortwährenden Veränderungen unterworfen sind. [...] Den Zweck naturgetreuer Wiedergabe einer Physiognomie, eines mimischen Ausdrucks, einer Haltung oder Phase der Bewegung würde am zweckmäßigsten die Plastik erfüllen. Aus technischen Gründen ist diese Art der Wiedergabe zur Zeit jedoch unmöglich."[37]

Die dreidimensionale Abbildung in Form von Moulage, Maske oder Büste ist eine Wunschvorstellung, an die sich Sommer und Alber mittels Stereoskopfotografien annähern wollten. Alber arbeitete mit einer Stereokamera, konnte aber aus technischen und finanziellen Erwägungen die stereoskopischen Abbildungen im *Atlas* nicht publizieren. Die einfache, flächenhafte Reproduktion legitimierte er allerdings im Sinne des oben genannten Zwecks naturgetreuer Visualisierung: „Durch das anerkennenswerte Entgegenkommen meines Verlegers ist die Wiedergabe der einzelnen Bildhälften eine so gute geworden, dass der Verzicht auf die dreidimensionale Darstellung als Mangel kaum empfunden werden wird."[38]

1911 gab Robert Sommer eine Überschau über die fotografischen Aktivitäten an seiner Klinik und favorisierte noch einmal die Stereofotografie als „plastische Fotografie":

„Die Erfahrung hat gelehrt, dass sich diese Methode, besonders wenn die fotografierte Person nicht mehr zur Verfügung steht, als sehr brauchbar erweist, um sich ein völlig klares Bild von bestimmten Einzelheiten zu machen, die bei der klinischen Beschreibung nicht erwähnt oder vielleicht gar nicht bemerkt worden sind."[39]

Ein Beispiel für die „klarere Einsicht" durch Stereofotografie ist die Doppelabbildung einer Frau (Abb. 13).

Die Stereofotografie sollte die Wahrnehmung des Betrachters positiv beeinflussen. Um den Effekt der Illusion des Räumlichen zu erhöhen, wurde bei dieser Fotografie die in einen weißen Schlafanzug gekleidete Frau vor einen dunklen Paravent gestellt. Der so ge-

37 Alber, Atlas, Einleitung, unpag.

38 Ebd.

39 Robert Sommer, Neurologie und Psychiatrie, in: Karl Wilhelm Wolf-Czapek (Hg.), Angewandte Photographie in Wissenschaft und Technik, 2. Teil, Berlin 1911, 101-119, hier: 111.

nannte katatone Sperrzustand (Spannungen in den Muskeln) lässt die Frau in einer statuenhaften Pose verharren.

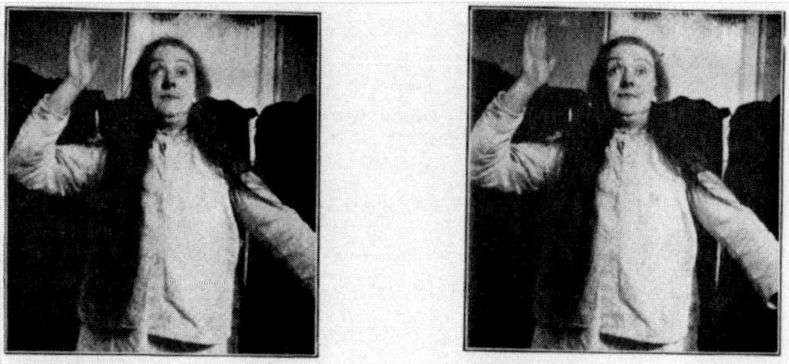

Fig. 127. Stereobild: Katatonie.

Abb. 13

Die Inszenierung sollte nach Auskunft von Sommer und Alber im Ergebnis nicht ein individuelles Porträt hervorbringen, sondern „ein wichtiges Hilfsmittel für die Diagnose psychopathologischer Zustände“[40] sein. Die Gießener Ärzte waren davon überzeugt, dass durch die Stereofotografie nicht nur der Anschein des Körperlichen geweckt würde. Das Foto und der entsprechende Betrachtungsvorgang mit dem binokularen Stereoskop sollten garantieren, dass das Objekt quasi zum Leben erweckt und „das Gepräge der Wirklichkeit“ erhalten würde.[41] Diese Art Fotografie gewähre also „einen außerordentlichen guten Einblick in morphologische und physiognomische Verhältnisse“.[42]

Disziplinierte Bilder

Lehrbücher Anfang des 20. Jahrhunderts sollten Ergebnisse klinischer Beobachtung dokumentieren und signifikante physiognomische Züge von Geisteskranken für den psychiatrischen Unterricht visuell verdichten. Der Direktor der *Staatskrankenanstalt Hamburg-Friedrichsberg*, Wilhelm Weygandt, beispielsweise wollte damit „an-

40 Alber, Atlas, unpag.

41 Sommer, Neurologie, 112.

42 Robert Sommer, Familienforschung und Vererbungslehre, Leipzig 1907, 86.

schauliches Denken" befördern.[43] Der Bremer Psychiater Friedrich Scholz schrieb schon 1892: „Denn mehr als seitenlange Beschreibungen lehrt oft ein Blick auf den Kranken selbst, namentlich in den auch physiognomisch so charakteristischen Formen des affektiven Irreseins, der akuten Verworrenheit, der Paralyse und der hallucinatorischen Paranoia."[44] Blickschärfung kann als Hintergrund für die Anfertigung des Fotoalbums für den Unterricht in Weilmünster angenommen werden. Wissensaneignung geschah, indem man den Blick auf den Kranken richtete, während der täglichen Arbeit in der Klinik und in Form der Repräsentation in Lehrbüchern und wissenschaftlichen Zeitschriften.[45] Zu Beginn des 20. Jahrhunderts gab es in Deutschland an allen medizinischen Fakultäten auch psychiatrische Kliniken und Ordinarien für Psychiatrie. Lehrbücher waren Ausdruck der Entwicklung dieser Verwissenschaftlichung klinischer Arbeit und Ausprägung einer psychiatrischen Blickkultur. Gleichzeitig eröffnete sich zwischen den Universitätspsychiatrien und den Anstaltspsychiatrien eine Kluft, die besonders dadurch gekennzeichnet war, dass Forschung und Vermittlung vorrangig an Universitätspsychiatrien betrieben wurden.[46] Das gebastelte Unterrichtsbuch aus der *Heil- und Pflegeanstalt Weilmünster* war ein Notbehelf, der dieses Defizit charakterisierte.

Neben der Kategorisierung von Patientenporträts zur Veranschaulichung von Diagnosen wurden Gruppenaufnahmen zur Illustration von Disziplinierungsmaßnahmen und Behandlungserfolgen publiziert. Insbesondere die Arbeitstherapie in der Psychiatrie wurde in Lehrbüchern, wie in dem von Wilhelm Weygandt 1935 (Abb. 14) zum eigenen Illustrationsgenre. Mit dem Bildtitel: „Irrenbeschäftigung: Spitzenklöppeln" wurde eine etwa zehnköpfige Gruppe von Frauen gezeigt, die mit weißen Schürzen bekleidet in aufrechter

43 Wilhelm Weygandt, Atlas und Grundriss der Psychiatrie, München 1902.

44 Friedrich Scholz, Lehrbuch der Irrenheilkunde. Für Aerzte und Studirende, Leipzig 1892, III.

45 Z.B. in: Allgemeine Zeitschrift für Psychiatrie und psychisch-gerichtliche Medizin, 1844 ff.; Archiv für Nervenkrankheitem, 1868 ff.; Monatsschrift für Psychiatrie und Neurologie, 1897 ff.; Psychiatrische Wochenschrift, 1899 ff.

46 Siehe Schott/Tölle, Geschichte, 293-298.

Haltung und geordnet um einen Tisch herum an den Klöppelkissen arbeiten.

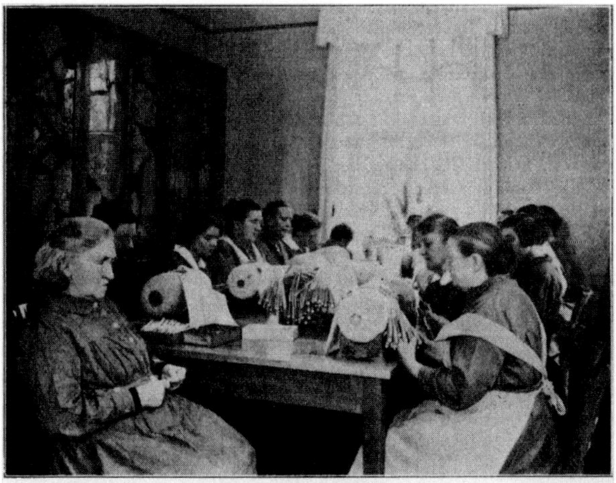

Abb. 47. Irrenbeschäftigung: Spitzenklöppeln.

Abb. 14

Eine Frau sitzt vor dem Tisch und bewacht die Szene. Nach Wilhelm Weygandts Vorstellung ist eine künstlerische und kreative eigenständige Beschäftigung der Kranken auf jeden Fall zu unterbinden. Statt „manirierten Spielereien“ sollten „echte und brauchbare Produkte“ hergestellt werden; für jede kranke Frau und jeden kranken Mann sei eine Beschäftigung zu finden, die der Anstalt nütze.[47] Diese Haltung ging auf Ideen zur Arbeitstherapie zurück, die in den 1920er Jahren von Hermann Simon in den westfälischen Psychiatrien in Warstein und in Gütersloh entwickelt wurde. Alle Patienten und Patientinnen sollten aktiv nicht nur in eine Freizeitgestaltung, sondern auch in ökonomisch zweckmäßige Arbeit eingebunden werden. Geradezu revolutionär war Simons Konzept, die bis dahin vorherrschende passive Bettbehandlung durch Aktivität und Arbeit zu ersetzen.[48] Die Idee der Beschäftigung von Kranken in den Psychia-

47 Wilhelm Weygandt, Behandlung der Nerven- und Geisteskrankheiten, in: ders. (Hg.), Lehrbuch der Nerven- und Geisteskrankheiten, Halle a.S. 1935, 150-185.

48 Siehe Franz-Werner Kersting/Hans-Walter Schmuhl (Hg.), Quellen zur Geschichte der Anstaltspsychiatrie in Westfalen, Bd. 2: 1914-

trien führte offenbar zu positiveren Zuständen, wie sie von einem Referenten für Heil- und Pflegeanstalten in Niederbayern 1929 beschrieben wurden:

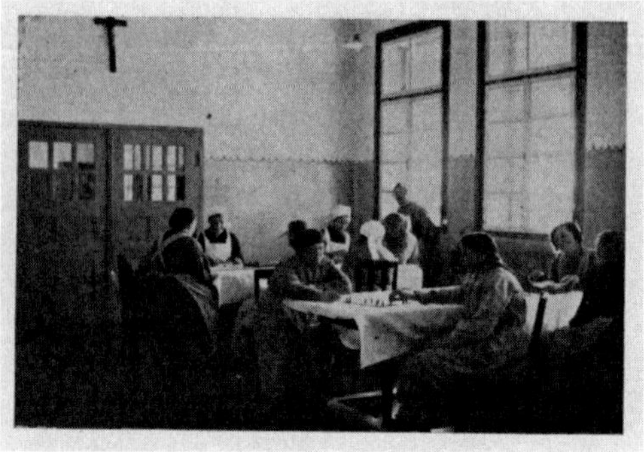

Abb. 15

„Die üblen Bilder, die sich sonst dem Besucher der Anstalt boten, sind verschwunden. Wo einstmals Dutzende von Kranken untätig herumlungerten, am Boden hockten, in den Ecken standen, in lautester Weise schrien und zankten oder sonst ihren krankhaften Neigungen laut und störend nachgingen, herrscht nun Ruhe und Ordnung. Es ist eine Freude, zu sehen, wie Kranke, die früher bei jeder Besichtigung der Anstalt durch ihr Benehmen auffielen, nun ruhig sind und der Arbeit nachgehen. Bei diesem augenfälligen Erfolg muss man sich wundern, dass es so lange gedauert hat, bis der Gedanke der aktiveren Beschäftigungstherapie allgemeine Anerkennung gefunden hat.“[49]

1955, Paderborn/München/Wien/Zürich 2004, Einleitung, 13 f.; Simon äußerte sich schon vor dem Ersten Weltkrieg dazu, siehe Quelle Nr. 95, in: Thomas Küster (Hg.), Quellen zur Geschichte der Anstaltspsychiatrien Westfalen, Bd. 1: 1800-1914, Paderborn 1998, 371; Schott/Tölle, Geschichte, 441-444. Zur Patientenarbeit in der Schweiz: Urs German, Arbeit, Ruhe und Ordnung. Die Inszenierung der psychiatrischen Moderne – Bildmediale Legitimationsstrategien der schweizerischen Anstaltspsychiatrie im Kontext der Arbeits- und Beschäftigungstherapie in der Zwischenkriegszeit, in: Heiner Fangerau/Karen Nolte (Hg.), „Moderne“ Anstaltspsychiatrie im 19. und 20. Jahrhundert – Legitimation und Kritik, Stuttgart 2006, 283-310.

49 Dr. Hofmann, Zum Geleit, in: Paul Reiß, Im roten Hause. Von der Behandlung des Irren, Straubing o.J. [1929], 3 f., hier: 4.

Dieser Text stammt aus dem Vorwort zu einem reich bebilderten Aufklärungsbuch über die „Behandlung des Irren", das 1929 von Paul Reiß herausgegeben wurde. Reiß war ab 1930 Direktor der *Heil- und Pflegeanstalt Mainkofen* in Bayern und überzeugter Nationalsozialist.[50] Wie im Vorwort durch den Oberregierungsrat schon angedeutet, ging es in diesem Lehrbuch um die Dokumentation von Fortschritt durch Arbeitstherapie bzw. „Beschäftigungsbehandlung" in deutschen Anstalten allgemein. Erfolg sollte sich da einstellen, wo das Chaos besiegt und eine Ordnung auch visuell sichtbar wurde. Abbildung 15 zeigt laut Bildunterschrift „unruhige" Frauen, die in der Mittagspause mit Brettspielen und Zither beschäftigt sind: „Ein Bild, in dem man die Irrenanstalt nicht mehr erkennt". Reiß betonte, dass seine Fotografien „nicht gestellt" und „ohne Vorwissen der Kranken" angefertigt worden seien.[51] Die visuelle Politik bestand in der Verkündung von Normalität und Ordnung in der Anstalt, die sich durch die Arbeitsfähigkeit des Individuums ausdrücken sollte (Kapitel 2). Wie in zahlreichen Heil- und Pflegeanstalten in Deutschland wurden ab 1934 auch in Mainkofen Sippentafeln ausgewertet, Sterilisationen durchgeführt und neben der Arbeitstherapie Cardiazol-Schockbehandlungen angewendet. 1940/1941 wurden hunderte Patienten in Tötungsanstalten verlegt. Ab 1943 führte man „Hungerkost" ein, die eine hohe Sterblichkeit zur Folge hatte.[52]

Das in der Zeit der Weimarer Republik entwickelte Konzept zur Wiederherstellung der Arbeitsfähigkeit wurde der „Schlüssel zur Teilnahme an der Gemeinschaft des Sozialstaates". Gleichzeitig hatte das die Konsequenz, dass die nicht-arbeitsfähigen und unheilbaren Patienten aus der Zuständigkeit der Psychiatrie ausgeschlossen wurden. In der NS-Zeit entwickelte sich unter volksgesundheitli-

50 Siehe Marie-Elisabeth Fröhlich-Thierfelder, Heil- und Pflegeanstalt Mainkofen, in: Michael von Cranach/Hans-Ludwig Siemen (Hg.), Psychiatrie im Nationalsozialismus. Die bayerischen Heil- und Pflegeanstalten zwischen 1933 und 1945, München 1999, 231-248, hier: 232.

51 Siehe Reiß, Hause, 20.

52 Siehe Fröhlich-Thierfelder, Mainkofen. Siehe zur Tötung von Patienten die umfangreichen Studien von Ernst Klee, „Euthanasie" im NS-Staat. Die „Vernichtung unwerten Lebens", Frankfurt a.M. 1985.

chen und rassenpolitischen Bezügen aus dieser Situation das inhumane Handeln der Psychiatrie.[53]

Visualisierte Normalisierung

Herstellung von Ordnung ist in der psychiatrischen Anstalt eine Chiffre für die Kontrolle des Aufsichtspersonals über die Insassen. Einen Überblick zu behalten war notwendig für die zahlenmäßig kleinere Gruppe von Ärzten und Pflegepersonen. In der „totalen Institution" Psychiatrie standen sich die beiden Gruppen – Personal und Insassen – mehr oder weniger feindselig gegenüber und die Behandlungsweisen waren von stereotypen Vorstellungen geprägt.[54]

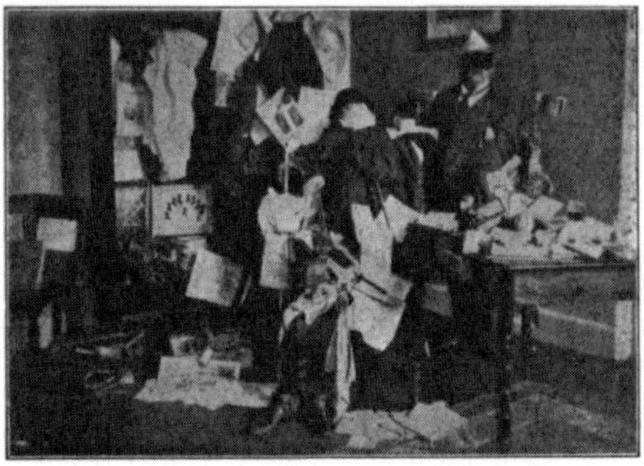

Fig. 104.

Abb. 16

Die Abbildungen von Zimmern mit besonderer Unordnung (Abb. 16, Abb. 17) standen in augenfälligem Gegensatz zu Fotografien von Wachsälen und Krankenzimmern, welche eine absolute Ordnung des Inventars und keinerlei persönliche Gegenstände zeigten (Kapitel 2). In Lehrbücher wurden diese Abbildungen aufgenom-

53 Bernd Walter, Fürsorgepflicht und Heilungsanspruch: Die Überforderung der Anstalt? (1870-1930), in: Franz-Werner Kersting/Karl Teppe/Bernd Walter (Hg.), Nach Hadamar. Zum Verhältnis von Psychiatrie und Gesellschaft im 20. Jahrhundert, Paderborn 1993, 66-97, hier: 89, 96 f.

54 Siehe zu diesem binären Charakter der Institution Erving Goffman, Asyle. Über die soziale Situation psychiatrischer Patienten und anderer Insassen, Frankfurt a.M. 1973, 17-23.

men, um den verwirrten Zustand der Patienten sinnbildlich zu machen. Man illustrierte damit jeweils einen Text, der den exaltierten Geisteszustand von Patienten mit der Diagnose Manie beschrieb.

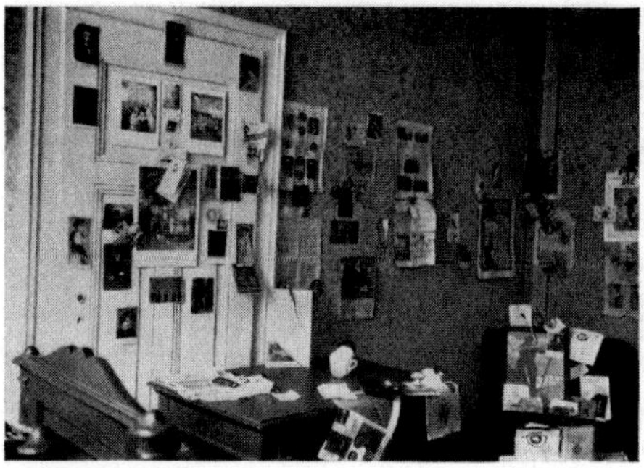

Abb. 128. Unordnung im Zimmer eines Manikers

Abb. 17

Beide Fotos stammen offenbar aus privaten Zusammenhängen und sollten wohl auf die Dringlichkeit einer Einweisung hinweisen. Abbildung 16 stammt aus dem dänischen Lehrbuch *Speciel klinisk Psykiatri* des Kopenhagener Arztes August Wimmer von 1936. Die nur 5 x 7 cm große Abbildung lässt eine Zimmerecke erahnen, in die auf Tisch und Stühlen Papiere und Kleidungsstücke verteilt sind. Im Hintergrund steht ein beleibter Mann mit Anzug, weißem Hemd, Schlips und einer Art Papphut auf dem Kopf, seine Augen sind verdeckt. Wimmer schrieb nur einen einzigen Satz zu dieser Fotografie: Ein Patient hatte sein Zimmer in dem exklusiven Kopenhagener Hotel D'Angleterre mit „sinnlosen Einkäufen" vollgestopft.[55] Möglicherweise hatten Hotelangestellte oder die herbeigerufene Polizei das Foto zum Beweis erstellt. In Wimmers Lehrbuch wird das nicht aufgeklärt. In dem umfangreichen Kapitel über „Manio-depressive Sindssygdom" (Manisch-depressive Geisteskrankheiten) ist das Foto eines von insgesamt nur sechs Fotografien, das heißt, es nimmt in Wimmers Visualisierungsstrategie einen bedeutenden Raum ein. Man erhält den Eindruck, die Fotografie wird zum selbstredenden Medium: Chaos beherrscht die Szene, wenn von Manie die Rede ist. Die Fotografie vom Lebens- und Wohnbereich des Patienten hatte

55 August Wimmer, Speciel klinisk Psykiatri for Studerende og Læger, København 1936, 391.

offenbar die Funktion, die Diagnose Manie zu illustrieren. Hier dominierte eine nicht normale Un-Ordnung. Das sollte auch Abbildung 17 aus dem Lehrbuch des Göttinger Arztes Gottfried Ewald zwanzig Jahre später illustrieren. Das Foto nimmt dort eine halbe Buchseite ein, trägt die Bildlegende: „Unordnung im Zimmer eines Manikers“ und wird mit folgendem Satz verknüpft: „Sauberkeit und Ordnung leiden zuweilen in grotesker Art.“[56] Auch hier ist eine Zimmerecke fotografiert worden, ein Schreibtisch und das gedrechselte Kopfteil eines Bettes sowie die Holzvertäfelung einer Tür sind auf dem Ausschnitt zu erkennen. Alle Flächen sind mit Fotografien, Zeitungsausschnitten und undefinierbaren Papieren beklebt und belegt, allerdings in einer Aneinanderreihung, die eine gewisse Ordnung erahnen lässt. Als grotesk wurde bezeichnet, was nicht einem normalen Wandschmuck entsprach: die Überfülle. Solche Fotografien wurden zu Symbolen einer selbst geschaffenen Lebenswelt, aus der man den Patienten (gewaltsam) entfernen wollte. Bei Aufnahme in eine Anstalt nahm man dem Individuum alle persönlichen Dinge ab. Wenige uniforme Gegenstände wurden dann ausgeteilt, wie Papier, Bettzeug etc. Sobald diese Dinge allerdings vom Patienten identifikatorisch angeeignet wurden – beispielsweise durch Zerreißen des Bettlakens – entwendete man sie ihm wieder und bezeichnete das Handeln als krankhaft-verrückte Aktion (Kapitel 6).

Die Visualisierung des Normalisierungsprozesses begann also schon außerhalb der Anstalt durch solche Dokumentationen aus dem Alltag. Die Aufnahme in die totale Institution hat, wie Goffman beschreibt, zur Folge, dass dem Patienten die „Identitäts-Ausrüstung“ genommen wird: „Die Aufnahmeprozedur kann als ein Ent- und Bekleiden gekennzeichnet werden, wobei der Mittelpunkt physische Nacktheit ist.“[57] Visualisierungen physischer Nacktheit gehören auch zum Repertoire von psychiatrischen Lehrbüchern. Sie charakterisieren in besonderer Weise nicht nur die Enteignung jedes persönlichen Accessoires und den damit einhergehenden Rollenwechsel vom Individuum zum Insassen, sondern die geforderte Entblößung ist eine weitere Demütigung. Goffman bezeichnet diesen Vorgang in totalen Institutionen als Verunreinigung, denn der Pati-

56 Gottfried Ewald, Neurologie und Psychiatrie. Ein Lehrbuch für Studierende und Ärzte, 3., verm. und verb. Aufl., München/Berlin 1954, 426 f. Siehe auch dasselbe Foto in der 1. Aufl. 1944.

57 Goffman, Asyle, 29.

ent wird gezwungen, die Verfügung über eine Grenzziehung zwischen sich und der Umwelt aufzugeben.[58] Abbildungen nackter Körper in wissenschaftlicher und populärwissenschaftlicher Literatur inszenierten im 19. und beginnenden 20. Jahrhundert sowohl Idealbilder der Schönheit als auch Schreckensbilder der Verunstaltung und des Hässlichen. Der Arzt und Anthropologe Carl Heinrich Stratz publizierte seit der Jahrhundertwende in über vierzig Auflagen Akt-Fotografien zur Vorstellung über den schönen weiblichen Körper und über körperliche Rassenmerkmale – ein voyeuristischer Katalog von Normal-Bildern.[59] Im Gegensatz dazu wurden in der Medizin ab 1860 Fotografien von kuriosen, monströsen, krankhaft wuchernden Körpern gesammelt und in medizinischen Zeitschriften und pathologisch-anatomischen Werken veröffentlicht.[60] Einerseits handelte es sich um Idealbilder mit identifikatorischen Angeboten und andererseits um Fremdbilder, zu denen die Protagonisten gezwungen wurden.

Spektakuläres Beispiel ist Joseph Merrick, der so genannte Elefantenmann, der in den 1880er Jahren auf Jahrmärkten und in Kuriositätenkabinetten (bekleidet) zur Schau gestellt wurde. Als medizinisches Model wurde er im *London Hospital* vollständig entkleidet und von allen Seiten fotografiert.[61] Die Entkleidung des nichtnormalen Körpers ist ein gewaltvoller Akt der Institution, der die Grenze zwischen Privatheit und Öffentlichkeit auflöst. Die Verwundung, die die Kleidung zu verbergen vermag, wird entschleiert und dem diagnostizierenden Blick des Mediziners ausgesetzt. Nacktfotografien in psychiatrischen Lehrbüchern knüpfen an diese Ent-

58 Ebd., 33.

59 Siehe Carl Heinrich Stratz, Die Schönheit des weiblichen Körpers. Den Müttern, Ärzten und Künstlern gewidmet, 1. Aufl, Stuttgart 1898 – 46. Aufl. 1941; ders., Die Rassenschönheit des Weibes, 1. Aufl., Stuttgart 1901 – 21. Aufl. 1940; siehe auch: Susanne Regener, Frauen, Phantome und Hellseher. Zur Geschichte der Physiognomik des Weiblichen, in: Claudia Schmölders (Hg.), Der exzentrische Blick. Gespräch über Physiognomik, Berlin 1996, 187-212.

60 Siehe Gunnar Schmidt, Anamorphotische Körper. Medizinische Bilder vom Menschen im 19. Jahrhundert, Köln/Weimar/Wien 2001, 78-106.

61 Siehe ebd., 92-97.

schleierung an und propagieren einen Zusammenhang von seelischer Disposition und Körperbau. Die „drei schizophrenen Jüng-

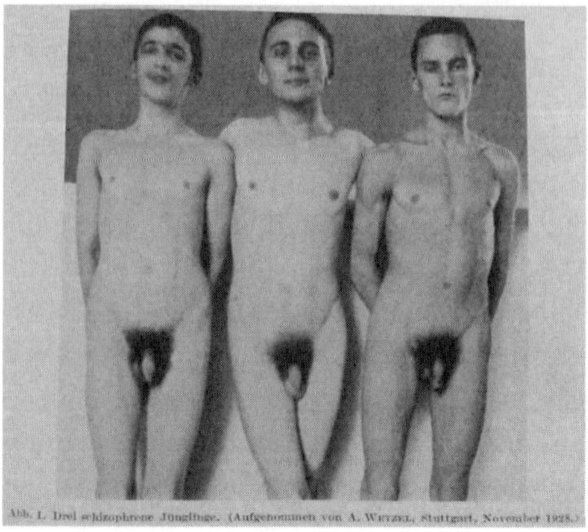

Abb. 18

linge“ (Abb. 18), sind im Kapitel über Psychopathologie abgedruckt, das der damals an der Heidelberger psychiatrischen Klinik tätige Arzt Hans W. Gruhle für das *Handbuch der Geisteskrankheiten* 1932 geschrieben hatte.[62] Auf Funktion und Interpretation des etwa halbseitig reproduzierten Fotos ging Gruhle folgendermaßen ein:

„Der Versuch, dem Leser einen anschaulichen Eindruck von der schizophrenen Einsamkeitsstimmung zu geben, möge sich neben wissenschaftlichen Worten auch der Bilder bedienen. Es ist ALBRECHT WETZEL - Stuttgart gelungen, in besonders markanter Weise drei schizophrene Jünglinge zusammen zu photographieren. Besser als es Worte vermögen, verdeutlichen Gemütsausdruck und Haltung das Läppische, gespannt Arrogante und Traurige der schizophrenen Gemütsverfassung.“[63]

Dass es sich hier um ein spontanes, zufälliges Arrangement handeln würde, wird suggeriert, aber kein Wort darüber, warum die Männer auf dem Bild nackt sind. Die körperliche Berührung der Männer auf

---

62 Hans W. Gruhle, Die Psychopathologie, in: Oswald Bumke (Hg.), Handbuch der Geisteskrankheiten, 9. Bd., Teil V, Berlin 1932, 135-210.

63 Ebd., 193.

diesem Foto konnotiert homosexuelle Neigung. Diese Verquickung von Schizophrenie-Diagnose und Homosexualität entwarf ein Bild multipler Geisteskrankheit, die mit dem „Gesetz zur Verhütung erbkranken Nachwuchses“ ab Januar 1934 in Deutschland Gegenstand der Verfolgung, der Sterilisation und Kastration und der Vernichtung wurde. Homosexualität war als psychiatrische Krankheit, als „geschlechtliche Verirrung“ und „psychopathische Entartung“ (Kraepelin) bereits Ende des 19. Jahrhunderts stigmatisiert.[64] Im „Dritten Reich“ galten homosexuelle Männer „als unmittelbare Gefahr für das Volkswachstum“.[65] Im Nationalsozialismus wurde der moderne Rassismus politisch umgesetzt. Obgleich es in den USA, Dänemark, Schweiz, Mexiko schon eugenische Sterilisationsgesetze gab, übertraf die offene Gewalt des deutschen Gesetzes gegen Psychiatriepatienten und darüber hinaus alles bisher Dagewesene.[66] Das Gesetz zur Zwangssterilisation benötigte offenbar visuelle, anschauliche *Fälle.* Neben propagandistischen Kinofilmen über die vermeintlichen Folgen von Erbkrankheiten, führte man das Publikum durch psychiatrische Kliniken und präsentierte in einem Anschauungsunterricht „besonders schwere Fälle“.[67]

In August Wimmers psychiatrischer Abteilung im Kopenhagener Kommunehospital wurden diese beiden Jungen nackt fotografiert. Bei einem ist die Augenpartie verdeckt. Die Diagnose für Abb.

---

64 Siehe Kraepelin, Psychiatrie, 4. Bd., 1916-1972, Fig. 288 a, Fig. 288 b. Siehe auch Jens Dobler, Zwischen Duldungspolitik und Verbrechensbekämpfung. Homosexuellenverfolgung durch die Berliner Polizei von 1848 bis 1933, Frankfurt a.M. 2008, 296-302.

65 Siehe Günter Grau, Verfolgung, „Umerziehung“ oder „Ausmerzung“ homosexueller Männer 1933 bis 1945, in: ders. (Hg.), Homosexualität in der NS-Zeit. Dokumente einer Diskriminierung und Verfolgung, Frankfurt a.M. 2004, 29-34, hier: 32; Marc Dupont, Biologische und psychologische Konzepte im „Dritten Reich“ zur Homosexualität, in: Burkhard Jellonnek/Rüdiger Lautmann (Hg.), Nationalsozialistischer Terror gegen Homosexuelle. Verdrängt und ungesühnt, Paderborn/ München/Wien/Zürich 2002, 189-207.

66 Vgl. Kersting/Schmuhl, Quellen, Einleitung, 24-48.

67 Siehe Bettina Winter, Die Geschichte der NS-„Euthanasie“-Anstalt Hadamar, in: „Verlegt nach Hadamar“. Die Geschichte einer NS-„Euthanasie“-Anstalt, hg. v. Landeswohlfahrtsverband Hessen, Kassel 1991, 29-165, hier: 47.

19 lautete „Pubertas praecox bei einem 12-jährigen Verrückten". Die sekundären Geschlechtsmerkmale wären zu früh entwickelt, was Wimmer mit einer Reihe von anormalen Verhaltensweisen in Verbindung brachte: Masturbation, Exhibitionismus, Inzest, homosexuelle Praktiken.[68] Der geschorene Junge auf Abb. 20 sollte 18 Jahre alt sein und die Diagnose lautete „vererbter Infantilismus".

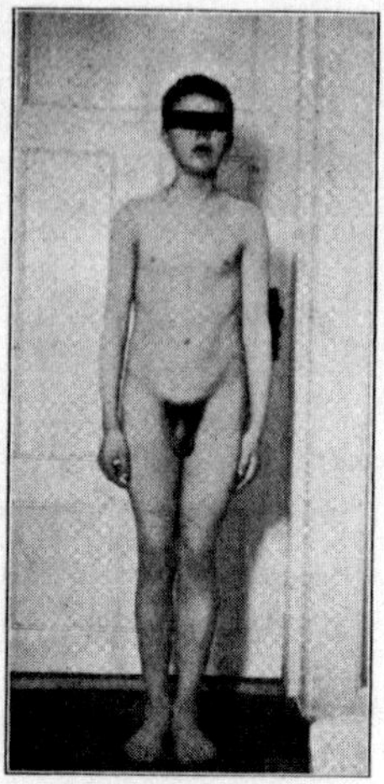

Fig. 53. Pubertas præcox hos 12aarig Aandssvag.

Abb. 19

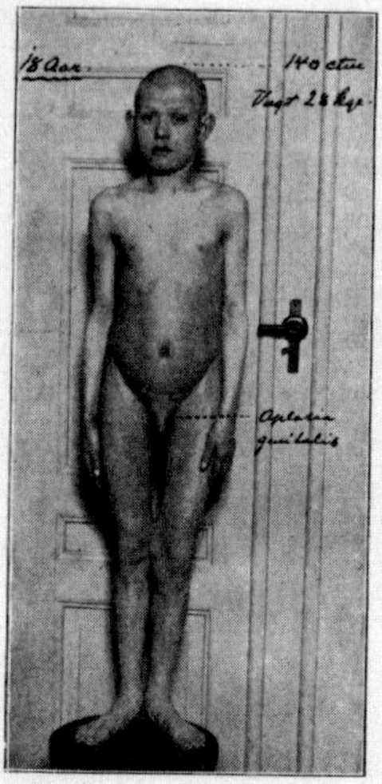

Fig. 66. Hereditær-luisk Infantilisme.

Abb. 20

Er musste sich für das Foto auf einen Stuhl stellen. Seine geringe Körpergröße wurde dadurch betont, aber auch ein Ausstellungseffekt erzielt: der Mensch als Museumsgegenstand. Auf das Genital wurde mit einer handschriftlichen Strichellinie auf dem Abzug hingewiesen, ebenso wie auf Körpergröße und Gewicht. Die Positionierung der Patienten vor einer Zimmertür erweckt den Eindruck einer authentischen Untersuchungssituation, die direkt in ein Bild umgesetzt wurde. Das Provisorische macht das Bild zum medizinischen Objekt. In der Psychiatrie wurde der nackte Körper besonders in jener Zeit für aufzeichnungswürdig befunden, als verschiedene Stränge der medizinischen Forschung – Rassenbiologie, Konstitutionsforschung, Erbbiologie – zusammen an normativen Gesundheitsvorstellungen arbeiteten. Im Nationalsozialismus war keine Be-

68 Siehe Wimmer, Psykiatri, 115; 256 f.

rufsgruppe aktiver in der Umsetzung der Erbgesundheitspolitik als die Psychiater.[69] Der bekannte NS-Medizin-Forscher Ernst Klee geht noch weiter und sagt: „Die Psychiatrie wurde von den Nazis nicht missbraucht, sie brauchte die Nazis."[70] Bezogen auf die Visualisierungsgeschichte heißt das: Nicht nur die zwangsmäßige, nicht-selbstbestimmte Fotografie war Zeichen der Macht über den Patienten. Ihn für das Archivfoto auszuziehen, stellte nicht nur einen Demütigungsakt dar, denn 1940 begann die Ermordung der Patienten („Aktion T4") in der Vergasungsanstalt Grafeneck auf der Schwäbischen Alb. Dort wurden die Kranken entkleidet, fotografiert, ärztlich untersucht und dann in die Gaskammer geschickt.[71] Die Aktion war für die Patienten ein *Fake,* sie diente nicht der humanitären Heilungsabsicht, sie war Teil der Kategorisierungsstrategie. Von hier aus erscheinen auch die Fotografien der Lehrbücher als Inszenierungen, die ein bestimmtes (psychisch krankes) Individuum erst hervorbringen. Dies wird im nächsten Kapitel über die Darstellungen von psychisch kranken Frauen noch deutlicher. Nach dem Zweiten Weltkrieg ging die Zahl der Abbildungen in Psychiatrie-Lehrbüchern zurück.

69 Siehe Kersting/Schmuhl, Quellen, Einleitung, 29.; Peter Emil Becker, Zur Geschichte der Rassenhygiene. Wege ins Dritte Reich, Stuttgart/New York 1988.

70 Ernst Klee, Deutsche Medizin im Dritten Reich. Karrieren vor und nach 1945, Frankfurt a.M. 2001, 78.

71 Ebd., 84.

6. Normierte Leidenschaft. Kranke Frauen im Blick des Psychiaters

Anfall und Performance

Man bekommt den Eindruck, dass europäische Psychiater des späten 19. Jahrhunderts geradezu fanatisch damit beschäftigt waren, weiblichen Wahnsinn in einem Krankheitsbild zu manifestieren. Von Paris ging dieser Eifer aus: An den größten Ort der Einsperrung von kranken, von unheilbaren Frauen in Frankreich seit Ende des 17. Jahrhunderts, der *Salpêtrière*, kam 1863 Jean-Martin Charcot. Der Arzt baute mit seinen Fotografen Paul Régnard und Albert Londe ein Experimentarium in dieser Anstalt auf, in der sich vier- bis fünftausend Frauen befanden. Für Charcot war das ein „lebendes pathologisches Museum", ein „großes *emporium* des menschlichen Elends", in dem er in den 1870er Jahren das Material für seine Lehre, seine Vorlesungen und seine Veranschaulichungen fand.[1] (Kapitel 3) Georges Didi-Hubermann stellt in seiner Studie über die Erfindung der Hysterie die Fotografien von Augustine vor, dem ersten Model der Pariser *Salpêtrière.* Ästhetische Vorbilder für die Erfindung des Images waren zum Beispiel die Studien des Wiener Arztes Franz Anton Mesmer, der Engländer Sir Charles Bell und James Crichton-Browne.[2] Allerdings nicht allein das Bild von der hysterischen Frau soll im folgenden Gegenstand der Erörterung sein, sondern die Visualisierung von Devianz am weiblichen Körper. Mit den Publikationen *Iconographie photographique de la Salpêtrière* und *Nouvelle Iconographie photographique de la Salpêtrière* wurden in den Jahren 1876 bis 1880 und 1888 bis 1918 Bildwerke geschaffen, von

1 Georges Didi-Huberman, Die Erfindung der Hysterie. Die photographische Klinik von Jean-Martin Charcot, München 1997, 26.

2 Siehe Sander L. Gilman u.a., Hysteria Beyond Freud, Berkeley/Los Angeles/Oxford 1993, 345-436.

denen man meinen könnte, sie hätten als Vorbilder für die Tätigkeit des Fotografierens in weniger bekannten Psychiatrien fungiert. Das Unterfangen von Charcot und seinen Kollegen war allerdings einzigartig geblieben. Die Fotografien aus weniger berühmten Psychiatrien, die über Lehrbücher öffentlich wurden, werden hier zum Thema der Untersuchung von Visualisierungsstrategien des anormal Weiblichen gemacht. Meine These ist: Die Sichtbarkeit von Frauen war Effekt von Machtmechanismen, die auf einen spezifisch historischen Diskurs über das Normale und das Anormale zurückgingen. Eine Bilddiskursanalyse soll zeigen, wie die Darstellung von psychischer Störung als Krankheit funktionierte und als soziale Gefahr beschrieben wurde.

Die Psychiatrie als Wissenschaft inthronisierte sich selbst als diejenige Institution, die das symptomatologische Feld erweiterte: Immer neue Krankheitssymptome gerieten in den Aufmerksamkeitsradius von Psychiatern. In Lehrbüchern manifestierten sie ihr Wissen und bebilderten es. Lehrbücher stellten die direkte Verbindung zur Öffentlichkeit dar; sie waren es auch, die das Bild vom Irren zirkulieren ließen (Kapitel 5). Über Generationen hinweg beherrschten diese visuellen Quellen die Ausbildung von Medizinern und gelangten auch in die populäre Wissenschaft, wie in medizinische Ratgeber. Das Medium Fotografie mit dem historischen Anspruch, der Sichtbarkeit Evidenz zu verleihen, war knapp hundert Jahre lang wichtiger Teil des Macht-Wissen-Dispositivs. Nach dem Ende des Zweiten Weltkrieges wurden die Lehrbücher kaum noch bebildert und in den seltensten Fällen mit Porträtfotografien versehen.

Ich behaupte, dass die visuelle Argumentation in der Psychiatrie der Gegenwart offenbar keinen Sinn ergibt, weil einerseits das „Gewimmel der Anomalien" (Michel Foucault) zu unübersichtlich geworden ist. Andererseits wurden gesellschaftliche Normen über die Repräsentation des Körpers durch Lebensstile, Mode und die Kritik durch die Antipsychiatrie (seit den 1970er Jahren) vielfältig erschüttert. Stattdessen leben Visiotype[3] und Stereotype über Wahnsinnige, psychisch Gestörte und abnorme Persönlichkeiten in plakativer Weise in Spielfilmen und Romanen fort.

3 Siehe Uwe Pörksen, Weltmarkt der Bilder. Eine Philosophie der Visiotype, Stuttgart 2005.

In der Psychiatrie wurde eine Effizienz des Sehens angestrebt und der Fotoapparat war hier zu treuen Diensten – ein Medium, das diese Blickkultur dokumentierte. Das panoptische Setting – alles und jeder wird beständig gesehen – bedeutete auch, dass „die ganze Macht, die ausgeübt wird, stets nur ein Effekt der Optik ist.“[4] Die Macht – so Foucault – benötigt kein reales oder symbolisches Zepter mehr. Sie begnügt sich mit Licht und Ausleuchtung, eine Illumination, die den fortdauernden Blick auf die Kranken garantiert und den Einsatz des Fotoapparates möglich macht. Für diese Form der Beobachtung richtete Charcot ein Atelier ein, in dem die Patientinnen zur Performance ermuntert und währenddessen ausgeleuchtet wurden. Ein solcher Funktionsraum für das klinische Foto ist allgemein für die Fotopraxis in Psychiatrien des 20. Jahrhunderts nicht nachzuweisen. Trotzdem wurden auch in weniger bekannten Hospitälern Inszenierungen vorgenommen und fotografisch dokumentiert, wie der hysterische Anfall einer Frau auf Abb. 1.

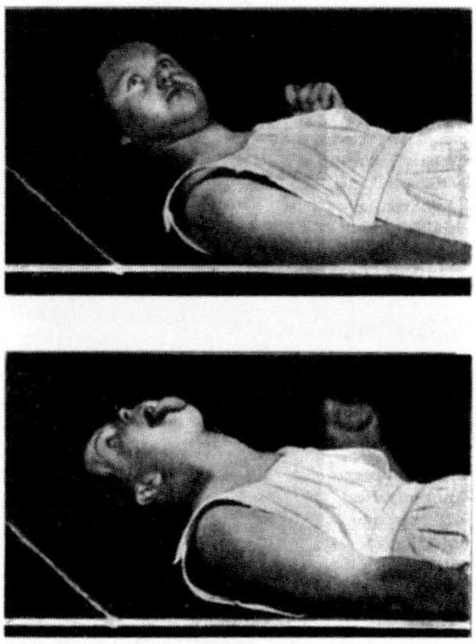

Abb. 1 a, b

Frauen schienen für diese Art Darstellung geschlechtlich prädestiniert zu sein, so jedenfalls lesen sich die Beschreibungen von hysterischen Anfällen, die insbesondere Frauen betreffen. Der hysterische Anfall, so glaubte man um 1900, würde von einem Krisenzustand ausgelöst, zum Beispiel durch Verliebtheit, Verlust, Unzufriedenheit. Entartungstheoretiker wie Richard von Krafft-Ebing huldigten

4 Michel Foucault, Die Macht der Psychiatrie, Frankfurt a.M. 2005, 118.

einem darwinistischen Menschenbild und führten die von Sigmund Freud als Neurose aufgefasste Hysterie auf angeblich krankhafte erbliche Einflüsse zurück. Auch in Emil Kraepelins Lehrbuch *Psychiatrie* war die weibliche Störung und Seelenkrankheit Hysterie mit spektakulären Verhaltensweisen und körperlichen Zeichen verbunden, die das ganze Ausmaß des Nicht-Normalen andeuten sollten:

„Zwischen die angeführten, sinn- und ziellosen Entladungen schieben sich im Verlauf des Anfalles sehr gewöhnlich noch andere ein, die Ausdrucksbewegungen darstellen oder in einer gewissen Beziehung zur Umgebung stehen. Die Kranken schneiden Gesichter, fahren schreckhaft zusammen, zeigen einen zornigen, ängstlichen, verzückten Gesichtsausdruck; sie springen auf, reißen sich die Haare aus, beißen sich, weinen, stoßen Wutschreie, Schimpfworte, Hilferufe, Verwünschungen aus; sie blicken starr um sich, drängen blind fort, klammern sich an, kratzen, schlagen zu, greifen an, klettern, nesteln, suchen herum, haschen, greifen."[5]

Die dem Text beigefügten Fotografien sollten Kraepelins Erfahrung visualisieren. Vor schwarzem Grund heben sich Körper und das weiße Kleid einer Patientin ab, die liegend einmal die Augen aufreißt und das andere Mal mit nach hinten gebogenem Kopf die Zunge weit herausstreckt (Abb. 1). Die Macht-/Wissensstrukturen in der Psychiatrie explorieren eine Visualität dessen, was sie diagnostizieren: Anormalität bekommt ein Gesicht. In der medialisierten Welt Anfang des 20. Jahrhunderts wurden Gegenbilder zu den gewohnten Bildern aus Zeitungen, Zeitschriften, Büchern, aus privaten Fotoalben und Amateurfilmen aufgestellt. Erfassungsfotografien anormaler Menschen entstanden außer in der Psychiatrie auch im Gefängnis. Oftmals überschnitten sich die Bereiche, denn hysterische Frauen beispielsweise agierten im Grenzbereich zur Kriminalität bei Diebstahl, Ehebruch, Randale.[6]

5 Emil Kraepelin, Psychiatrie. Ein Lehrbuch für Studierende und Ärzte, 8. Aufl., 4. Bd., III. Teil, Leipzig 1915, 1607.

6 Vgl. Susanne Regener, Fotografische Erfassung. Zur Geschichte medialer Konstruktionen des Kriminellen, München 1999. Siehe auch den Fall einer Patientin von Richard von Krafft-Ebing beschrieben von Emese Lafferton, Hysteria and Hypnosis as ongoing Processes of Negotiation. Ilma's Case from the Austro-Hungarian Monarchy. Part 1 & 2, in: History of Psychiatry 13, 2002, 177-196, 305-326.

Die Performance und besonders die Veränderungen am Äußeren waren fotogen. So beschrieb 1892 der Bremer Psychiater Friedrich Scholz das akute Krankheitsbild „eines jungen Mädchens aus reicher Familie“ wie folgt: „Fortwährend ist die Kranke in Bewegung; entweder wirft sie Sachen umher, oder sie zerreisst ihre Kleider, oder tanzt oder macht sich mit ihrer Frisur zu schaffen, indem sie die Zöpfe bald so, bald anders flicht.“[7] Die beiden Bilder zum Text zeigen eine für die Zeit ungewöhnliche Frisur bestehend aus mehreren herabhängenden Zöpfen und Grimassen. Bild und Text waren sich ergänzende Einheiten: Die Physiognomie der Kranken sei das Spiegelbild des Affektes, so der Psychiater Scholz. Die Fotografie wiederum wurde allgemein als Spiegelbild des Gesichtes/des Körpers aufgefasst und der Text sollte erklären, wie es zu dieser anormalen Erscheinung kommen konnte: „Die Ursachen sind in individueller, nämlich erblicher Veranlagung, und in gehäuften, mit Schlafentziehung verbundenen, Vergnügungsstrapazen zu suchen.“[8] Das Mädchen in Friedrich Scholz’ Klinik war erkrankt, weil es sich „ohne Besinnen“ in den Bremer Freimarktstrubel begeben hatte. Die Sinnenreize war es nicht gewohnt, geschlafen hatte das Mädchen wenig. Dieses Verhalten wird als nicht standesgemäß eingestuft, wobei die Fotografie die Verwandlung dokumentieren sollte: „aufgeschlossene, lachende, übermüthig fröhliche Miene und glänzende Augen im Zustand der Manie – gefurchte Stirn, hängende Mundpartie, trüber Blick während der melancholischen Episoden.“[9]

Die Visualisierung der psychisch kranken Frau Anfang des 20. Jahrhunderts war mit Vorstellungsbildern von *zu viel* oder *zu wenig Weiblichkeit* verbunden. Die romantische Idee, Heilung zu visualisieren – wie sie von Dr. Diamond vertreten wurde (Kapitel 3) – hatte man zugunsten eines theatralischen Gestus aufgegeben. Jetzt ging es nur noch um Visualisierungen von Anormalität. Darin artikuliert sich ein Modernitätsproblem zur Normierung der Geschlechtscharaktere, wie zu zeigen sein wird. Bevor ich die Entwicklung von Festschreibungen des Weiblichen in Bild und Text detaillierter darstelle, soll eine kursorische Überschau die Inszenierung von weibli-

7 Friedrich Scholz, Lehrbuch der Irrenheilkunde für Aerzte und Studirende, Leipzig 1892, 112.

8 Ebd., 113.

9 Ebd.

cher Anormalität mit Einblicken in Kontexte sozialgeschichtlicher, kulturgeschichtlicher und mediengeschichtlicher Art benennen.

Männliche Ausformulierung psychiatrischer Images

Michel Foucault, Robert Castel und Klaus Dörner haben ausführlich dargestellt, dass die Psychiatrie als medizinische Wissenschaft nicht nur einen therapeutischen Auftrag wahrnimmt. Von Beginn an hat die Psychiatrie die vom Staat verordnete Aufgabe der „Ausgrenzung der Unvernunft" übernommen und damit soziale Kontrolle ausgeübt.[10] Die Psychiatrie ist Teil einer gesellschaftspolitischen Macht, die für innenpolitische Ruhe und Ordnung zuständig war und ist.

In der historischen Klinik sind die Rollenzuweisungen geklärt: Die Ärzte sind die Wissenden, die über die Patienten bzw. ihre Internierung entscheiden. Erving Goffman zählt das Irrenhaus zu jenen totalen Institutionen der Gesellschaft, die diejenigen einsperren, von denen man meint, dass sie unfähig zur Selbstsorge und eine Bedrohung für die Gemeinschaft sind.[11]

Der Logik und Ethik des Kapitalismus folgend, entwickelten sich auch in der Psychiatrie Strategien, die durch die Maximierung des Nutzwertes von Sachen und Menschen bestimmt waren. Da die Psychiater ausnahmslos männlich waren, trat etwas hervor, das sich als männlicher Handlungsstil bezeichnen lässt. Die Entwicklung eines bestimmten ökonomischen (männlichen) Handlungsstils in Bezug auf die Fürsorge des Menschen sah kurz gefasst so aus: In vorindustrieller Zeit des so genannten ganzen Hauses waren Männer wie Frauen gleichermaßen sowohl in der Produktion, für den Broterwerb, wie auch familiär für alle Mitglieder des Hauses tätig. Hier befanden sich Kinder, Kranke, Behinderte, Alte. Mit der industriellen Revolution wurde dieser Typ des ganzen Hauses in drei Bereiche segmentiert: 1. das Büro oder die Fabrik: zur Erhöhung der Produktivität. 2. die Anstalt für leistungsgeminderte oder gefährliche Personen (Kindergarten, Altenheim, Irrenanstalt, Gefängnis). 3. die Kleinfamilie, „fürs Psychische zuständig und damit zunehmend über-

10 Siehe Erich Wulf, Psychiatrie und Herrschaft, in: Das Argument 110 (1978), 503-517.

11 Siehe Erving Goffman, Asyle. Über die soziale Situation psychiatrischer Patienten und anderer Insassen, Frankfurt a.M. 1973.

fordert, mit allen zerstörerischen Folgen für die intime Entwicklung der Menschen, mit denen wir uns heute herumzuschlagen haben“[12], wie Klaus Dörner schreibt.

Für die Entwicklung des Menschenbildes in der Psychiatrie bedeutete das Ausprägung eines kolonisierenden Verhaltensstils gegenüber ökonomisch Nutzlosen. Ab 1890 häuften sich die Zeichen einer einseitig männlichen Ausformulierung gesellschaftlicher Herrschaft mit zahlreichen Schriften zur Marginalisierung, Stigmatisierung oder Tötung von kranken und nicht-nützlichen Gesellschaftsmitgliedern. Bereits 1920 wurde mit dem Buch von Karl Binding und Alfred Hoche zur „Vernichtung unwerten Lebens“ aufgerufen.[13] Gleichzeitig gab es Gegenbewegungen zu dieser extremen Ökonomisierung in Form der Arbeiterbewegung und der Frauenbewegung. Symptomatisch für die Angst vor den erstarkenden Frauen war die Schrift des Psychiaters Paul Möbius *Über den physiologischen Schwachsinn des Weibes*, 1890, die 1922 in der 12. Auflage erschien.

Ähnlich wie der italienische Kriminalanthropologe Cesare Lombroso bemühte Möbius ein positivistisches Modell des Ausmessens von Frauen- und Männerkörpern und ihrer Gehirne, um einen physiologischen, von der Natur bestimmten Zweck daran zu exemplifizieren. Es war weniger ein Frauenhass, der Möbius dazu brachte, die Frau als von Natur aus geistig beschränkter als den Mann einzuschätzen, als vielmehr diese kolonialistische Geste, die, wie oben beschrieben, die Gesellschaft in ökonomisch wichtige und weniger wichtige Mitglieder einteilte. Männern wurde in diesem System die Rolle der Beschützer zugewiesen, denn nur Männer würden wissen – laut Möbius – was gut für Frauen sei.

Dabei handelte es sich um eine Geste, die sich in der Psychiatrie wiederholte. Dort, wo Diagnosen über den Zustand von Anormalität und Krankheit entschieden und Heilungserfolge bemessen wurden, wurde der Handlungsstil des Mediziners wirksam. Die Verwissenschaftlichung normativer Grenzziehungen setzte eine Problematik in die Welt, die ich in diesem Kapitel am Beispiel von in der Psychia-

12 Klaus Dörner, Psychiatrie und Macht. Geschlechtsspezifisch betrachtet, in: Dagmar Hoffmann (Hg.), Frauen in der Psychiatrie oder wie männlich ist die Psychiatrie?, Bonn 1991, 75-81, hier: 77.

13 Karl Binding/Alfred Hoche, Die Freigabe der Vernichtung lebensunwerten Lebens, Leipzig 1920.

trie inszenierten Frauen zeige. Die Bilddiskursanalyse kann sich aber nicht mit einer simplen genderspezifischen Zuschreibung begnügen. Sie beschäftigt sich – ganz im Sinne der angelsächsischen *Visual Culture* – mit sozialen Formationen, das heißt mit den zeitgenössischen Entwürfen von weiblich/männlich und normal/anormal.[14] Die Fotografie wirkte in der Institution Psychiatrie (von Diamond um 1850 als neues Medium eingeführt) als Katalysator für den Normierungsprozess und infolgedessen auch für den normativen Entwurf von normaler oder gesunder Weiblichkeit.

Nicht-Weiblichkeit und Über-Weiblichkeit

Sobald eine Frau konventionelle Lebens- und Handlungsmuster verließ, wurde sie in einen Diskurs über gesteigerte Nicht-Weiblichkeit verwickelt. Im Besonderen waren von Zuschreibungen straffällig gewordene Frauen, Prostituierte und psychisch kranke Frauen betroffen.[15] Dahinter verbirgt sich eine zeitgenössische Grundannahme, ein Arzt oder Wissenschaftler könne zu einer objektiven Anschauung aller Formen der Leidenschaften gelangen und sozusagen ‚hinter die Kulissen' schauen. Bereits Anfang des 19. Jahrhunderts beschrieb der Berliner Arzt Karl Wilhelm Ideler Macht und Ethos der Seelenheilkunde als wissenschaftliches Experiment der Menschenkenntnis. Der Arzt sollte ein Bewusstsein davon haben, was der Mensch bzw. die Frau ist und inwiefern er/sie davon abweicht. Die Aufgabe der Seelenheilkunde sei es, „die sittliche geistige Natur des Menschen vom gänzlichen Untergange zu erretten, und dadurch die Unzerstörbarkeit seiner moralischen Anlagen faktisch zu beweisen."[16] Im späten 19. Jahrhundert wurden Muster *weiblicher Natur* an Negativbeispielen abgearbeitet. Diebinnen, Prostituierte, Frauenrechtlerinnen oder Anarchistinnen wurden als atavistische Erscheinung bezeichnet. Die Entfernung von der Norm deutete man biologisch als spezifisch weiblichen Rückfall auf eine niedrige Entwick-

---

14 Siehe Margaret Dikovitskaja, Visual Culture. The Study of Visual Culture after the Cultural Turn, Cambridge/London 2006, 57.

15 Siehe dazu Karsten Uhl, Das „verbrecherische Weib". Geschlecht, Verbrechen und Strafen im kriminologischen Diskurs 1800-1945, Münster/Hamburg/Berlin/London 2003.

16 Karl Wilhelm Ideler, Grundriß der Seelenheilkunde, 1. Theil, Berlin 1835, 232.

lungsstufe des Menschen. Nicht nur die Kriminalanthropologie war ein wichtiger Stichwortgeber für den Diskurs um die (quasi natürliche) Inferiorität der Frau. Zahlreiche Anthropologen und Mediziner der ersten Hälfte des 20. Jahrhunderts waren sich darin einig, dass die Frau wild und bestialisch (Paul Albrecht), tierähnlich, unselbstständig (Paul Möbius), dem Wilden und dem Kinde ähnlich (Cesare Lombroso) sei. Ende des 19. Jahrhunderts wurde das Ideologem von der weiblichen Tendenz zu Extremen erfunden. „Weil das Weib“, so der Sozialhygieniker Eduard Reich, „seiner ganzen Organisation nach dazu geeignet ist, in Extremen sich zu bewegen“, sah man es als absolut notwendig an, dass die Frau domestiziert wird: „Auf der Seite der Frau ist nichts mehr geeignet, die natürliche Grundlage für das weibliche Leben herzustellen und den Werth des schönen Geschlechts für die Dauer in einer der Entwicklung der Menschheit wirklich günstigen Weise zu sichern, als gute Erziehung und Pflege der Gesundheit.“[17] Deformationen (Carl Gustav Carus), Überweiblichkeit bzw. Unweiblichkeit (Wilhelm Heinrich Riehl), unnormale emotionale Verhaltensweisen als junge Erwachsene und als Ehefrau und Mutter galten als Entfernungen von der *eigentlichen* weiblichen Natur und als korrekturbedürftig.

Die Psychiatrie war von Anfang an eine Institution der Domestizierung von Verrücktheit – im Stil eines patriarchalen Haushaltes geführt. Das moralische Management war durch Überwachung, physische Heilverordnungen und eine raue Behandlung gekennzeichnet. Die Insassen sollten zu arbeitstüchtigen, ausdauerstarken und Mäßigung haltenden Individuen umerzogen werden.[18]

Die visuelle Praxis von Eugen und Manfred Bleuler

Wie wirkten sich nun diese gesellschafts- und genderpolitisch repressiven Maßnahmen auf die Visualisierungen aus? Das klinische Bildquellenmaterial und die dazugehörigen Texte verdeutlichen, dass vielfach die kranke internierte Frau durch eine extreme weibliche Verrücktheit charakterisiert wurde: Wild, kindlich, unselbstständig, tierähnlich, unweiblich, ein Überschuss an Emotionen/Natur oder eine Minderausprägung waren die gebräuchlichen Termini

17 Eduard Reich, Studien über die Frauen, Jena 1875, 5.

18 Siehe Elaine Showalter, The Female Malady, London 1985, 29.

von Besprechung und Visualisierung. Die Bilddiskursanalyse will den Domestizierungswillen der Psychiater offen legen: Die kranke Frau sollte dem Nutzen für Familie, Gesellschaft dienen und der Nation oder der Volksgemeinschaft wieder zugeführt werden. Ihre Visualisierung ist Dokumentation einer Beobachtungssituation, sie ist die Festschreibung des ärztlichen Blicks.

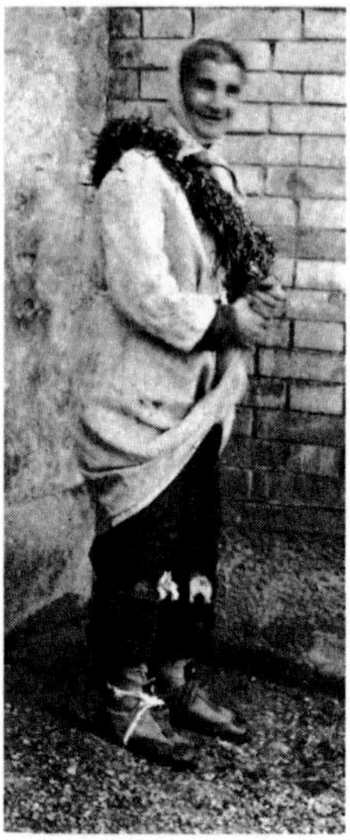

Abb. 2

Das *Lehrbuch der Psychiatrie* des einflussreichen Schweizer Psychiaters Eugen Bleuler aus dem Jahr 1916 enthielt eine Reihe von Patientenfotografien, von denen sein Sohn Manfred Bleuler in den Auflagen posthum viele übernommen hat. In der 14., von Manfred Bleuler neu bearbeiteten Auflage von 1979 ist eine Frau abgebildet (Abb. 2), die dort als manische Schizophrene bezeichnet wird. Das Foto wurde als historisches ausgewiesen: Es stammt von 1910. Die Patientin (aus der *Zürcher Klinik Burghölzli*) steht in einer Ecke im Hof der Klinik und erscheint verkleidet. Sie trägt ein Kopftuch, hat eine Schärpe umgehängt, in den aufgeschlagenen Hosenbeinen sind verschiedene kleine Dinge versteckt, mehrere Gewänder sind übereinander geschichtet. Der Kopf hat sich offenbar während des Fotografierens bewegt – er ist der unscharfe Teil des Bildes. Mit dem Foto, das 1910 im Auftrag des Vaters mit der Diagnose Schizophrenie hergestellt wurde, stellte sein Sohn 1979 eine visuelle Kontinuität her, sodass der Eindruck entsteht, medizinische Diagnostik sei zeitlos und visuell evident. Die Bekleidung, so heißt es in der Bildlegende, sei Ausdruck der Krankheit:

„Manische Schizophrene, die sich aus Gras und Zweigen einen Kranz gemacht hat, daneben in stereotyper Weise den in Form einer Wurst zusammengedrehten unteren Teil des Kleides mit beiden Händen umfasst hält. Im Bett hält sie das in gleicher Weise zusammengedrehte Leinentuch vor sich hin. Das Interesse an dem Vorgang des Photographierens verdeckt den sonst steifen Gesichtsausdruck. Aufnahme von 1910. Die heutige klinische Behandlung soll derartige Verwahrlosungen nicht mehr aufkommen lassen."[19]

Die visuelle Kontinuität verweist auf das Selbstverständnis der Ärzte. Was Eugen Bleuler und in seiner Nachfolge Manfred Bleuler hier zu visualisieren suchten, ist die Abnormität der Erscheinungsweise einer Frau, die sich als Kranke in der Zürcher Psychiatrie *Burghölzli* verkleiden durfte. Mit dieser Erscheinungsweise wurde ein Sittenverfall (wie oben mit den Worten Idelers beschrieben) angedeutet. Diese Interpretation hat eine Geschichte: Ende des 19. Jahrhunderts beschäftigten sich die klinischen Psychiater verstärkt mit der Grenzziehung zwischen normal und anormal/abnorm und wandten sich der aus der französischen Medizin stammenden Degenerationslehre zu. Sie entfachten eine kulturpessimistische Debatte, die in der zeitgenössischen Kultur einen zunehmenden Verfall der Gesittung und der Werte sah. Kulturentwicklungen mit Tendenzen zur Ausbildung von Zweifeln und Selbstzweifeln, Ängstlichkeit und Bedenklichkeit würden – laut Emil Kraepelin – bei den psychiatrischen Anamnesen der Zeit eine große Rolle spielen.[20] Psychische Normalität und Abnormität wurden nach dem Grad der Ausprägung von bestimmten Merkmalen abgeschätzt. Eugen Bleuler urteilte nach dem „Grad der Intensität": Wenn das Foto den unmittelbaren Eindruck nicht wie gewünscht wiedergab, setzte ein Narrativ ein, das den wissenden Experten-Blick darlegte und das Bild verortete

19 Eugen Bleuler, Lehrbuch der Psychiatrie, 14. Auflage, neubearbeitet von Manfred Bleuler, Berlin/Heidelberg/New York 1979, 425.

20 Siehe Heinz-Peter Schmiedebach, „Abweichung vom Durchschnitt im Sinne der Zweckwidrigkeit". Der psychiatrische Blick auf die psychische „Normalität", in: Volker Hess (Hg.), Normierung der Gesundheit, Husum 1997, 39-56.

und interpretierte. Bei den manischen Zuständen sei die „Steifigkeit der Affekte" auffällig[21], so hieß es. Auf der Fotografie sei das deshalb nicht sichtbar, weil die Aufzeichnungstechnologie Fotoapparat die Bewegung der Figur evozieren würde.

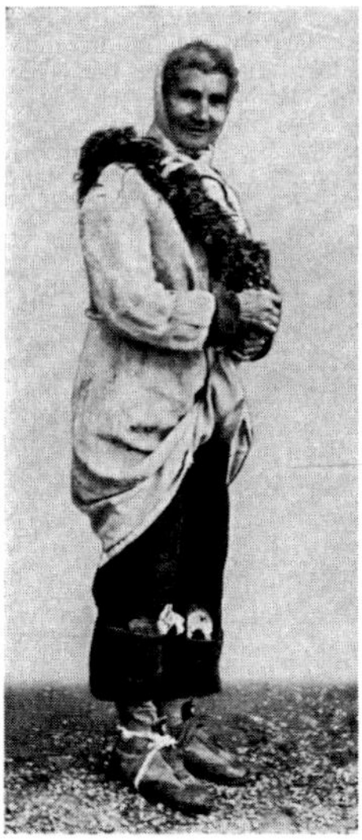

Abb. 3

Es gibt jedoch zwei Sichtweisen. Die Fotografie, die Eugen Bleuler 1916 im Lehrbuch abdruckte, ist offenbar eine retuschierte Variante (Abb. 3): Das Gesicht ist bei diesem Abzug konturiert, auch die Hände sind scharf abgebildet. Die umgedrehte Handstellung könnte bedeuten, dass es sich hier um eine weitere Aufnahme handelt oder um die Kunstfertigkeit der Retusche. Der Faltenwurf wurde mit den Schattenanteilen so retuschiert, dass er dem Gewand einer antiken Statue nahe kommt – das könnte eine Aufwertung des Bildes anzeigen. Auffällig ist ferner, dass der Mauer-Hintergrund auf diesem Bild fehlt – die Patientin steht auf ein und demselben rauen, gekieselten Untergrund, hebt sich aber vor einer hellen, ebenen Fläche im Hintergrund ab. Auch wenn es sich um eine zweite, minimal veränderte Aufnahme handeln würde – die Retusche an dieser, von Eugen Bleuler besorgten Abbildung ist offensichtlich.

21 Eugen Bleuler, Lehrbuch der Psychiatrie, 6. Aufl., Berlin 1937, 306.

Der Einsatz des Mediums Fotografie wurde in der Psychiatrie deshalb geschätzt, weil man glaubte, es als Prothese des Auges einsetzen und objektive Ergebnisse damit erzielen zu können. Die Fotografie ist aber als visuelles Ereignis zu werten, und dies nicht nur, weil es deutungsbedürftig ist und Retusche angewendet wird. Das Ereignis des Fotografiertwerdens produzierte Effekte, die trotz sorgfältiger Inszenierung hier den Kopf unscharf erscheinen lassen. Das Foto, das der Sohn benutzte (Abb. 2), war möglicherweise die Vorlage für das andere Bild: Die Patientin entzog sich durch Kopfbewegung der genaueren Fotoerfassung – ein subversives Element könnte man meinen. Manfred Bleuler nahm die Abbildung zum Anlass, über das technische Dispositiv zu resümieren. Sein Vater hatte das (ver-)störende Zeichen eliminiert (entweder durch Retusche oder eine zweite Ablichtung) und ließ außerdem, einem ästhetischen Zeitgeist folgend, Details an anderen Stellen glätten (Abb. 3). Psychiater versahen ihre klinischen Bilder oftmals mit erklärenden Zusätzen, die ihre Seherfahrungen wiedergeben sollten.

„Die heutige klinische Behandlung soll derartige Verwahrlosungen nicht mehr aufkommen lassen", lautete der Kommentar von Manfred Bleuler fast siebzig Jahre später. Das, was hier als Verwahrlosung gekennzeichnet wurde, ist zum einen eine Form der Re-Inszenierung und zum anderen eine Frage kultureller Normalitätsbestrebungen. Das unretuschierte (Original-)Bild setzte Manfred Bleuler in den Textabschnitt der Beschreibung von Schizophrenie, weil es als visuelles Zeichen für ein „unbegreifliches soziales Versagen" dienen sollte. Nach und nach erst sollte es sich als Autismus entpuppen: „sie (die Kranken, SR) leben dahin, ohne sich groß um gesunde Lebensziele, um ihr berufliches Fortkommen, ihre Angehörigen und ihre Zukunft zu kümmern. Sie sind meist voller verschrobener, weltfremder Ideen, die ans Wahnhafte grenzen [...]."[22] Mit dem knapp siebzig Jahre alten Foto wurde ein Krankheitsbild als Konstante festgesetzt. „Constructing Schizophrenia"[23] – der Definitionsprozess und das Labeling von Schizophrenie durch verschiedene Ärzte-Generationen hatte ein visuelles Muster, ein Visiotyp erhalten.

22 Bleuler, Lehrbuch 1979, 425.

23 Vgl. Sander L. Gilman, Disease and Representation. Images of Illness from Madness to AIDS, Ithaca/London 1988, 202-230.

Auch die Verkleidung wurde in dieser Wiederholung noch einmal inszeniert. Die Verkleidung in der Klinik von Bleuler erscheint wie eine Fortsetzung der Charcotschen Inszenierungen Augustines auf der Pariser Krankenhaus-Bühne. Allgemein wurde eine spezielle, einheitliche Krankenhauskleidung getragen – die Ausschmückung, die wir hier sehen, bedurfte einer Duldung und muss insofern als Vorführung eines Krankheitszustandes betrachtet werden. Um 1910 musste die Kleidung der Patientin als sehr ungewöhnlich gegolten haben, wenn man sich den üblichen bürgerlichen Stil in der Mode vergegenwärtigt. Obgleich die Reformkleidung gelegentlich für (Rad fahrende) Frauen Pumphosen vorsah, war das Kleid für Frauen aller Schichten gang und gäbe. Die aufgekrempelte Hose auf der Fotografie aus der Psychiatrie ist also nicht nur eine Phantasiekleidung, sondern auch Verweis auf ein abweichendes Outfit, das im zeitgenössischen Alltag männlich konnotiert war.

Eugen Bleuler verknüpfte seinen Kommentar zu diesem anormalen Gewand mit abweichendem Verhalten, das bei Schizophrenen durch „unmotivierte Einfälle", „Posen einnehmen", „Ideenflucht", „bizarre Assoziationen" gekennzeichnet sei. Die Fotografie hatte nicht nur eine Legende, sondern war auch in eine umfangreiche Prosa eingebettet, die sich mit Schizophrenie („Die normalen Ideenverbindungen büßen an Festigkeit ein; beliebige andere treten an ihre Stelle"[24]), Affekten, Schrift und Sprache, Symptomen, Verlauf, Erkennung und Voraussagen befasste. „Ein günstiges Zeichen ist, namentlich deutlich beim weiblichen Geschlecht, das Erhaltenbleiben der Dezenz auch in akuten Zuständen, während ein bei Besonnenheit und sonst geordnetem Benehmen sichtbarer Verlust der Anstandsgefühle auf schlechte Aussichten hinweist."[25] Im Vergleich zu zeitgenössischen repräsentativen Fotografien aus Ateliers wurde bei dieser Patientin gerade Eigensinn und eine absurde Aufmachung visualisiert. 1979 allerdings von Verwahrlosung der Abgebildeten zu sprechen, scheint für Manfred Bleuler nur im Zusammenhang mit der retuschierten Mauer argumentierbar (Abb. 2). Der Mauerhintergrund bringt das Eingeschlossensein in der Institution ins Bild. Ende der 1970er Jahre hatte sich außerhalb der Psychiatrie in Mode und Alltagsleben ein alternatives Frauenbild durchgesetzt, sodass Abweichung in Bezug auf Kleidungszeichen im Alltag nur schwer

24 Bleuler, Lehrbuch 1937, 281.

25 Ebd., 315.

definierbar war. Trotzdem wurde von Manfred Bleuler noch 1979 *unpassendes Äußeres* mit unpassenden Verhaltensweisen in Verbindung gebracht:

„Noch auffälliger (als ihre verschrobene Sprache, SR) ist aber gewöhnlich der Autismus solcher Kranken: sie leben dahin, ohne sich groß um gesunde Lebensziele, um ihr berufliches Fortkommen, ihre Angehörigen und ihre Zukunft zu kümmern. Sie sind meist voller verschrobener, weltfremder Ideen, die ans Wahnhafte grenzen oder ins Wahnhafte übergehen, während sie kaum deutlich umschriebene, offensichtliche Wahnideen äußern."[26]

Die Bilder, die Psychiater in ihrer klinischen Praxis anfertigten, sollten so etwas wie die *Natur von Krankheitserscheinungen* darstellen. Die statistische Häufigkeit von Abweichung wurde vor dem Hintergrund einer normativen Vorstellung von Gesundheit visuell gefasst und behauptet. In Publikationen waren die Abbildungen immer exemplarischer Beweis für die Aussage und wurden immer wieder aufs Neue abgedruckt wie im Fall des Lehrbuches von Bleuler.

Reenactment

Die Konzeption einer ontologischen Krankheitsauffassung war im 19. Jahrhundert durch die Diskussion um das Verhältnis von Normalität und Anormalität geprägt. Diese Diskussionen führten um 1900 dazu, dass das Bild der Melancholie in den Bereich der Pathologie verwiesen wurde.

Melancholische Zustände gehörten nun zur großen Krankheitsgruppe des manisch-depressiven Irreseins. Der Psychiater Emil Kraepelin inszenierte ein Nachspielen – heute würden wir sagen: ein Reenactment pathologischer Stadien der Melancholie – und fertigte davon ein Bild (Abb. 4). Eine Gruppe Frauen in verschiedenen Körperhaltungen, mal zu-, mal abweisend, sollte die verschiedenen Gefühlsstadien von manisch kranken Frauen darstellen. Kraepelin erläuterte das Bild folgendermaßen:

„Den Ausdruck dieser Stimmung in verschiedener Färbung von stiller Fröhlichkeit und stolzem Selbstgefühl bis zu unbändiger Fröhlichkeit gibt

26 Bleuler, Lehrbuch 1979, 425; ein ähnlicher Fokus bei Erik Strömgren, Psykiatri, 9. udgave, København 1967, 153.

das beigefügte Gruppenbild manisch erregter Kranker wieder [...] Die geschlechtliche Erregbarkeit ist gesteigert und führt zu unüberlegten Verlobungen, Heiraten durch die Zeitung, unziemlichen Liebesabenteuern, auffallendem Benehmen, Putzsucht, andererseits zu Eifersucht und ehelichen Zerwürfnissen. Mehrere meiner Kranken zeigten in der Erregung gleichgeschlechtliche Neigungen."[27]

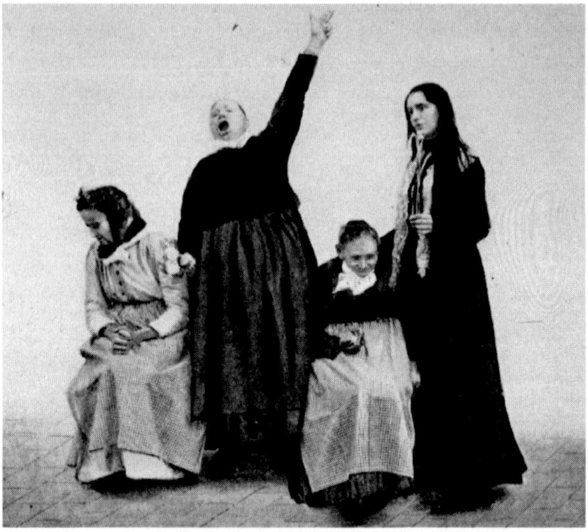

Abb. 4

Kraepelin verwandelte medizinische Lehre in ein Anschauungsobjekt. Ein Tableau vivant war entstanden. Zurückgezogen wirkende Figuren wechseln ab mit völlig inaktiven und mit einer, die, wie eine *Statue of Liberty*, energisch, aktiv und mit zum Ruf geöffnetem Mund einen Arm in die Höhe reißt. Depression und Redseligkeit – immer wieder seien es dieselben Grundstörungen, behauptete Kraepelin und bezog sich damit auf eine statistisch begründete Definition von Anormalität.[28] In dieser Inszenierung sollten die Zeichen für Anormalität in einer klinischen Visualisierung verdichtet sein. Selbstverständlich geht es heute nicht darum, Krankheit allgemein

27 Emil Kraepelin, Psychiatrie. Ein Lehrbuch für Studierende und Ärzte, 3. Bd., 8. Auflage 1913, 1205.

28 Emil Kraepelin, Einführung in die psychiatrische Klinik, Bd. 2, 4. Aufl., Leipzig 1921, 35.

und überhaupt zu negieren. Aber Krankheit ist keine spezifische Entität (Kapitel 1). Aufgezeigt werden soll, wie interpretierend, kategorisierend und normbildend die Institution Psychiatrie vorgegangen ist. Die Bildpolitik der Psychiater war an klaren Mustern geschlechtlich geprägter Krankheitsformen ausgerichtet, wie aus einem psychiatrischen Lehrbuch zu erfahren ist:

> „Frauen leiden öfter an manischdepressivem Irresein, an der Hysterie und an der Involutionsmelancholie als Männer, und stossen in den Phasen des Geburtsgeschäfts auf wichtige Gelegenheitsursachen zu geistiger Erkrankung; Männer hingegen verfallen eher dem Alkoholismus und infolge der syphilitischen Infektion auch der Paralyse [...].“[29]

Der Psychiater Wilhelm Weygandt setzte 1902 diese geschlechtsspezifischen Beobachtungen, erklärte sie aber nicht. Emil Kraepelin hatte zur selben Zeit ähnliche Ideen: „dass die Melancholie [...] ganz vorzugsweise, vielleicht ausschließlich, im beginnenden Greisenalter, bei Frauen von den Rückbildungsjahren an, sich einstellt. [...] [D]as weibliche Geschlecht scheint etwas mehr zu der Krankheit zu neigen als das männliche.“[30] In den Fotografien und Textbildern von Emil Kraepelin und Wilhelm Weygandt deutet sich ein Modernitätsproblem an: Hier wurde hinter den Mauern der Institution ein Bild von Bürgerlichkeit und Weiblichkeit fixiert, das draußen, im Alltagsleben, nicht mehr existierte oder längst in Frage gestellt wurde. Promiskuität in der Bohème, Kleidung der Reformbewegung, Ausdruckstanz und Freiluftleben, offen auslebbare Homosexualität, kurze Haarfrisuren und Hosen für Frauen sind nur einige Stichworte für kulturelle Veränderungen in der Zeit vor dem Ersten Weltkrieg.

„Die Psychiatrie operiert nach dem Modell der absoluten Diagnose und nicht der Differenzialdiagnose“, resümierte Michel Foucault.[31] Das heißt, die Frage *Was ist eigentlich normal?* bedarf immer einer Auslotung zwischen psychiatrischer Theorie und Praxis und sozio-kulturellen Veränderungen von Lebensstilen. In der Zeit um 1900 bis zum Ausbruch des Ersten Weltkrieges war es die Vorstellung von der Degeneration, die der gesamten Kultur diagnostiziert wurde. Unter Degenerationen wurden „krankhafte Abweichun-

29 Wilhelm Weygandt, Atlas und Grundriss der Psychiatrie, München 1902, 34.

30 Kraepelin, Einführung, 10.

31 Foucault, Psychiatrie, 387.

gen vom normalen menschlichen Typ“ verstanden, die erblich und progressiv in ihrer Entwicklung „bis zum Untergang“ sind.[32] Federführender Theoretiker war der ungarische Arzt und Sozialkritiker Max Nordau, der die dekadente Geisteshaltung im *Fin de Siècle* im Exhibitionismus der Kleidung, in der Farbenvielfalt der Kunst, in Dissonanzen in der Musik und im Mystizismus der Kunst sah. Im Grunde sei das anormale Bild dieser Zeit Ausdruck zweier Krankheitszustände – von Degeneration (Entartung) und Hysterie (Kapitel 4).[33] Die Beschreibungen und Visualisierungen dieser und anderer Krankheiten in den Psychiatrien trugen dazu bei, die Vorstellungen vom so genannten dekadenten, degenerierten, hysterischen, kurz gesagt: krankhaften Verhalten zu Beginn des 20. Jahrhunderts anschaulich zu machen.

Erregung und Bewegung

Wilhelm Weygandt hat über drei Jahrzehnte in umfangreicher Weise zu diesem Bildarchiv der Anormalität beigetragen. Weygandt, ein Schüler Kraepelins, war um 1900 an der Heidelberger und der Berliner Nervenklinik tätig und wurde 1908 Leiter der Psychiatrischen Universitätsklinik in Hamburg.[34] Die Schwarz-Weiß-Fotografien, die er 1902 in seinem Lehrbuch *Atlas und Grundriss der Psychiatrie* abdruckte, hatte er selbst an verschiedenen Orten aufgenommen. Später, in Hamburg, vermehrte er die Visualisierungen seiner klinischen Beobachtungen um ein Vielfaches. Reichhaltig an fotografi-

32 Ackerknecht, Erwin H., Kurze Geschichte der Psychiatrie, 2., verbesserte Aufl., Stuttgart 1967, 54 f.

33 Siehe Stephen G. Brush, Die Temperatur der Geschichte. Wissenschaftliche und kulturelle Phasen im 19. Jahrhundert, Braunschweig/Wiesbaden 1987, 128; Jens Malte Fischer, Jahrhundertdämmerung. Ansichten eines anderen Fin de siècle, Wien 2000.

34 Die Klinik, 1864 im Pavillon-Stil erbaut, wurde 1934 in eine Universitäts-Nervenklinik umgewandelt; viele Patienten wurden in die Heilanstalt Strecknitz (Lübeck) verlegt und von dort aus im Rahmen der „T4-Aktion“ an verschiedenen Orten ermordet. Siehe Peter von Rönn, Von der gesundheitspolitischen Marginalisierung zur „Euthanasie“. Die Anstalt Langenhorn und ihre Patienten im NS-Staat, in: Frank Bajohr/Werner Johe/Uwe Lohalm, Zivilisation und Barbarei. Die widersprüchlichen Potentiale der Moderne, Hamburg 1991, 269-284.

schen Abbildungen ist auch sein zweites Lehrbuch *Erkennung der Geistesstörungen*, das 1920 erschien. Weygandts Lehrsammlung an der *Staatskrankenanstalt Friedrichsberg* (Hamburg) umfasste Tausende von Patientenfotografien, die teilweise im anstaltseigenen Fotoatelier aufgenommen wurden. Das fotografische Archiv gehörte zu einem Laboratorium, das aus weiteren Sammlungen wie Tier- und Menschenschädeln, Hirnpräparaten, histologischen Aquarellen, Intelligenzprüfungsbögen und dem *Weygandtschen Schwachsinnsprüfungskasten* bestand. Diese Quellen existieren nur noch in der Aufzählung und sind auf einigen Abbildungen in seinen Lehrbüchern dargestellt, real aber nicht mehr auffindbar.[35]

Mit seiner psychiatrischen, volks- und rassehygienischen Aufklärungsarbeit galt Weygandt in der NS-Zeit als Vorkämpfer für die Demonstration von Degeneration. Das Prinzip der Physiognomik – aus äußeren Gestaltungen und Ähnlichkeiten auf innere Verfasstheiten und Charaktereigenschaften zu schließen – wandte Weygandt sowohl auf seine klinische Diagnostik als auch auf gesellschaftlich-kulturelle Phänomene an. Seine Ideen einer konsequent zu verfolgenden Volksgesundheit beinhalteten bereits in den 1920er Jahren auch Einschätzungen zur Kunst in Deutschland.[36] Weygandt hatte dem nationalsozialistischen Kunsttheoretiker Paul Schultze-Naumburg Porträts von Geisteskranken aus seiner Sammlung für das Buch *Kunst und Rasse* (1928) überlassen. Diese Publikation war eine Vorarbeit zur rassistischen Ausstellung „Entartete Kunst“, die 1937 im Haus der Deutschen Kunst in München gezeigt wurde. Schultze-Naumburg stellte in dieser quasiwissenschaftlichen Hetzschrift zeitgenössische Kunstwerke (Porträts, Skulpturen) vor, die er mit Fotografien von psychisch Kranken und Geistigbehinderten in einen visuellen Vergleich brachte. Seine simple Methode zielte darauf, Kunst als direkten körperlichen Ausdruck zu deuten. Die radikale Physiognomisierung führte bei Schultze-Naumburg zur Be-

35 Überliefert sind noch einige Patientenfotografien, die den Personalakten beigegeben waren; siehe Helen Bömelburg, Der Arzt und sein Modell. Porträtfotografien aus der deutschen Psychiatrie 1880-1933, Stuttgart 2007.

36 Siehe Bettina Brandt-Claussen, Häßlich, falsch, krank. „Irrenkunst“ und „irre“ Kunst zwischen Wilhelm Weygandt und Carl Schneider, in: Christoph Mundt/Gerrit Hohendorf/Maike Rotzoll (Hg.), Psychiatrische Forschung und NS-„Euthanasie“, Heidelberg 2001, 265-319.

hauptung, die moderne Kunst würde Vorstellungen der Wirklichkeit evozieren, „die für jeden gesunden Menschen mit dem Gefühl des äußerst Quälenden, Ekelerregenden und Widerlichen verknüpft sind.“[37] Im Horizont seiner normativen Ordnung seien diese anormalen Bilder Ausdruck der Wirklichkeiten in psychiatrischen Anstalten, so genannten Krüppelheimen, Idiotenanstalten und Leprastationen. Durch die Veröffentlichung von Fotomaterial aus der psychiatrischen Klinik Weygandts wurde das medizinische Porträt in einen stigmatisierenden, öffentlichkeitswirksamen Kontext überführt.

„Der Weg in die Moderne war in Deutschland zugleich ein Weg in die Pathologie der Moderne“[38], diagnostizierte der Historiker Dirk Blasius. Und Weygandt hatte Anteil an dieser Entwicklung, indem er die stereotypen Vorstellungsmuster von krankmachenden Lebensumständen, gepaart mit erbbiologischen Maximen und der Ausweitung des Begriffs der Degeneration auf Kunstschaffen psychopathologisch ausdeutete. Das moderne Leben wurde von Weygandt in den 1920er Jahren folgendermaßen beschrieben:

> „Leben wir doch in einer Zeit der Verkümmerung der Seele; durch die Technisierung der Lebensformen mit ihrer modernen Sachlichkeit wird die ruhige Entwicklung der Gemütskräfte vielfältig gestört, durch den Vergnügungstaumel werden die Großstadtmenschen immer oberflächlicher, selbst abgesehen von den Gefahren der Rauschgifte, und sogar der beste Teil heutiger Massenbestrebungen, die sportlichen Leibesübungen, lässt die Fürsorge für eine gediegene seelische Entwicklung mehr und mehr zurücktreten.“[39]

Die Großstadt führt zu Zerstreuung, die Großstadt macht krank, Wertvorstellungen sind in Gefahr – so lautete der Grundtenor. Aber nicht nur Vergnügungen brachten offenbar Bewegung in traditionelle Verhältnisse, in der Stadt waren es auch die neuen Berufe für junge Frauen (Angestellte, Ladenmädchen, Stenotypistinnen), die in

37 Paul Schultze-Naumburg, Kunst und Rasse, München 1928, 88.

38 Dirk Blasius, Ambivalenzen des Fortschritts. Psychiatrie und psychisch Kranke in der Geschichte der Moderne, in: Frank Bajohr/Werner Johe/Uwe Lohalm (Hg.), Zivilisation und Barbarei. Die widersprüchlichen Potentiale der Moderne, Hamburg 1991, 253-268, hier: 261.

39 Wilhelm Weygandt, Die Staatskrankenanstalt Friedrichsberg und die psychiatrische Universitätsklinik, Düsseldorf 1928, 57.

den bürgerlichen Schichten das Frauenbild ins Wanken brachten. Die *femme fatale* war um 1900 Projektionsfigur für die Idee, dass sich mit der Veränderung gesellschaftlicher Verhältnisse auch herkömmliche Geschlechtstypen und Familienmuster änderten. Die als gefährlich titulierte, starke, im öffentlichen Raum selbstbewusst auftretende Frau wurde in der Psychiatrie mit dem Krankheitsbild der Hysterie und der Manie assoziiert. Das geschah vor der Folie des Frauenbildes, das in der ersten Hälfte des 20. Jahrhunderts weiterhin vom ökonomischen Nutzwert bestimmt war: Kurz gesagt, die Frau sollte funktionstüchtige Hausfrau und Mutter sein.[40] Für Weygandt war das Geschlecht eindeutig eine prädisponierende Ursache für spezifische Formen von Geisteskrankheit und von spektakuläreren Ausprägungsformen bei Frauen.[41] In der Klinik sei das äußerlich sichtbar, darauf weist Weygandt bereits im *Handbuch der Psychiatrie* 1902 hin. Rund dreihundert Patientenporträts weichen deutlich von zeitgenössisch üblichen Darstellungsformen für private wie öffentliche Porträts ab. Frauen waren besonders betroffen, da sie durch Gesten, Kleidung und Toilette dem normativen Bild nicht entsprachen. Ein Visiotyp von weiblicher Geisteskrankheit deutet sich mit Abbildung 5 an: Unruhe, Widerstreben, gesteigerte Aktivität sollten, so der Text Weygandts, mit Beruhigungsmitteln, selten noch mit einer (bereits verpönten) Zwangsjacke begegnet werden. „Mancherorts ist es üblich, Zerstörungssüchtigen feste Kleider aus Segeltuch zu geben."[42] Die „zerstörungssüchtige" Patientin, als die sie in der Bildunterschrift charakterisiert wird, kann sich in diesem bodenlangen, sackartigen Gewand weder bewegen noch den Stoff zerreißen. Die Illustration ist eine Lithografie nach einer Fotografie; der brusthohe Mauerhintergrund deutet die Anstaltsszene an, die porträtierte Frau hat den Blick nach unten gerichtet. Diese Abbildung ist ein Ikon der Zwangseinkleidung durch die Psychiatrie. Abbildung 6 porträtiert eine als „Imbecille Hysterika" betitelte Frau im Sitzen; sie trägt ein helles Kleid mit Schürze, auf der Brust ist ein broschenähnliches Gebilde befestigt.

40 Siehe auch Annette Dorgerloh, „Sie wollen wohl Ideale klauen...?" Präfigurationen zu den Bildprägungen der „Neuen Frau", in: Katharina Sykora u.a. (Hg.), Die neue Frau. Herausforderungen für die Bildmedien der Zwanziger Jahre, Marburg 1994, 25-50.

41 Siehe Weygandt, Atlas, 34.

42 Ebd., 140.

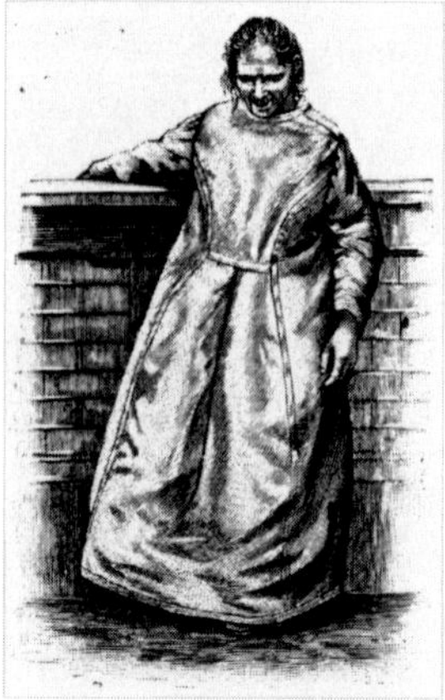

Abb. 5

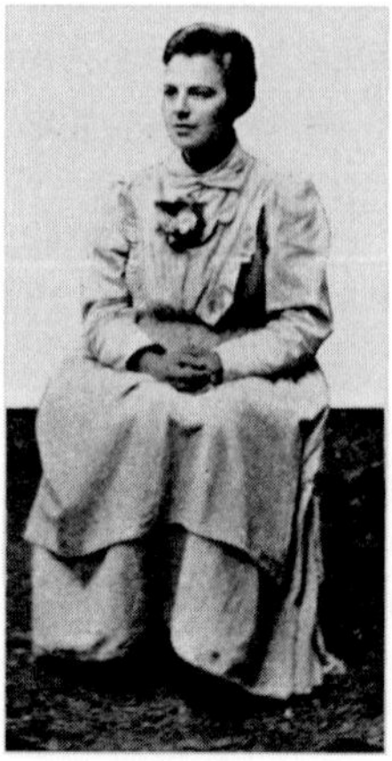

Abb. 6

Was im ersten Moment wie eine *normale* Porträtfotografie aussieht, wird durch die Bildlegende sogleich ins Pathologische überführt: Diese Frau „schmückt sich mit Blumen", heißt es dort und „schnitt sich die Haare kurz". Damit zeigte man einen Widerspruch auf zwischen weiblicher Ausschmückung und männlicher Frisur. Außerdem sei dieses Bild ein Beispiel dafür, dass es bei hysterischen Frauen stets um Übertreibung, um „auffallende Toiletten" und um Egoismus gehe, mithin Zuschreibungen, die dem traditionellen Frauenbild diametral gegenüber standen. In der Öffentlichkeit nicht auffallen, nicht laut sein, nicht aufreizend sein, nicht aktiv sein – das waren Tugenden eines klassischen Frauenbildes. Allerdings war diese Vorstellung bereits in Auflösung begriffen, denn die *neue Frau* begann sich auf der Straße selbstbewusst zu bewegen, sie trieb Sport, fuhr Rad, trug Bubikopf und modische Accessoires. Die Beschreibungen und Visualisierungen einer pathologischen Weiblichkeit in Wilhelm Weygandts Laboratorium sind als sein Versuch zu werten, die gesellschaftlichen Wandlungsprozesse zu kritisieren und der Utopie einer *neuen Frau* entgegenzuarbeiten.

In Weygandts Lehrbuch wurden die manischen Krankheitsbilder hauptsächlich mit Darstellungen von Frauen illustriert. „Manica in ausgelassenem Lachen" (Abb. 7) beispielsweise zeigt eine mit den Beinen wackelnde Patientin, eine Affektdarstellung, wie sie im zeitgenössischen Bildarchiv nur in den Studien zur Physiognomik und den Bildern der experimentellen Psychologie vorkam.

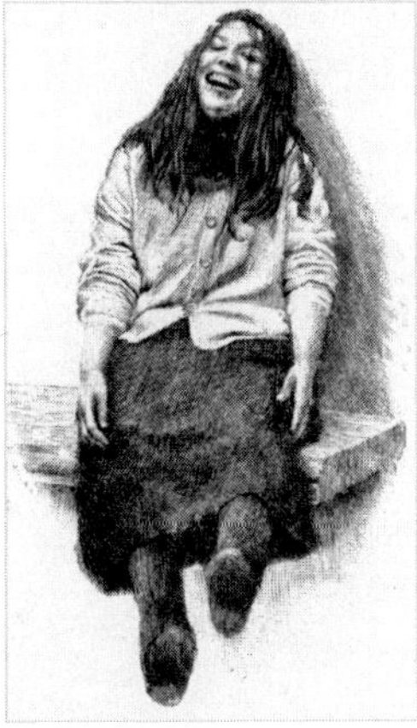

Abb. 7

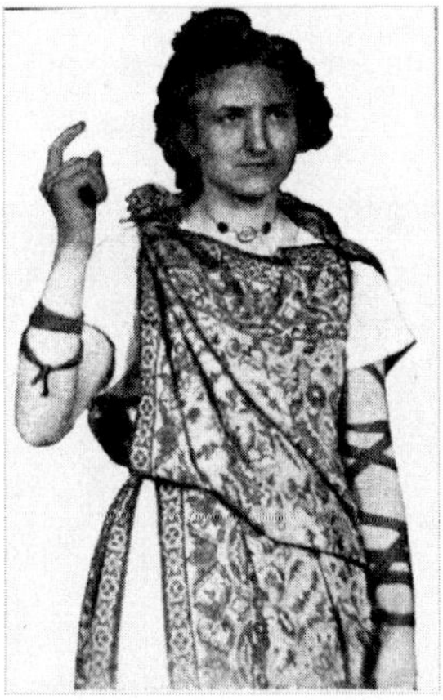

Abb. 8

„Ausdrucksbewegungen“ hatte Wilhelm Wundt Zeichen innerer Zustände genannt und unter „Affekt“ verstand er nicht nur den Zustand eines einzigen Augenblicks seelischer Verfassung, sondern eher einen Gefühlsverlauf, der sich durch ein einheitliches Motiv, ein Bild, charakterisieren lässt.[43] Schauspieler lieferten Gesichtsausdrücke für physiognomische Studien (z.B. von Albert Borée, Heinrich Rudolph), die dem Stummfilm als Affektstudien dienten.

Wenn eine Patientin sich verkleidete (Abb. 8), interpretierte Weygandt das als völlige Selbstüberschätzung: „Ein Landmädchen kostümierte sich als Iphigenie“[44], schrieb Weygandt. Er spielte damit auf den Charakter der griechischen Figur als Heldin und als Sinnbild für Emanzipation an. Sich als Frau mit dieser Figur zu vergleichen, wurde als Symptom für Irrsinn gedeutet.

Erregung von psychisch kranken Frauen wurde in Weygandts Atlas mit Fotografien nachgewiesen, die unscharf sind. Zu einer Patientin, die offenbar im Hofbereich der Anstalt fotografiert wurde (Abb. 9), heißt die Bildunterschrift: „Erregte katatonische Patientin tanzt mit plumpen Bewegungen“. Der Rock ist gebläht, die Schürze steht ab, ein Arm ist nur als Stumpf zu erkennen. Ein anderes Beispiel ist die Fotografie einer Patientin (Abb. 10), die auf einem Stuhl sitzt; der Hintergrund ist vermutlich retuschiert, die Figur hebt sich

43 Siehe Petra Löffler, Affektbilder. Eine Mediengeschichte der Mimik, Bielefeld 2004, 162-171.

44 Weygandt, Atlas, 301.

vor einer weißen Fläche ab. Hier lautet die Bildunterschrift: „Manische, in lebhafter, heiterer Erregung die Hände klatschend". Hände und Unterarme sind unscharf.

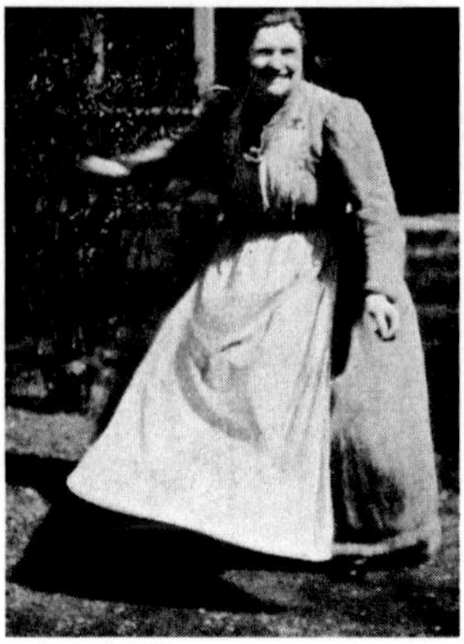

Abb. 9

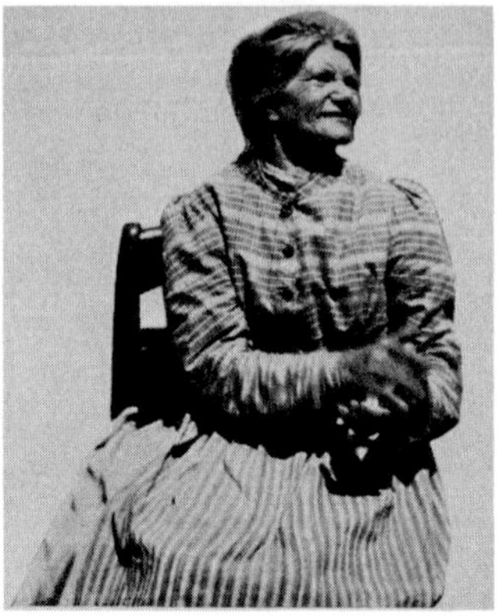

Abb. 10

Diese Fotografien wirken wie Knipseraufnahmen. Damit sind amateurhafte Fotografien gemeint, die das Momenthafte und Zufällige in den Vordergrund bringen. Ab den 1890er Jahren waren Momentaufnahmen, die mit kleinen, zusammenklappbaren Kameras hergestellt wurden, bei Laien beliebt.[45] Die Verschlusszeiten waren aber schon so kurz, dass eine Unschärfe, wie sie auf den Fotos aus der Psychiatrie erscheinen, vermeidbar gewesen wäre. Unschärfe kann hier als Mittel interpretiert werden, das der Psychiater einsetzte, um Anormalität – in diesen Fällen Erregungen – von Frauen im Umfeld der Pathologie zu demonstrieren. Parallel dazu wurde Unschärfe von Künstlern und Künstlerinnen wie Julia Margaret Cameron, Peter Henry Emerson, Gertrude Käsebier oder Edward Steichen eingesetzt, um sich von den üblichen Gebrauchsfotografien abzusetzen. Die Unschärfe diente dazu, ein Gegengewicht zum Alltag des *nervösen Zeitalters* zu schaffen und wurde gerade nicht dazu verwendet, um das Alltägliche, Arbeit oder Straßenszenen in einen Weich-

45 Siehe Timm Starl, Knipser. Die Bildgeschichte der privaten Fotografie in Deutschland und Österreich von 1880 bis 1980, München/Berlin 1995, 55 ff.

zeichner zu bringen.[46] Eine der wenigen Ausnahmen unter den medizinisch-psychiatrischen Bildproduzenten war der passionierte Fotograf und Direktor der *Heil- und Pflegeanstalt Weinsberg*, Paul Kemmler, der einige Porträts herstellte, die dem künstlerischen Gestus der Zeit kurz nach 1900 entsprachen.[47]

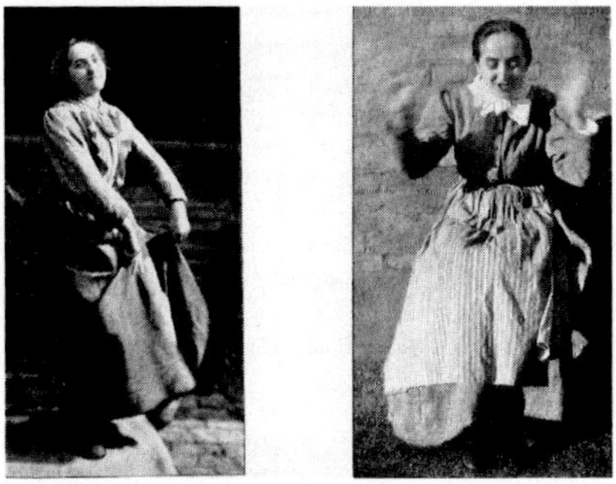

Abb. 11 a, b

Zwei weitere Momentaufnahmen aus der Hamburger Klinik von Wilhelm Weygandt (Abb. 11) um 1902 sollten ein und dieselbe Frau in tanzenden Situationen während zweier Anfälle von Manie darstellen. Warum war es notwendig, einen vorübergehenden Affekt zu dokumentieren, zu fixieren und dem Menschen damit einen Stempel aufzudrücken? Fotografie sollte – soweit zeitgenössische Überlegungen – nicht nur Illustrationsmittel für das Gebiet der Geisteskrankheiten, sondern zugleich auch „Forschungsmethode" sein.[48] Das Einzelbild wurde abermals entindividualisiert und scheinbar objektiviert in eine Untersuchungsreihe eingeordnet. „Die Intensität

46 Siehe Wolfgang Ullrich, Die Geschichte der Unschärfe, Berlin 2002, 38 f.

47 Siehe Marie-Gabrielle Hohenlohe (Hg.), Die vielen Gesichter des Wahns. Patientenportraits aus der Psychiatrie der Jahrhundertwende, Bern/Stuttgart/Toronto 1988; Bernhard Stumpfhaus, Wissenschaftliches Pathos – humanes Ethos. Die Anstaltsfotografien von Paul Kemmler, in: Marc Gundel (Hg.), Klimt – Schiele – Kokoschka. Akt – Geste – Psyche, Heilbronn 2006, 102-127.

48 R[obert] Sommer, Neurologie und Psychiatrie, in: Karl Wilhelm Wolf-Czapek (Hg.), Angewandte Photographie in Wissenschaft und Technik, Teil 2, Berlin 1911, 101-119, hier: 104.

der Erregung wechselt ungemein, vor allem jede Ablenkung erhöht die Störung“[49], schrieb Weygandt, und man ist geneigt, darin einen kulturkritischen Kommentar zu lesen. Zerstreuung in der Großstadt als Problem für psychische Störungen war ubiquitär. Zu Beginn des 20. Jahrhunderts wurde das pulsierende Großstadtleben Thema in Wissenschaft, Literatur, Fotografie und Film. Der Soziologe Georg Simmel sprach von einer grundsätzlichen Steigerung des Nervenlebens, die aus vielen und schnellen Wechseln von äußeren und inneren Eindrücken entstand.[50] Urbane Kultur, Tempo der Großstadt, Reizüberflutung, Entwicklung einer Vielfalt, das sind die Stichworte einer neuen Dynamik von Technik, Wissenschaft und gesellschaftlichem (Alltags-)Leben, die das Menschenbild als Vorstellungskonzept veränderten. In der psychiatrischen Ausdeutung von Bewegung, Störung, Unaufmerksamkeit als Formen pathologischer Zustände trug die Klinik von Weygandt zur Definition dieses Menschenbildes bei.[51] Weygandt kommentierte die Bilderflut, die durch ihn selbst produziert wurde: „Wir sehen in den mitgeteilten Bildern und Aeusserungen deutlich Erregung, heiteren Affekt und Ideenflucht, zugleich die Ablenkbarkeit der Stimmung.“[52] Als demonstratives Bilddokument könnte es sich auch auf den modernen Ausdruckstanz der 1910er Jahre beziehen und die kreativen Potenziale der tanzenden Frauen hervorheben, so meine These. Die Ausdrucks-

---

49 Weygandt, Atlas, 311.

50 Siehe Georg Simmel, Die Großstädte und das Geistesleben, in: ders., Die Großstadt. Vorträge und Aufsätze zur Städteausstellung, hg. v. Th. Petermann, Bd. 9, Dresden 1903, 185-206. Hans Ostwalds *Großstadtdokumente* (1904-1908) sind Beispiele für ethnografische Studien über Berlin. Siehe auch Georg-Simmel-Zentrum für Metropolenforschung: http://www.gsz.hu-berlin.de; Hans-Sauer-Professur für Metropolen- und Innovationsforschung: http//:www.metropolenfor schung.de; siehe auch Jonathan Crary, Aufmerksamkeit. Wahrnehmung und moderne Kultur, Frankfurt a.M. 2002.

51 Zur Entwicklung der urbanen Kultur siehe Wolfgang Kaschuba, Die Überwindung der Distanz. Zeit und Raum in der europäischen Moderne, Frankfurt a.M. 2004, bes. 161-179. Zu Aspekten des Menschenbildes siehe die Anthologie Achim Barsch/Peter M. Hejl (Hg.), Menschenbilder. Zur Pluralisierung von der menschlichen Natur (1850-1914), Frankfurt a.M. 2000.

52 Weygandt, Atlas, 314.

tänzerin Mary Wigman zum Beispiel hatte um 1914 einen Tanz erfunden, den sie „Hexentanz" nannte. Er wurde beschrieben als Tanz ohne Musik mit wilder Bewegung, Leidenschaft, flatterndem Gewand und fliegenden Haaren.[53] Die amerikanische Tänzerin Isodora Duncan wollte das Göttliche im Menschen durch Bewegungen des Körpers ausdrücken. Sie war das menschliche Medium eines Traumes vom Einssein mit der Natur, ein geradezu übernatürliches Begehren, das wie in Wigmans „Hexentanz" in eine kontrollierte Performance überführt wurde. Der Mediziner Albert von Schrenck-Notzing analysierte und beschrieb ferner das berühmte Phänomen der so genannten Traumtänzerin Magdeleine 1904, die unter Hypnose künstlerische Körperbewegungen ausführte.[54]

Aber Weygandts Bilddokumentarismus verfolgte ein anderes Programm als die Parapsychologie: Die ausgelassenen Tänze von Frauen und ihre leidenschaftlichen Körperbewegungen wurden in den Kontext der Psychiatrie gestellt. Im übertragenen Sinn war die Fotografie dieser Gebärden bereits eine Zähmung oder Stillstellung des vom Arzt ausgemachten Problems. Ähnlichkeiten in den beschriebenen Phänomenen des Körperausdrucks vor und hinter den Mauern der Institution diskutierten Psychiater nicht. Anfang des 20. Jahrhunderts bildeten Okkultismus, Hypnose, Spiritismus und Ausdruckstanz ein kreatives Gemisch für die Bildenden und Darstellenden Künste. Derartige kulturelle Veränderungen, die das zeitgenössische gesellschaftliche Leben und Miteinander der Geschlechter prägten, haben sich allerdings nicht relativierend auf die psychiatrische Blickkultur ausgewirkt. Experimentelle Verfahren in der Medizin, die insbesondere durch Hypnose den Körper in Bewegung zu setzen, führten in die „Realität einer Kontrollgesellschaft [...], in der die Verbannung expliziter Repressalien keineswegs mit der Abwesenheit eines Machtgefälles zu verwechseln ist."[55] Weygandts tan-

53 Siehe Pia Witzmann: „Dem Kosmos zu gehört der Tanzende". Der Einfluß des Okkulten auf den Tanz, in: Okkultismus und Avantgarde, Ostfildern 1995, 600-624, hier: 617 f.

54 Siehe Gunnar Schmidt, Das Gesicht. Eine Mediengeschichte, München 2003, 117-133.

55 Nicolas Pethes, *L'aliéné ne raisonne plus expérimentalement?* Ludwig Staudenmaiers *Experimentalmagie* zwischen Okkultismus und Psychoanalyse, in: Thorsten Hahn u.a. (Hg.), Grenzgänge zwischen Wahn

zende Frauen sind als Bildmotive Gegenstände einer Zuschreibung des Anormalen. Wenn der Arzt die Frau fotografieren lässt, soll ihr Körperausdruck nicht Kunst oder Individualität selbstbewusster Frauen zeigen, sondern Wahn darstellen.

Verwandlungen zu Mann und Tier

Weygandt verwertete die Abbildungen aus seinem Lehrbuch von 1902 in der Ausgabe von 1920 erneut und erhöhte die Anzahl der Darstellungen um rund fünfzig auf 318 Abbildungen. Nicht nur Frauen wurden hier in „erregten Situationen“ gezeigt, auch einige Männer wurden mit Stellungen der Katalepsie mit aktiven und passiven Bewegungen, nach oben gerissenen Armen und Beinen abgebildet. Trotzdem blieb bei Wilhelm Weygandt die visuelle Dokumentation von Geisteskrankheit überwiegend weiblich. Das ist deshalb verwunderlich, weil Kriegspsychosen bei Männern im und nach dem Ersten Weltkrieg zahlreich waren. Die posttraumatische Belastungsstörung durch die Explosion von Bomben, der *shell shock*, war in den Symptomen denen von hysterischen Frauen ähnlich. Dennoch wurden solche Grenzverwischungen zwischen weiblich und männlich von Weygandt nicht thematisiert. Seine Visualisierungsarbeit bezieht sich auf eine klare Unterscheidbarkeit geschlechtsspezifischer Leidensformen und körperlicher Symptome.

Die Fotografie blieb weiterhin Weygandts Obsession. Er stellte sich als Körper-Psychiater vor, als Spezialist, der mehr sehen könne. In seinem Lehrbuch von 1920 hatte er einzelne farbige Tafeln von Kunstmalern anfertigen lassen, Aquarelle nach Fotografien. Dazu gehörte auch das Porträt einer Patientin mit einer Halbglatze und Bart. Die Fotografie, die als Vorlage für diese künstlerische Verwandlung gedient hatte, nahm Weygandt im Kapitel „Schizophrenie“ auf, das in dem von ihm herausgegebenen *Lehrbuch der Nerven- und Geisteskrankheiten* (1935) mit folgender Bildunterschrift abgedruckt wurde: „Verblödete schizophrene Frau mit Bartwuchs“ (Abb. 12). Die Abbildung der Bartfrau wurde 1920 wie ein selbstredendes Beispiel anormaler Weiblichkeit vorgestellt, der Text dazu diagnostizierte lakonisch: „Aufgrund endokriner Störungen kommt

und Wissen. Zur Koevolution von Experiment und Paranoia 1850-1910, Frankfurt a.M./New York 2002, 293-314, hier: 297.

als Adrenalsymptom manchmal Bartwuchs bei Frauen vor, insbesondere in der Dementia praecox."[56]

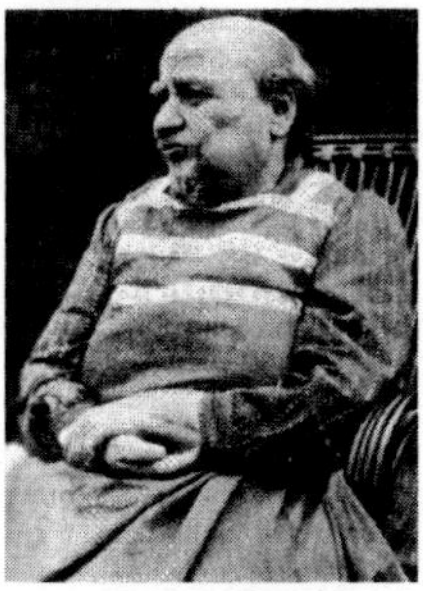

Abb. 12

Die Ausstellung der Patientin erinnert an die Performance von so genannten Bartweibern auf Jahrmärkten, denen in der zweiten Hälfte des 19. Jahrhunderts bebilderte Artikel in Familienzeitschriften vorangingen. In der populären Familienzeitschrift *Daheim* erschien 1883 ein belehrender Artikel über Bartfrauen und Haarmenschen, der den Kontrast zwischen weiblicher Seelenbeschaffenheit und männlichen sekundären Geschlechtsmerkmalen, wie der Gesichtsbehaarung, hervorhob.[57] Die Gewinn versprechende Ausstellung der bärtigen Frauen auf Jahrmärkten und im Zirkus beruhte auf dem konstatierten Widerspruch zwischen sichtbaren männlichen Körperzeichen und weiblichen Charaktereigenschaften. Es wurde Abweichung dem Publikum gezeigt, gleichzeitig aber Normalität behauptet. Das Rätsel sollte Zuschauer in Staunen versetzen und möglicherweise eine Auseinandersetzung mit dem physiognomischen Vorurteil provozieren, wie Adalbert Stifter raunte: „[J]a durch das Antlitz des Hässlichen fliegt mir oft eine schauerliche Schönheit [...]."[58] Kurz nach 1900 wurde die Bartfrau von der Medizin entdeckt, die nun mit der Abweichung ein Problem formulierte. Franz von Neu-

56 Wilhelm Weygandt, Erkennung der Geistesstörungen (Psychiatrische Diagnostik), München 1920, 170.

57 Siehe ausführlich dazu: Susanne Regener, Bartfrauen. Fotografien zwischen Jahrmarkt und Psychiatrie, in: Annette Keck/Nicolas Pethes (Hg.), Mediale Anatomien. Menschenbilder als Medienproduktionen, Bielefeld 2001, 81-96.

58 Adalbert Stifter, Brigitta (1847), München 1997, 8.

gebauer und Magnus Hirschfeld untersuchten den Virilismus sowohl in Gestalt als auch in der Psyche. Einerseits wurde das Anormale – die Rede war von Mannweib oder Virago – auf einem wissenschaftlichen Niveau enträtselt, andererseits wurde ein visuelles Archiv der Abweichung mit einer großen Bilderschau der *feminae barbatae* erstellt. Das, was an Vergnügungsorten allenfalls als kurios galt, wurde nun vom Sexualforscher Magnus Hirschfeld als Anormalität bezeichnet. Die sexuelle Zwischenstufe, wie Hirschfeld sie nannte, deutete auf die Doppelgeschlechtlichkeit des Menschen, die sich körperlich wie seelisch in einem schwankenden Prozess befinden konnte. Der Bartwuchs bei einer Frau könnte aber auch kosmetisch behandelt werden – das empfahl Hirschfeld – und damit sei das verstreute männliche Zeichen lediglich Maskerade. Diese soziogenetische Betrachtungsweise führte dazu, dass die Zwischenstufen und damit männliche wie weibliche Körperzeichen nicht als pathologische Merkmale aufgefasst wurden. Die in der Öffentlichkeit bekannt gewordenen Bartfrauen nahmen nicht gerade eine Männerrolle ein, sondern wurden bezüglich ihrer Kleidung und ihres Habitus als sehr weiblich beschrieben. Dieser Kontrast war es schließlich, der das Publikum in Staunen versetzte und den Schaustellern pekuniären Gewinn versprach.

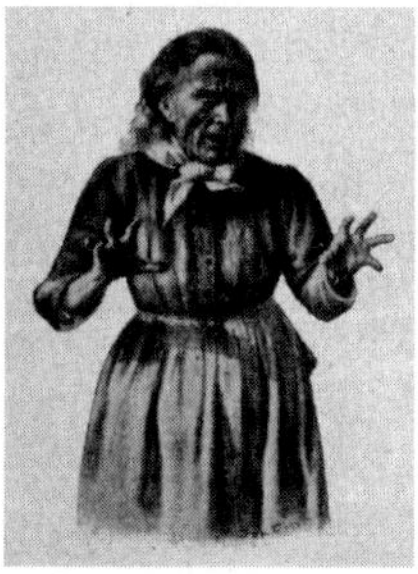

Abb. 13

Ganz anders ist die Situation in Weygandts Werk: Zunächst (1920) wurde die Bartfrau durch eine kolorierte Tafel ikonisch überhöht und dann mit einem kleinen Schwarz-Weiß-Foto (1935, Abb. 12) ausgestellt als Beweis für „Körpersymptome bei Schizophrenen", wie es hieß. In einem anderen Fall (Abb. 13) war die Gesichtsbehaarung ein Element für die Behauptung von Atavismus. Die Abbildung trägt den Titel „Melancholische Kranke, will sich in ihrem

Verwandlungswahn entsprechend als wildes Tier gebärden." Gezeigt wurde eine im Gesicht behaarte Frau, die ihre Finger krallenartig angespannt hat. Weygandt schrieb 1920 dazu:

„Bei Zorn leichteren Grades pflegt der Mund geschlossen zu sein, wenn auch zur Entladung geneigt, während die übrigen Muskeln dann dem Schmerzausdruck entsprechen. Lebhafter Zorn zeigt geöffneten Mund, wie zum Zubeißen bereit. Gelegentlich geht die zornige Spannung direkt in Angriffsbewegungen über, so bei der abgebildeten Kranken (Abb. 13, SR), die in ihrem Wahn, zu einem wilden Tier verwandelt zu sein, wütend auf ihre Umgebung lossprang."[59]

Die beigegebene Lithografie nach einer Fotografie sollte dem Leser die Verwandlung von Frau zu Tier anschaulich machen – dabei würde der so genannte Verwandlungswahn nicht auf die Vorstellungswelt begrenzt sein, sondern hätte Konsequenzen für die äußere Erscheinung. Die plötzliche Verwandlung von Frau zu etwas Anderem, zu etwas Nicht-Menschlichem, fand weitere Argumentationen in jenen Beobachtungen der Ärzte, die sie als unzivilisierte Handlungen und Verhaltensweisen charakterisierten. Dazu zählten eine absurde Sprache – „Wortneubildungen absurder Art, selbst die Erfindung einer eigenen sinnlosen Sprache" – absurde Stellungen des Körpers, eigenwillige Essmanieren und eine, wie es bei Weygandt hieß, Vernachlässigung des Äußeren.[60]

Der Anstaltsraum erschien in der Erzählung Wilhelm Weygandts als eben jene Heterotypie, in der der Wahnsinn einen Platz hatte, in der als unnormal geltende Verhaltensweisen ausgelebt wurden. Man sprach wirr, zeigte verschiedene Tics, aß unmanierlich, zerriss und zerstörte Dinge, vernachlässigte seine Kleidung und das Haar, wie es bei Weygandt hieß. Und manche Patientinnen sollen plötzlich nackt im Raum gestanden haben: „Eine Kranke stürmt einmal zum Fenster und streckt die Beine hinaus [...], eine andere rennt durch die Abteilung, wirft die Kleider ab und bleibt nackt in einer Ecke stehen."[61] Bei Abb. 14 handelt es sich um eine Lithografie nach einer Fotografie, die eine Patientin in der Ecke eines gefliesten Raumes vor einer, mit großen Eisenbeschlägen versehenen Tür zeigt. Weygandt demonstrierte 1902 mit diesem Bild, dass das Nar-

59 Weygandt, Erkennung, 25.

60 Siehe Weygandt, Atlas, 378-414.

61 Ebd., 411.

rativ eine visuelle Entsprechung habe. Was er zeichnen ließ, war eine für ihn ungewohnte Beobachtung, die im Kontext von stilistischen Mitteln (Bodenfliesen und geschlossene Tür) den Vorgang als psychiatrischen Fall vorstellte.

Im Kontext der Psychiatrie waren alles Körperliche und jede Handlung Indizien für die Diagnose Anormalität. Während sich im Leben außerhalb der Anstaltsmauern die Freikörperkultur im Zusammenhang mit der Lebensreformbewegung etablierte und den nackten Körper mit einer guten Beziehung zur Natur und mit Gesundheit und Schönheit verband, wurde Nacktheit im disziplinarischen Bereich der Anstaltspsychiatrie normiert und verboten – wohlgemerkt, nachdem sie fotografiert worden war.

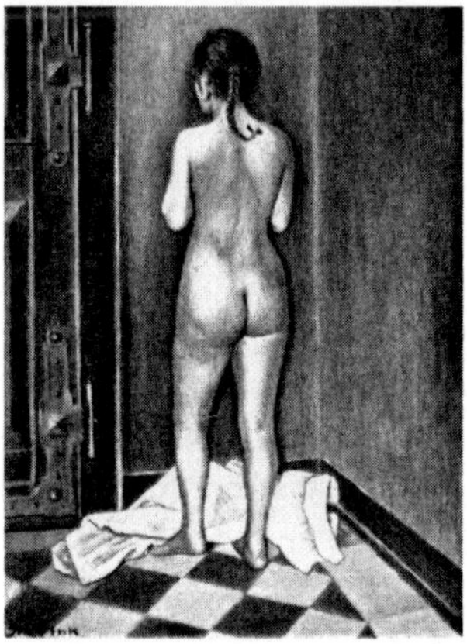

Abb. 14

Das Verhalten der nackten Patientin, die der Göttinger Psychiater Gottfried Ewald in den 1940er Jahren fotografierte (Abb. 15), wurde trotz ihrer eindeutig freudigen Mimik nicht als Zeichen für die Gesundheit der Patientin gewertet. Laut Bildlegende hatte die Patientin „in schwerster Erregung Kleider und Bettzeug zerrissen, das Bett demoliert, den Strohsack entleert und sich nackt in das Stroh gewühlt.“[62] Selbst noch in der 5. Auflage des Lehrbuches 1964 sollte dieses Foto das Bild sozialer und gesellschaftlicher Untauglichkeit bezeugen. Die Frau wäre auf einer Stufe ontologischer Rückbil-

62 Gottfried Ewald, Neurologie und Psychiatrie. Ein Lehrbuch für Studierende und Ärzte, 3., vermehrte und verbesserte Aufl., München/ Berlin 1949, 427.

dung. Als große Gefahr wurde in den 1950er Jahren das so genannte Entgleisen von Frauen beschworen: aus plötzlicher Hemmungslosigkeit entgleisen, sexuell entgleisen, der Anständigkeit entgleisen.[63] Die Szene auf Abbildung 15 wurde als ein solcher anormaler Höhepunkt in Gottfried Ewalds Lehrbuch abgedruckt.

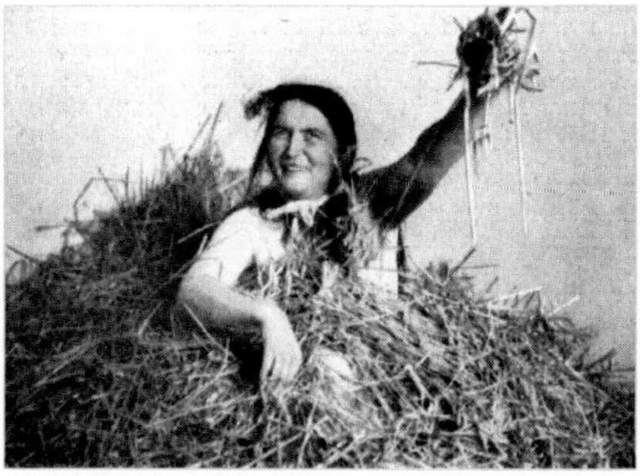

Abb. 15

Das, was mit Fotografien als evident bezeichnet wurde, war das Produkt einer Montage von Bild, Text und deutenden Beobachtungen der Patienten durch Ärzte; wir haben es mit einer komplex kodierten Intertextualität/Intermedialität zu tun[64] und historischen Orten der Diagnosen. Die Gesten, die Inszenierungen, die Bildmontagen und Retuschierungen, die Beschreibungen und Illustrationsarbeiten waren beständig darum bemüht, eine Gegenwelt zum Normalen zu entwerfen. Insbesondere an Frauen wurde exemplifiziert, dass Wahnsinn „eine Art chronologische und gesellschaftliche, psychologische und organische Kindheit des Menschen" darstellen würde.[65] Die psychiatrische Bildproduktion war in ständigem Austausch mit kulturell und visuell erfassten Vorgängen in der *normalen* Welt, zu der sie gleichzeitig einen kulturkritischen bzw. kulturpessimistischen Kommentar abgab.

63 Siehe ebd.

64 Siehe John Tagg, A Means of Surveillance. The Photograph as Evidence in Law, in: Screen Education 36 (1980), 17-55, hier: 42.

65 Foucault, Wahnsinn, 545.

7. Zerstörung von Patienten. Lobotomie und die schleichende Rückkehr der Psychochirurgie

Alltag, Kunst und Psychiatrie

In den zwanziger Jahren des 20. Jahrhunderts gab es – wie im vorherigen Kapitel beschrieben – immer wieder Hinweise auf psychiatrische Vorstellungen von Anormalität, die mit gesellschaftlichen und kulturellen Entwicklungen außerhalb der Anstaltsmauern kollidierten. Das, was im Verhalten und Aussehen von Patienten zu Indizien für eine spezielle Diagnose führte, war oftmals längst Bestandteil von Alltags- und Lebensformen. Dieser Sachverhalt wurde nur von wenigen Ärzten reflektiert und wenn, dann drückte sich darin Angst vor Entgrenzungsprozessen aus. Der Leipziger Psychiater Oswald Bumke beschrieb 1923 zeitgenössische Bedenken unter Ärzten, Krankheitsbegriffe könnten sich auflösen, weil sich darunter zu viele normale Verhaltensweisen subsumieren ließen.[1] Nicht nur die erwähnten Spiritisten oder Anhänger der Lebensreformbewegung, sondern auch Kunsthistoriker wie der Heidelberger Hans Prinzhorn zeigten eine besondere Aufmerksamkeit für Ausdrucksgebärden und produktive Zeugnisse von Psychiatriepatienten. Die Sammlung Prinzhorns von bildnerischen Werken Schizophrener und die bewusste Bezeichnung der entstandenen Zeichnungen und Malereien als Kunst war in dieser Periode als ein Meilenstein des Sprechens über kulturelle Normalität und als Ausdruck und Integration von Geisteskrankheit in gesellschaftliches Leben zu werten. Anteil an der

---

1 Siehe Oswald Bumke 1923, zit. n. Doris Kaufmann, Kunst, Psychiatrie und schizophrenes Weltgefühl in der Weimarer Republik. Hans Prinzhorns Bildnerei der Geisteskranken, in: Matthias Bormuth/Klaus Podoll/Carsten Spitzer (Hg.), Kunst und Krankheit. Studien zur Pathographie, Göttingen 2007, 57-72, hier: 59.

Kunstwerdung von Bildern und Plastiken internierter Kranker hatten auch etablierte Künstler wie Paul Klee und Emil Nolde.[2] Unter den Medizinerkollegen wurde über den Gehalt von *schizophrener Kunst* diskutiert. Die einen meinten, das Künstlerische entspringe noch gesunden Anteilen der Geisteskranken, die anderen bewunderten die Kreativität, die im so genannten Abnormen verborgen sei.[3]

Seeing the Insane, so der Titel eines Buches von Sander L. Gilman, meint den Prozess des Bildermachens.[4] Sich ein Bild vom Irren zu machen – das haben die vorangegangenen Kapitel aufgezeigt – ist mit Assoziationen und Bedeutungsveränderungen in Alltagsleben und Kunst verbunden und abhängig von wissenschaftlichen Machtpositionen und politischen Veränderungen. All das wirkt sich auf die Produktion von immateriellen Bildern über psychisch Kranke aus und selbstverständlich auch auf die konkreten fotografischen Abbilder, die das kulturelle Bildgedächtnis einer Kultur prägen. In der Zeit des Nationalsozialismus – das ist der historische Anknüpfungspunkt an das vorhergehende Kapitel – wird das Patientenbild standardisiert: Entweder ein Brustbild oder eine Ganzkörperaufnahme nackt, das waren die Formate für die Patientenakten. Es entstand eine *Gleichschaltung der Bilder*. Mit der Einführung des bebilderten Personalausweises und den populären so genannten Rassenbildern waren die psychiatrischen Visualisierungen verbunden. Es ging in dieser Zeit darum, vergleichbare, das heißt unter standardisierten Bedingungen entstandene Fotografien herzustellen, um Unterschiede, Anormales und quasi Rassenmerkmale daran festzumachen. Die Fotos vom nackten Körper entstanden unter dem Einfluss der in den 1930er Jahren außerordentlich virulenten Konstitutionsforschung, die vom Tübinger Psychiater Ernst Kretschmer entscheidend mitgetragen wurde und die das Körperparadigma in den Vordergrund stellte:

„Mit der Formel: *Körperbau und Charakter* ist das Problem der Gesamtperson in seinen Eckpunkten ausgedrückt. Es ist damit als heuristisches Prinzip aufgestellt, dass die menschliche Person eine Ganzheit bildet, deren Elemente sich bis zu dem Grade durchdringen und voneinander ab-

2 Siehe ebd.

3 Ebd., 70 f.

4 Siehe Sander L. Gilman, Seeing the Insane, New York 1996, 235.

hängig sind, dass man keine körperliche Einzelheit als von vorneherein für das Seelische gleichgültig betrachten könnte und umgekehrt.“[5]

Man kann daraus lesen, dass es Kretschmer darauf ankam, *sehend* detailliert zu untersuchen, welche körperliche Abweichung ein Hinweis auf eine Deformation der Seele sein könnte. Keine großen Gesten als Zeichen von geistiger Verwirrung, sondern feine Details und Varianten, die nur ein Arzt entziffern könne, waren damals im Fokus der Aufmerksamkeit. Indem man Patientenporträts den polizeilichen Aufnahmen und denen für rassenhygienische Maßnahmen anglich, wurde das Leib-Seele-Problem ein generelles. Die Konstitutionstypenlehre Kretschmers stand in einer wissenschaftlichen Linie mit kriminalbiologischen Entartungszeichen (Cesare Lombroso) und rassenbiologischen Merkmalen. Durch die Konstitutionstypenlehre weitete sich die Psychiatrisierung allgemein aus. Sie erfasste außerhalb der psychiatrischen Anstalten die gesamte Bevölkerung und wurde von Allgemeinmedizinern ebenso als Methode der Unterscheidung in rein/unrein, normal/anormal, rassisch höher- oder minderwertig eingesetzt. Die Konstitutionsforschung mit Ernst Kretschmer an der Spitze und bekannten Rassenhygienikern (z.B. Eugen Fischer, Fritz Lenz, Hans Grebe) setzte übrigens nach dem Zweiten Weltkrieg ihre Arbeit ungehindert fort. Es ist das Verdienst von Ernst Klee, die Fortschreibung der NS-Medizingeschichte in der Bundesrepublik Deutschland detailliert verfolgt zu haben.[6]

Ab 1934 sind Standard-Brustporträts und Ganzkörperaufnahmen für die rassische Detektion in deutschen psychiatrischen Krankenhäusern häufig (Kapitel 3). Diese Fotografien-wider-Willen sind jenen Aufnahmen ähnlich, die während medizinischer Experimente und für Kriminalakten angefertigt wurden.[7]

---

5 Ernst Kretschmer, Körperbau und Charakter, in: Handbuch der Erbbiologie des Menschen, hg. v. Günter Just, Bd. 2, Berlin 1940, 730-753, hier: 730.

6 Siehe Ernst Klee, Deutsche Medizin im Dritten Reich. Karrieren vor und nach 1945, Frankfurt a.M. 2001, 258-263.

7 Abbildungen exemplarisch in: Susanne Regener, Fotografische Erfassung. Zur Geschichte medialer Konstruktionen des Kriminellen, München 1999; Ulrich Hägele, Optische Internierung des Menschen. Patientenphotos aus der Tübinger Nervenklinik 1920 bis 1950, in: Her-

In diesem letzten Kapitel des Buches geht es um die wenigen Bilder, die in der psychiatrischen Literatur nach dem Ende des Zweiten Weltkrieges über die als Heilmethode bezeichnete Gehirnoperation Lobotomie veröffentlicht wurden. Lobotomie (oder synonym Leukotomie) war neben Elektroschock- und Insulinschock-Therapien der folgenreichste Eingriff für psychiatrische Patienten. Operative Eingriffe am Gehirn wurden in der Vision der Ärzte zur Behandlung von seelischen Problemen eingesetzt. Nur in wenigen Fällen wurden Lobotomie-Patienten fotografiert.

Menschenbild der Psychochirurgie

Um es gleich vorweg zu nehmen: Der Eingriff am Gehirn ist bis in unsere Tage eine medizinisch umstrittene Operation und ethisch höchst zweifelhaft. Zehntausende Menschen, es gibt keine genaue Zählung, sind seit 1935 weltweit lobotomiert worden, mit dem Ziel einen psychischen Zustand oder ein Verhalten zu verändern.[8] Die Lobotomie ist zwar weitgehend diskreditiert, aber sie verweist auf eine materialistisch-naturwissenschaftlich ausgerichtete Medizin, die sich über Jahrhunderte entwickelt hat und – wie zu zeigen sein wird – noch heute Teil medizinischen Denkens und medizinischer Praxis ist. Über der gesamten Geschichte der Gehirnoperationen zum Zwecke der vorgeblichen *Heilung* psychischer Krankheiten und so genannter auffälliger Verhaltensweisen liegt ein Schleier der Verharmlosung, der auf mangelnde wissenschaftsgeschichtliche Aufarbeitung der Psychochirurgie zurückzuführen ist. Wie durch eine 2008 in Kopenhagen verteidigte Dissertation belegt, ist in diesem Bereich weltweit eine mangelnde medizinische Fall-Evaluation der operierten Patienten und eine Beschönigung der Ergebnisse festzustellen. Oftmals ist das Aktenmaterial vernichtet worden.[9] Der

mann J. Pretsch (Hg.): ‚Euthanasie'. Krankenmorde in Südwestdeutschland, Zwiefalten 1996, 135-163.

8 Siehe Jürgen Hill, Der frontale Griff in das Gehirn und die Entwicklung der Psychochirurgie, Münster/Hamburg 1992; Mical Raz, Between the Ego and the Icepick. Psychosurgery, Psychoanalysis, and Psychiatric Discourse, in: Bulletin of the History of Medicine, 2008, 82: 387-420.

9 Siehe Jesper Vaczy Kragh, Det hvide snit. Psykochirurgi og dansk psykiatri 1922-1983, København 2010.

Zweig dieser psychiatrischen Patientenbehandlung umfasst ein ganzes Jahrhundert. Von den ersten gehirnchirurgischen Versuchen des Schweizer Arztes Gottlieb Burckhardt (1888) bis zu stereotaktischen Operationen in den 1980er Jahren. Die Psychochirurgie ist neben Psychopharmaka und Elektroschockbehandlungen das repressivste Mittel der Psychiatrie im 20. Jahrhundert.

Entsprechend der Zielsetzung dieses Buches wird es im Folgenden primär darum gehen, ikonografische Befunde der Episode der Lobotomie bzw. Leukotomie zu studieren. Meine These ist, dass diese inhumane medizinische Behandlungsmethode mit ihren fotografischen Belegen inhaltlich an die ersten Psychiatriereformen anknüpfen wollte: Das heißt, nicht nur die Diagnose, sondern auch die Heilung eines Patienten sollte dokumentiert werden. Die Semantik der Fallbeschreibungen allerdings zeigt die psychiatrische Gewalt, die Zwangsbehandlung und die Macht des Arztes über den Patienten.

Warum interessiert uns die Lobotomie noch heute? Zunächst ist eine Rückwärtsbewegung zu konstatieren. Lobotomien werden in den USA und Europa immer noch durchgeführt und heute dort wieder zugelassen, wo sie eine Zeitlang abgeschafft waren. Voraussetzung ist, dass der Patient oder seine Angehörigen einwilligen und die ärztliche Expertise umfassend ist.[10] Das Menschenbild der Psychochirurgie ist von einer biologischen Sichtweise geprägt. Ihre Vertreter (überwiegend Männer) sind davon überzeugt, dass psychische und soziale Probleme und auch so genanntes abweichendes Sexualverhalten durch Fehlfunktionen im Gehirn erzeugt werden. Diese so genannten neurologischen Defekte könne man lokalisieren und operativ beheben, soweit die Idee. In den späten 1930er Jahren wurde mit der Psychochirurgie an das Theorem der biologischen Ursachen von Geisteskrankheiten aus dem späten 19. Jahrhundert angeknüpft. Unter dem Einfluss der Genetik wurde diese Entwicklung nach dem Zweiten Weltkrieg fortgesetzt. Der US-amerikanische Medizinhistoriker Edward Shorter spricht von „der zweiten biologischen Psychiatrie" und vertritt die Auffassung, dass erst

10 Siehe das Gespräch zwischen Michel Foucault und David Cooper 1977 über Einsperrung, Psychiatrie, Gefängnis, in: Michel Foucault, Dits et Ecrits, Schriften, Bd. 3, Frankfurt a.M. 2003, 434-467, hier: 441.

der wissenschaftliche Fortschritt den biologischen Standpunkt hatte untermauern können.[11]

Die Lobotomie muss uns heute noch beschäftigen, weil sie als Vorgänger-Technik von noch immer praktizierten Stereotaxien (computergestützte Gehirnoperationen) bei psychisch Kranken auf eine vergleichbare Haltung und ein spezifisches Menschenbild verweist. Psychochirurgie ist an sich schon ein unlogischer Terminus, wie der Arzt und Psychiatrie-Kritiker Thomas Szasz schreibt, denn die Psyche ist nicht Teil des Körpers. Außerdem operiert man an einem körperlichen Organ – dem Gehirn –, das biologisch völlig normal funktioniert.[12] Es geht also um mehr als eine Technik: Welche Gewalt und welche Macht übt der Arzt über den Patienten aus, wenn er eine bestimmte Therapie favorisiert? Welche Argumente finden Ärzte für ihre Behandlungsmethoden, und was sagt das über das Verhältnis zwischen Arzt und Patient und den Blick des Arztes aus? Die wissenschaftliche Unterscheidung zwischen dem, was als normal oder anormal im Verhalten und am Äußeren von Menschen angesehen wurde, ist von langer Dauer und wurde in den vorangegangenen Kapiteln dieses Buches immer wieder erörtert. Der Gegenstand – die Patientenfotografie – kann nicht ohne den kulturgeschichtlichen Kontext verstanden werden. Daran zu erinnern ist, dass sich mit dem Behaviorismus des 20. Jahrhunderts die Auffassung durchsetzte, mit Hilfe der Wissenschaft könne man das menschliche Verhalten nicht nur erkennen, sondern auch verändern. „Kurzum, die Behavioristen haben einen starken Hang zu der Auffassung, der Mensch sei höchst knetbar und müsse folglich auch geknetet werden“, resümierte 1978 der Publizist Vance Packard in seiner Anklageschrift zum *somatic treatment.*[13]

Techniken, die den Menschen in der Psychiatrie vermessen, beschreiben, abbilden, fotografieren, archivieren, führten im Zusammenhang mit der akademischen Etablierung der psychiatrisch-medizinischen Wissenschaft seit Mitte des 19. Jahrhunderts zu einer bestimmten Vorstellung davon, welches Individuum als gestört, psy-

11 Edward Shorter, Geschichte der Psychiatrie, Reinbek b. Hamburg 2003, 359-430.

12 Siehe Thomas Szasz, The Myth of Psychotherapy, New York, 1978, 6-7.

13 Vance Packard, Die große Versuchung. Eingriff in Körper und Seele, Düsseldorf/Wien 1978, 21.

chisch krank, anormal oder potenziell kriminell zu bezeichnen sei. Im 19. Jahrhundert wurden in der Institution Psychiatrie jene Effekte vervielfältigt und oft auch visualisiert, die im Zuge eines gesamtgesellschaftlichen und politischen Normalisierungsprozesses standen. Dieser Normalisierungsprozess begann bereits im 18. Jahrhundert. Visualisierungen, die versuchen, eine Norm für das Kranksein zu dokumentieren, wurden eingesetzt, um einen ärztlichen Machtanspruch zu legitimieren. Eine Norm enthält also einen Machtanspruch. Die Norm ist aber nicht ein einfaches Muster der Anwendung, sondern ein Element, von dem aus ein Machtanspruch begründet wird.[14] Der französische Philosoph und Wissenschaftshistoriker Georges Canguilhem hat in seinem Buch *Das Normale und das Pathologische* das Verhältnis von Norm und dem Normalen folgendermaßen beschrieben:

> „Wenn man weiß, dass *norma* das lateinische Wort für Winkelmaß ist und dass *normalis* senkrecht bedeutet, so weiß man fast schon alles über den semantischen Ursprung der Termini Norm und normal, die später auf zahlreiche andere Bereiche übertragen wurden. Eine Norm, ein Richtmaß dient dazu, gerade zu machen, zu richten und wieder aufzurichten."[15]

Normieren und normalisieren bedeutet also, dem Objekt etwas aufzuzwingen und es zu etwas anderem machen zu wollen. Die Visualisierungsstrategien in Medizin und psychiatrischer Klinik hatten an diesen Prozessen der Normalisierung des Körperbildes entscheidenden Anteil. Während die einen Fotografien einen kranken, nichtnormalen Zustand zeigten, wurde bei den so genannten Vorher-Nachher-Fotografien – die in diesem Kapitel Thema sind – auch die erfolgte Anpassung fotografisch dokumentiert.

Neue Euphorie?

In Publikationen der Psychochirurgie der jüngeren Vergangenheit werden Vorgehensweisen meistens mit schematischen Abbildungen und künstlich generierten Darstellungen illustriert. Abb. 1 zeigt eine Zeichnung aus den 1940er Jahren, die, eine visuelle Tradition anzeigend, 1973 als Illustration verwendet wurde. Ferner wurden Vor-

---

14 Siehe Michel Foucault, Die Anormalen, Frankfurt a.M. 2003, 72.

15 Georges Canguilhem, Das Normale und das Pathologische, hg. v. Wolf Lepenies/Henning Ritter, Frankfurt a.M/Berlin/Wien, 163.

bereitungen für stereotaktische Operationen fotografiert, bei der der Kopf des Patienten in einem Gerät fixiert wird, das die millimetergenaue Einführung einer Sonde garantieren soll.

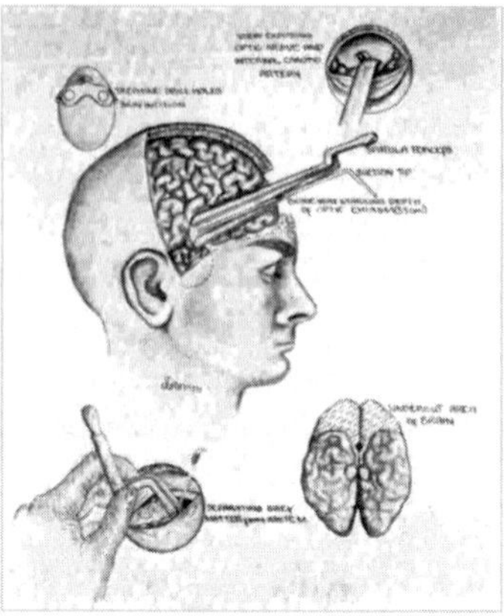

Abb. 1

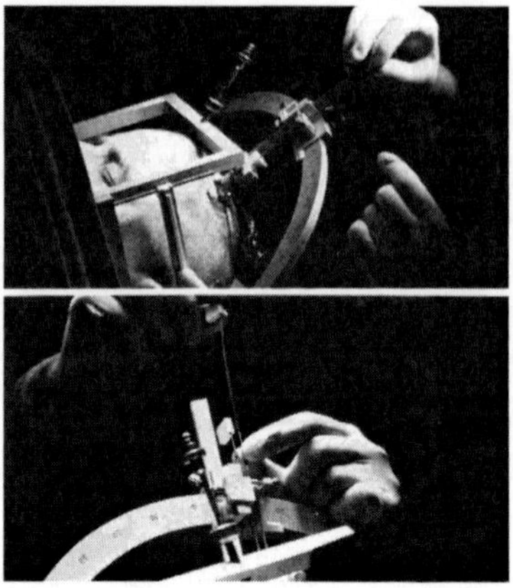

Abb. 2

Das Lehrbuch *Psychochirurgie* von Meinhard Adler und Rolf Saupe zeigte 1979 die Fotografie eines Patienten mit stereotaktischem Gerät in Nahaufnahme (Abb. 2), allerdings mit einer Bildlegende, die die skeptische Haltung der Autoren zum Apparate-Einsatz ausdrückte: „Nur noch der Kopf scheint von Interesse. Die Genauigkeit des Zielpunktes scheint das ausschlaggebende therapeutische Ziel zu sein.“[16] Die Technik rückt in den Vordergrund, die den Körper abermals in den Blick nimmt. Das Problem sei die wenig theoretisch reflektierte Praxis der Psychochirurgen:

„Schaut man sich die Dominanz der technologischen Aspekte in der Psychochirurgie-Literatur an, so drängt sich einem der Eindruck auf, dass das Menschenbild der Psychochirurgen das Gehirn als eine hoch komplexe kybernetisch und mechanisch aufzufassende Maschine in den Mittelpunkt rückt, von deren innerer Struktur, bzw. von der Möglichkeit, sie zu beeinflussen, man fasziniert ist.“[17]

16 Meinhard Adler/Rolf Saupe, Psychochirurgie. Zur Frage einer biologischen Therapie psychischer Störungen, Stuttgart 1979, 40.

17 Ebd., 233.

Die Illustration hat in diesem Kontext die Funktion, die Unterwerfung des kranken Menschen unter die Maschine zu dokumentieren. Eine weitere kritische Auseinandersetzung mit Footage-, Film- und Fotomaterial über die Lobotomie in den 1940er Jahren nimmt die Dokumentation *The Lobotomist* vor, die 2008 vom US-amerikanischen öffentlich-rechtlichen Fernsehsender PBS ausgestrahlt wurde.[18]

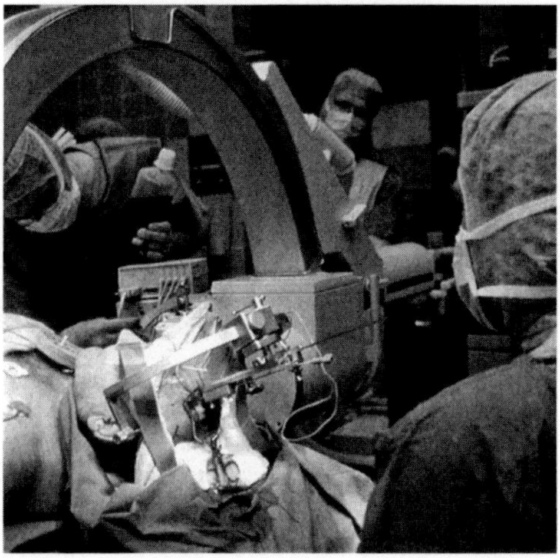

Abb. 3

2004 wurde sowohl im *Deutschen Ärzteblatt,* im Feuilleton der *Süddeutschen Zeitung* als auch in einer Fernsehsendung „die Rückkehr der Psychochirurgie“ diskutiert.[19] Ein Jahr zuvor hatte ein *Spiegel Special*-Heft die Entwicklung und Anwendung eines so genannten Hirnschrittmachers populärwissenschaftlich aufgearbeitet und mit einer Fotografie aus dem Operationssaal illustriert (Abb.

18 The Lobotomist, R: R.A. Fedde, USA 2008, siehe auch: http://www.pbs.org/wgbh/amex/lobotomist/program/ (2.6.2009).

19 Siehe Bernhard Albrecht, Stereotaxie/Hirnschrittmacher. Rückkehr der Psychochirurgie, in: Deutsches Ärzteblatt, PP 3, Oktober 2004 (http://www.aerzteblatt.de/archiv/43803/); Meinhard Adler/Klaus Röckerath/Ulrich Ehebald/Bernhard Albrecht, Operation gegen den inneren Zwang, in: Süddeutsche Zeitung, Nr. 69 (23.3.2004). Pro7-Magazin Galileo, Psychochirurgie. Letzte Hoffnung Hirnschrittmacher, 9.6.2006 (Wh. vom 6.10.2005).

3).[20] Der Anschluss des Kopfes an den Arretierungsring erinnert an den Roboter Maria aus Fritz Langs *Metropolis* (1927) und suggeriert eine mystische Verbindung zwischen Mensch und Maschine (Abb. 4). Der Spielfilm entwickelte Vorstellungsbilder für die Manipulation am Menschen.

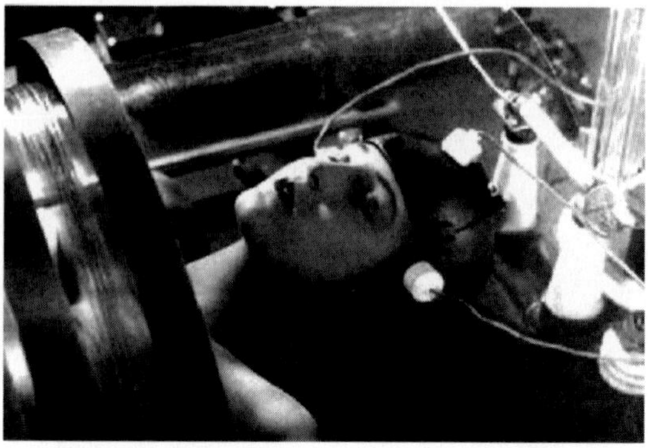

Abb. 4

Hirnschrittmacher ist die populäre Bezeichnung für elektrische Stimulationen von Gehirnregionen. Dazu gehören in den Kopf operierte Elektroden und ein außen am Körper angebrachtes Steuerungsgerät. Hirnschrittmacher werden heute für Parkinson-Erkrankte verwendet, aber auch bei Epilepsie, Zwangshandlungen und Angstzuständen. Nicht weit ist der Weg zu Gehirn stimulierenden Operationen bei neurotischen Krankheiten, so fürchten die Kritiker der neuen Euphorie über Eingriffe ins Gehirn. Damit würde eine Renaissance der so genannten Psychochirurgie eingeleitet, die in der ersten Hälfte des 20. Jahrhunderts zu verheerenden operativen Experimenten mit psychisch Kranken geführt hatte.

Die *Deutsche Parkinson Vereinigung* wirbt mit einer verfremdeten, stilisierten Darstellung eines Patienten mit implantiertem Hirnschrittmacher (Abb. 5).[21] Mit Illustrationen dieser Art wird eine Distanz zum Eingriff geschaffen. Eine Steuerung von Funktionen im

20 Beate Lakotta, Schrittmacher für die Seele, in: Spiegel Special. Die Entschlüsselung des Gehirns, Nr. 4, 2003, 134-137.

21 Siehe Deutsche Parkinson Vereinigung (Hg.), „Hirnschrittmacher" gegen die Parkinson-Erkrankung. Eine Patientenaufklärung der dPV, Neuss o.J. [2002].

Gehirn ist nach wie vor umstritten. Keineswegs hat die, von Edward Shorter als verfeinert benannte, zweite Phase der biologischen Psychiatrie wesentliche Differenzierungen erbracht. In den 1960er Jahren bereits operierte man Elektroden ins Gehirn mit dem Ziel, mit Hilfe von Fernsteuerungen dieser implantierten Geräte Gefühle und Verhalten der Patienten zu beeinflussen. Diese „Electrical Stimulation of the Brain" (ESB) weckt *science-fiction*-artige Assoziationen an eine vollständige Kontrolle über den Menschen. Vorstellungen über Gehirnwäsche sind damit verbunden und – wie ein amerikanischer Forscher in 1960er Jahren prognostizierte – Vorstellungen von einer „Psychozivilisierung" der Gesellschaft.[22]

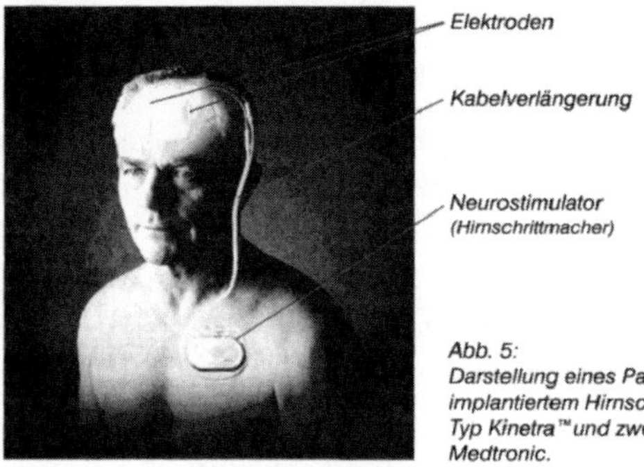

Abb. 5: Darstellung eines Patienten mit implantiertem Hirnschrittmachersystem Typ Kinetra™ und zwei Elektroden, Medtronic.

Abb. 5

Ist die Seele nur eine Funktion des Körpers? Die Möglichkeiten operativer Stimulierung des Gehirns und die Implantation von Hilfsmitteln wie *Brain-Computer-Interfaces*, Gedächtnis-Speicherchips, Sinnesorgane für Infrarotsehen und Kortex-Implantate für die Vernetzung im *Cyberspace* werfen ethische und kulturphilosophische Fragen auf. Das Verhältnis von Seele und Körper und die Substanz des Selbst könnten technisch verändert werden. „Schon jetzt fürchten [...] Fachleute, dass die Hirnkrücke für Kranke zum Accessoire

22 José M. R. Delgado, Physical Control of the Mind. Toward a Psychocivilized Society, New York/Evanston/London 1969; Volkmar Sigusch, Medizinische Experimente am Menschen. Das Beispiel Psychochirurgie, Berlin 1977, 9.

der Gesunden werden könnte“, heißt es salopp in einem Dossier über die Neurochirurgie in *Die Zeit* vom August 2007.[23]

Nahezu schleichend wird in diesem wissenschaftlich-journalistischen Text die Opposition von gesund und krank kritiklos perpetuiert, die immer schon Grundlage ärztlichen Blicks und therapeutischen Handelns war. Obgleich die somatische Behandlung in Psychiatrien durch den Einfluss der pharmazeutischen Firmen heute wieder eine große Bedeutung hat, ist eine positive Einstellung zum chirurgischen Eingriff zum Zwecke einer Korrektur seelischen Leidens und abweichenden Verhaltens in Ärztekreisen gedämpft.[24] Zu stark negativ ist die Psychochirurgie durch die historische Praxis der Lobotomie besetzt.

Geschichte der Lobotomie

Lobotomie (griechisch: Stirn, Schnitt) synonym auch als Leukotomie (griechisch: weiß, Schnitt) bezeichnet und die später entwickelte Stereotaxie sind medizinische Termini für operative Eingriffe, bei denen jedes Mal Gehirngewebe entfernt bzw. zerstört wurde. Der Eingriff umfasste folgende Schritte: Unter Betäubung des Patienten wurden mit einem Handbohrer zwei Löcher, die Trepanationsöffnungen, oberhalb der Schläfen in den Schädel gebohrt. Hier wurde ein löffelähnliches Instrument eingeführt, mit dem der Arzt im präfrontalen Bereich des Gehirns Nervenstränge durchschnitt. Die spätere Anwendung des Arretierungsringes bei der Stereotaxie sollte den Eingriff besser berechenbar machen.

Verschiedene historische Phasen dieser neurochirurgischen Praxen sind auszumachen: Bereits 1888 wurde vom Schweizer Psychiater Gottlieb Burckhardt Psychochirurgie praktiziert, entsprechend der zeitgenössischen medizinischen Doktrin, dass die mentale Krankheit eine Gehirn-Krankheit sei. Bei sechs als schizophren diagnostizierten Patienten (zwei Frauen und vier Männern) entfernte er Hirnrindengewebe, um sie ruhig zu stellen. Die Patienten sollten ihr

23 Ulrich Bahnsen, Bauteile für die Seele, in: Die Zeit, Nr. 34, 16.8.2007.

24 Vgl. Elliot S. Valenstein, Great and Desperate Cures. The Rise and Decline of Psychosurgery and Other Radical Treatments for Mental Illness, New York 1986; ders., Blaming the Brain, The Truth About Drugs and Mental Health, New York 1998.

Verhalten der Anstaltsnorm anpassen können.[25] Burckhardts Gehirnoperationen zur Behandlung von Geisteskrankheit wurden nicht weiter praktiziert und seine klinischen Studien dazu ignoriert.[26] Erst Jahrzehnte später wurde der portugiesische Arzt Egas Moniz zum Begründer der modernen Psychochirurgie. Nach dem Ersten Weltkrieg hatte er zunächst an Schimpansen die Lobotomie erprobt. Später, zwischen November 1935 und Februar 1936, operierte Moniz dann zwanzig psychiatrische Patienten in Lissabon, von denen er behauptete, sieben wären durch die Leukotomie geheilt, sieben in ihrem Zustand verbessert worden und die restlichen ohne Veränderung geblieben.[27]

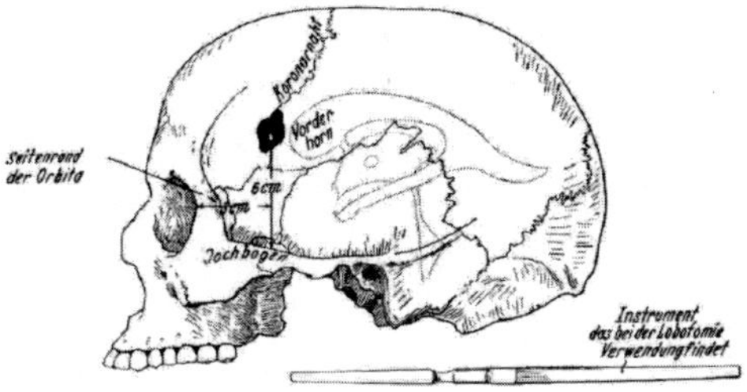

Abb. 6

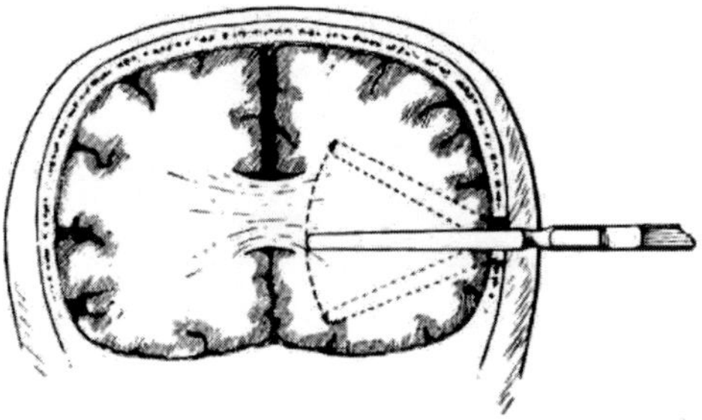

Abb. 7

25 Hill, Der frontale Griff, 282 f.

26 Siehe J. L. Stone, Dr. Gottlieb Burckhardt – the Pioneer of Psychosurgery, in: Journal of the History of Neuroscience, 10 (1), 2001, 79-92.

27 Siehe Edward Shorter, A Historical Dictionary of Psychiatry, Oxford 2005, „Lobotomy“, 163-164.

In den USA stieß der Arzt und Leiter der Psychiatrie in Washington D.C., Walter J. Freeman, auf die Arbeiten von Moniz und entwickelte zusammen mit James W. Watts ab 1936 die präfrontale Lobotomie – den Eingriff in die weiße Hirnsubstanz des Frontallappens (Lobus praefrontalis).[28] 1942 erschien ihr einschlägiges Werk *Psychosurgery* mit exemplarischen Fallbeispielen und Illustrationen zu technisch operativen Vorgängen.[29] Die schematischen Abbildungen, die dort Freemans Methode illustrieren (Abb. 6, Abb. 7), suggerieren eine einfache und technisch beherrschbare, mit anderen Worten eine risikolose, punktgenaue Operation, vergleichbar mit der Entfernung eines Tumors. In den 1940er und 1950er Jahren wurde die Lobotomie nicht nur in den USA, sondern weltweit zu einer vielfach praktizierten Behandlungsmethode in der Psychiatrie. Insbesondere Walter Freeman genoss mediales Aufsehen, nachdem er 1945 die transorbitale Lobotomie erfunden hatte: Mit einem eispickelartigen spitzen Gegenstand drang der Arzt unter dem Augenlid in die Augenhöhle vor und gelangte dann mit einem Hammerschlag ins Gehirn (Abb. 8). Hier bewegte er das Instrument seitlich hin und her und zog es dann wieder heraus.

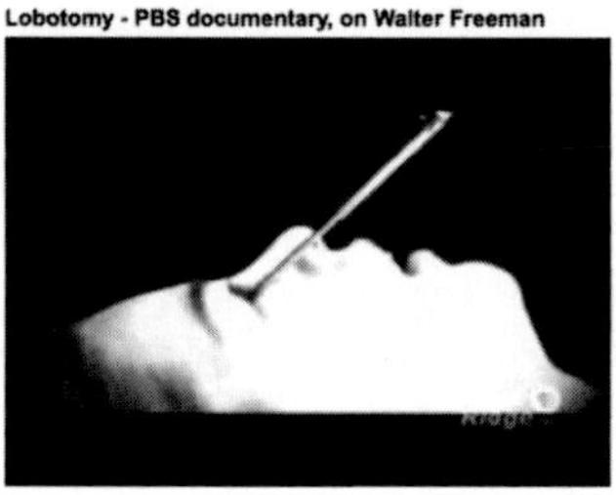

Abb. 8

Diese Methode wurde bei örtlicher Betäubung und nach Elektroschock auch von niedergelassenen Psychiatern ohne chirurgische

28 Verfahren und Bezeichnungen vervielfachen sich: siehe Adler/Saupe, Psychochirurgie, 65-78; Traugott Riechert, Der heutige Stand der Psychochirurgie, in: Der Nervenarzt, 20. Jg. (1949), 14-20.

29 Siehe Walter Jackson Freeman/James Winston Watts, Psychosurgery. Intelligence, Emotion and Social Behavior following Prefrontal Lobotomy for Mental Disorders, Springfield 1942.

Erfahrung durchgeführt.[30] Die als *Ice-pick-Lobotomy* bezeichnete Operation dauerte kaum zehn Minuten und wurde eine Art Massenbewegung operativer Heilungsversuche von diversen Erkrankungen weltweit.[31]

Freeman wurde in den 1940er und 1950er Jahren von den Medien wie ein Wunderheiler gefeiert: Vor laufender Kamera und zahlreichen Zuschauern nahm er in überfüllten Hospitälern Lobotomien vor. Hintergrund für die Aufmerksamkeit waren alarmierend schlechte Zustände in US-amerikanischen Psychiatrien, über die die Zeitschrift *Life* 1946 einen umfassenden Bildbericht veröffentlichte. Unter Schlüsselbegriffen wie Verzweiflung, Vernachlässigung, Zwang, Überfüllung, Nacktheit schilderten der Autor Albert Q. Maisel und der Fotograf Jerry Cooke skandalöse Verhältnisse.[32] Freemans transorbitale Lobotomie schien in diesem Kontext schnelle Abhilfe zu versprechen, wenn man die Indikation für die Eispickel-Operationen erweiterte. Nicht nur Schizophrenie und Zwangsneurosen, sondern auch Kriegstraumata, Depressionen, abweichendes Verhalten von Kindern, Homosexualität zählten zu den Indikationen für eine Lobotomie. Freeman hat wahrscheinlich 3500 Operationen selbst vorgenommen.[33] Über das Ausmaß der Operationen weltweit gibt es keine verlässlichen Zahlen.

Die Monografie von Freeman und Watts unter der Sammelüberschrift *Psychochirurgie* (1942) stellte eine umfassende Dokumentation der US-amerikanischen Lobotomiepraxis dar, die 1949 von Anton Edler von Braunmühl ins Deutsche übertragen wurde.[34] Braun-

30 Siehe Adler/Saupe, Psychochirurgie, 74; Riechert, Psychochirurgie, 16.

31 Über eine von Freeman 1960 durchgeführte Operation spricht ein ehemaliger Patient: http://www.npr.org/templates/story/story.php?StoryId=5014080 (30.03.10).

32 Albert Q. Maisel, Bedlam 1946. Most U.S. Mental Hospitals are a Shame and a Disgrace, in: Life Magazine, May 6, 1946; Abbildungen und Text zum downloaden unter: http://www.mnddc.org/parallels2/prologue/index.htm (30.03.10).

33 Siehe Ronald D. Gerste, Die Lobotomie. Wie ein Relikt aus finsterer Zeit, in: Deutsches Ärzteblatt 105 (H. 18), 2008, A-945 f.

34 Walter J. Freeman/James W. Watts, Psychochirurgie. Intelligenz, Gefühlsleben und soziales Verhalten nach praefrontaler Lobotomie bei Geistesstörungen, Stuttgart 1949.

mühl war im Nationalsozialismus als vehementer Verfechter der somatischen Psychiatrie (besonders der Elektrokrampf-Therapie) in der bayerischen Anstalt Eglfing-Haar tätig. Er bat nach dem Krieg die Besatzungsbehörden um Geheimhaltung der Morde in der Psychiatrie, um angeblich das Vertrauen der Bevölkerung nicht zu erschüttern.[35] Als erster Deutsche führte Braunmühl 1946 in Eglfing-Haar die erste psychochirurgische Operation nach dem Krieg durch: an einer Patientin mit der Diagnose Schizophrenie.[36]

Als amerikanischer Import wurde die Lobotomie in Deutschland nach 1945 nur zögerlich angewandt, während sie in den angelsächsischen und in den skandinavischen Ländern bereits längere Zeit erprobt war. Der erste *Internationale Kongress der Psychochirurgie* 1948 in Lissabon setzte neue Perspektiven für die Eingriffe ins Gehirn. Von über 8.000 Fällen weltweit wurde dort berichtet, man tauschte Erfahrungen und neue Techniken aus. 1949 bekam Egas Moniz für die Lobotomie den Nobelpreis für Medizin verliehen – damit wurde ein öffentlichkeitswirksames Zeichen für die Kontinuität der Vorstellung von psychischer Krankheit als Körperkrankheit gesetzt. Die Auszeichnung popularisierte auch die damit verbundene Einstellung, hospitalisierte Kranke müssten ruhiggestellt und sozial angepasst werden. Zwar wurde oft eingeräumt, dass man mit Lobotomie/Leukotomie nicht gänzlich heilen, aber betont, dass man mit dem Eingriff Linderung und Beruhigung herbeiführen könne. „Sozial gebessert" oder „sozial geheilt" waren Begriffe der psychiatrischen Praxis, die ein unauffälliges Sozialverhalten und eine bestimmte Arbeitsfähigkeit des Individuums meinten.[37] Dahinter ver-

35 Siehe Klee, Deutsche Medizin, 90; Michael von Cranach/Hans-Ludwig Siemen (Hg.), Psychiatrie im Nationalsozialismus. Die Bayerischen Heil- und Pflegeanstalten zwischen 1933 und 1945, Oldenburg 1999; Max Müller, Über die präfrontale Leukotomie, in: Der Nervenarzt, 19. Jg., H. 3/4 (1949), 97-107.

36 Siehe Hill, Der frontale Griff, 36. Offen ist, ob neben dem 1941 eingeführten Elektroschock auch die Lobotomie in Elgfing-Haar gängige Praxis war – Krankenakten sind unauffindbar, ebd., 268.

37 Siehe zur Situation in der Schweiz: Marietta Meier, „Soziale Heilung" als Ziel psychochirurgischer Eingriffe. Leukotomie im Spannungsfeld von Individuum, Anstalt und Gesellschaft, in: Schweizerische Zeitschrift für Geschichte, Vol. 54 (2004), 410-425; dies., Psychochirurgie. Eingriffe am Gehirn als Maßnahme gegen „asoziales"

bargen sich normierte Vorstellungen über gesellschaftliche Anpassung und angepasstes Verhalten in der Klinik, die mit visuellen Vorstellungen korrespondierten.

Lobotomie hinterlässt viele Defekte. Es kommt zu einer völlig veränderten Persönlichkeit: Der Betroffene verlangsamt, wird schwerfällig, apathisch, regressiv; er wird unempfindlich für differenzierte Gefühlsbeziehungen; es kommt zu Fresssucht, Epilepsie und Lähmungen. Bei stereotaktischen Eingriffen treten häufig Persönlichkeitsdefekte wie Störungen des Sehens und Sprechens, der Konzentration und des Schlafes auf. Der Eingriff kann zu Kreislaufkollaps und zum Verlust des Erinnerungsvermögens führen.[38] Die Lobotomie ist als Teil jener Tradition zu begreifen, die in der Medizin den gestalterischen Eingriff proklamierte. Die Eugenik und Rassenhygiene, die sich in den USA und in Europa Anfang des 20. Jahrhunderts etablierte, wollte den so genannten Volkskörper in seinen Einzelgliedern einer Normierung und Neuordnung unterziehen. Während in den USA nach dem Zweiten Weltkrieg die Lobotomie eine mediale öffentliche Anerkennung fand, wurde in Deutschland aufgrund der NS-spezifischen Vorgeschichte weniger öffentlichkeitswirksam agiert. In Deutschland und in Skandinavien allerdings wurden kontrollierende und normierende Zwangsmaßnahmen fortgeführt, die auf die Eugenik-Praxis dieser Länder aufbaute.[39] Die Zwangsmaßnahme Lobotomie war nach 1945 nicht mehr derart ideologisch aufgeladen wie beispielsweise die Sterilisierungspraxis als Teil biopolitischer Praxis aus der Zeit davor. Aber sie war nach wie vor eine Methode, *Abweichung* unter Kontrolle bringen zu wollen. In der staatlich angeordneten norwegischen Untersuchung *Utredning om lobotomi* wurde 1992 betont, dass die Lobotomie als ein Teil des medizinischen Behandlungsangebotes neben Medikamenten und Schockbehandlungen bis in die 1980er Jahre existiert hatte. Es gab keine ethischen Diskussionen, keine besonderen Auf-

Verhalten 1945-1970, in: Marietta Meier/Brigitta Bernet/Roswitha Dubach/Urs German (Hg.), Zwang zur Ordnung. Psychiatrie im Kanton Zürich, 1870-1970, Zürich 2007, 235-270.

38 Siehe Sigusch, Experimente, 12-14.

39 Siehe Gunnar Broberg/Nils Roll-Hansen (Hg.), Eugenics and the Welfare State, Michigan 1996; Lene Koch, Tvangssterilisation i Danmark 1920-67, København 2000.

merksamkeiten bei der Führung der Krankenakte; nicht einmal die Gesundheitsämter interessierten sich für die Lobotomiepraxis.[40]

Die Suggestion der Heilung: Vorher-Nachher-Fotografien

Walter J. Freeman dokumentierte in seinem Standardwerk *Psychochirurgie* einige Lobotomie-Operierte mit kurzen Krankengeschichten, die bei ihm zugleich auch immer Erfolgsgeschichten waren. Dazu druckte er exemplarisch Vorher-Nachher-Fotografien von Patienten ab, um die Wirkung der Lobotomie zu veranschaulichen.

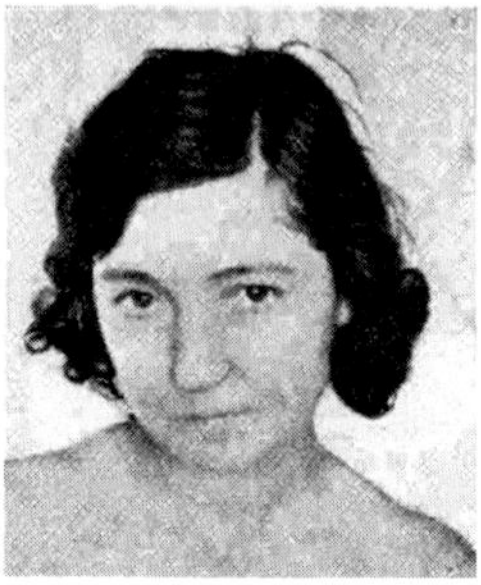

Abb. 9

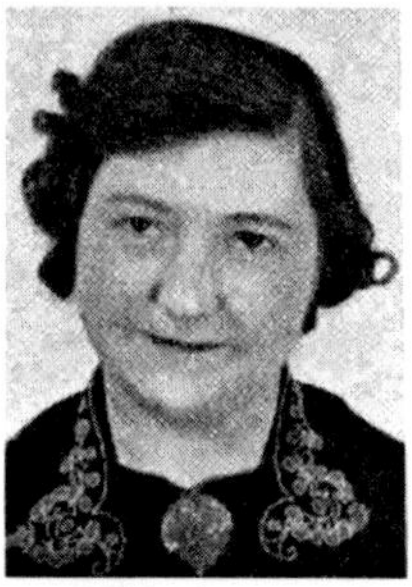

Abb. 10

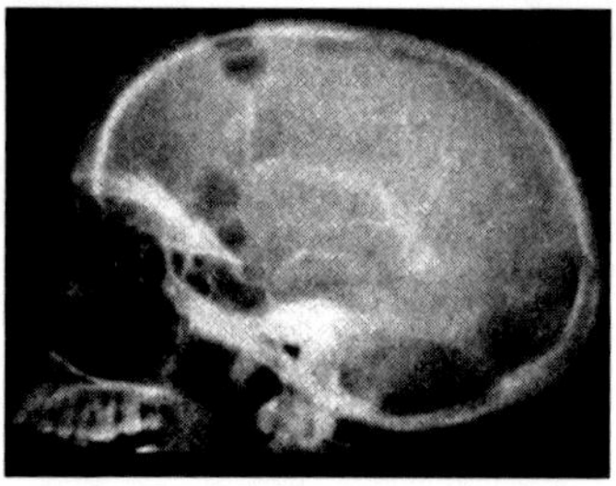

Abb. 11

Die Indikation für eine Lobotomie betraf überwiegend Frauen. Die Patientin, die durch die Abbildungen 9 bis 11 repräsentiert wurde, beschrieb Freeman folgendermaßen:

40 Norges offentlige utredninger, Utredninger om Lobotomi, hg. v. Statens Forvaltningstjeneste, Oslo 1992, 54.

„Frau E.W., Hausfrau, 39 Jahre alt, klagte seit länger als einem Jahr über Schlaflosigkeit, hatte ständig Furcht- und Angstgefühle und nervöse Spannungen. [...] Die Patientin konnte weder essen noch schlafen und weinte bei der geringsten Gelegenheit. Ihre Krankheitserscheinungen waren stets das Gesprächsthema. Sechs Nahverwandte waren in Pflegeanstalten für Geisteskranke untergebracht. Die Diagnose lautete auf agitierte Depression."[41]

Vor der Operation wurde die Patientin mit nacktem Oberkörper dargestellt (Abb. 9): Eine medizinische Bestandsaufnahme, der Blick ist von unten in die Kamera gerichtet, er wirkt skeptisch oder auch unsicher, laut Bildlegende sollte „Furcht", „Angst", „Nervosität" darin gelesen werden. Nacktheit symbolisiert Ausgeliefertsein und die Frau ist als Insassin einer Anstalt charakterisiert. Innerhalb von drei Wochen wurden an dieser Patientin zwei präfrontale Lobotomien durchgeführt. Ein Röntgenbild ihres Schädels (Abb. 11) ist die dokumentierende Ansicht dazu, die die Manipulation visualisiert. Die Veränderung innen musste nach der Logik von Freeman mit einer Veränderung außen korrespondieren. Das Röntgenbild erscheint als das visuell verbindende Glied. Erst nach dem zweiten Eingriff ins Gehirn verschwanden, laut Freeman, die als anormal konstatierten Verhaltensweisen der Hausfrau (Abb. 10). Das Foto, das nach der Lobotomie-Operation gemacht wurde, sollte auf den Leser positiv wirken. Dies wurde durch Elemente einer normativen Integration angezeigt: Die Patientin trägt ein schönes, am Ausschnitt verziertes Kleid, ihre gekämmten Haare sind mit einer Haarspange zurückgehalten, ihr Blick ist gehoben, sie lächelt auf Augenhöhe mit der Kamera. Die Bildlegende machte deutlich, worauf es dem Arzt ankam, nämlich die Frau wieder zur funktionierenden Hausfrau aufzurichten: „Aufnahme der Patientin zweiundzwanzig Monate später. Sie hatte beträchtlich an Gewicht zugenommen, war ziemlich indolent, jedoch guter Stimmung. Ihr Hauswesen hielt sie in Ordnung."[42] Die Patientin hatte sich in ihrer Persönlichkeit offenbar völlig verändert, aber als Hausfrau konnte sie wieder tätig sein.

Ein weiteres Beispiel zeigt, dass die präfrontale Lobotomie bei jeglicher Art von Störungen von ihren Verfechtern als Heilmittel angesehen wurde. Auch in diesem Fall ging es um eine Wiederherstellung der Arbeitsfähigkeit. Eine fünfzigjährige Sekretärin (Abb. 12–

41 Freeman/Watts, Psychochirurgie, 124.

42 Ebd., 125.

14) – soweit Freemans Bericht – hatte einen nervösen Zusammenbruch gehabt und sei dadurch arbeitsunfähig geworden. Bei lokaler Anästhesie wurde eine präfrontale Lobotomie durchgeführt, während der sich Freeman mit der Patientin unterhielt. Nach dem ersten Schnitt im unteren Teil des Frontallappens beruhigte sich die Patientin, blieb aber sehr bekümmert:

„Um der quälenden seelischen Störung beizukommen, wurde unter Berücksichtigung der verantwortlichen Stellung der Patientin nicht der übliche aufwärts gerichtete Schnitt geführt, sondern ein solcher im *rechten Winkel* zur Coronarnahtebene gelegt; so wurden der Frontalpol und gleicherweise die orbitalen Anteile des Frontallappens isoliert. Nach dem Eingriff war die Patientin weder desorientiert noch verwirrt; vielmehr war sie vollständig von ihren Störungen befreit.“[43]

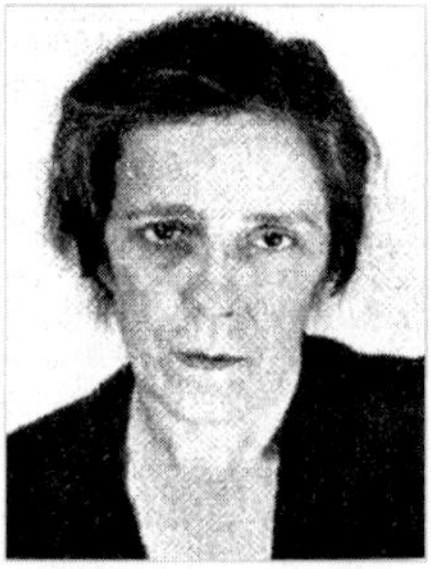

Abb. 12

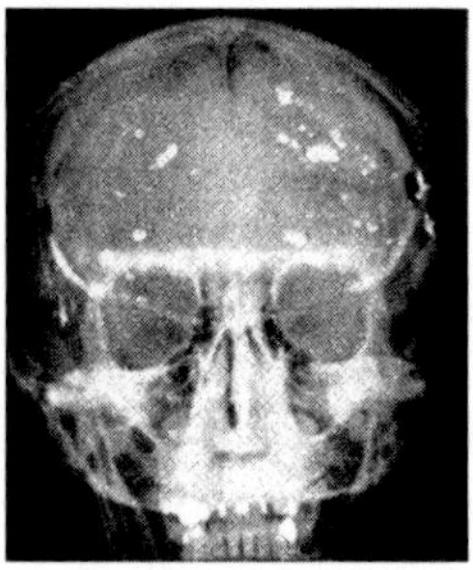

Abb. 13

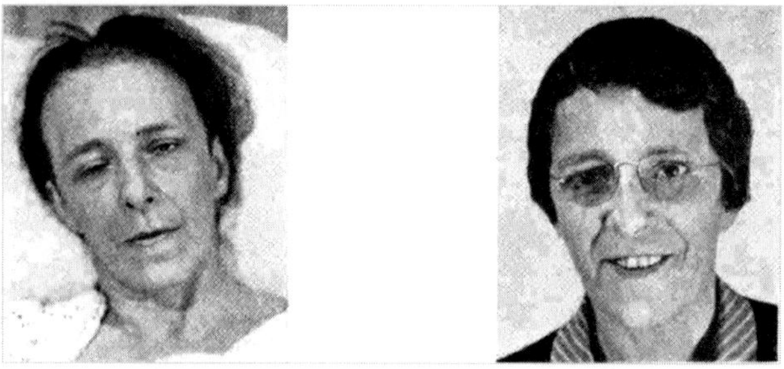

Abb. 14 a, b

Das Zitat macht deutlich, dass sich der Arzt der zerstörenden Wirkung des Eingriffs bewusst war. Er experimentierte mit der Metho-

43 Ebd., 127.

de, in der Hoffnung durch einen ungewöhnlichen Schnitt im Gehirn positive Ergebnisse zu erzielen, mit Blick auf die gesellschaftliche Position der zu behandelnden Person. Die Fotografien sollten die „Beobachtung 26" adäquat illustrieren: Auf Abbildung 12 ist ähnlich wie auf Abbildung 9 eine Frau zu erkennen, die eher ängstlich von unten nach oben schaut, den Kopf leicht geneigt hat, ungeschminkt und unfrisiert ist. Im Vergleich zu den beiden Nachher-Fotos (Abb. 14) wollte Freeman damit die Dringlichkeit eines ärztlichen Eingriffs visualisieren. Die Röntgenaufnahme und die Fotografie der Patientin im Krankenbett demonstrieren den Prozess und schließlich den so genannten Erfolg der Lobotomie. Zur linken Abbildung (Abb. 14 a) heißt es: „Aufnahme zwei Wochen nach der zweiten Operation. Maskengesicht, somnolenter Gesichtsausdruck." Die zweite Nachher-Aufnahme (Abb. 14 b) stelle die Patientin in dem Moment dar, als sie „daran war, wieder ihrem Beruf nachzugehen."[44] Auch bei diesem Beispiel schaute die Patientin auf Augenhöhe mit lächelndem Mund in die Kamera, ihre Frisur ist geordnet, sie trägt eine Bluse und eine Brille – mithin Accessoires, die auf eine Wiedereingliederung in ihr soziales und berufliches Leben hinweisen sollen. Die Bilderfolge – vor der Operation, Röntgenaufnahme des Eingriffs, nach der Operation – ist Gegenstand eines Plädoyers für die operative Methode Lobotomie. Nicht eine Psychotherapie wirkte hier, sondern die Gehirnoperation. Das Bild wurde zum Dreh- und Angelpunkt der gesamten Argumentation. Nicht nur die medizinische Indikation pochte auf eine visuelle, physiognomische Entsprechung, sondern das Symptom wurde ursächlich einem Bild zugeordnet, das man sich vom Gehirn machte. Die Anordnung der Bilder: vorher, nachher, innen und außen war eine Montage, die aus Sicht der Ärzte ihr eigenes Vermögen darstellen sollte, tiefgreifende Veränderungen zu bewirken. Die Fotos sollten Glauben machen, dass Diagnose, Therapie, Heilung und Wiedereingliederung in die Gesellschaft möglich waren. Ähnlich wie zu Diamonds Zeiten (Kapitel 3) wurde zugleich ärztliche Gewalt über den Zustand des Individuums visualisiert. Auch im 19. Jahrhundert war der Erfolg der Behandlungsmethode an ein normatives Bild geknüpft. Psychiatrie verwandelte die Patienten in gesellschaftskonforme Wesen – das war auch die Botschaft jener Fotografien, die im Zusammenhang

44 Ebd., 130.

mit der Lobotomie in der zweiten Hälfte des 20. Jahrhunderts entstanden.[45]

Die Produktion infamer Menschen und die Kritik

Durch den massiven Einsatz von Psychopharmaka in psychiatrischen Anstalten gingen die Operationen in den 1950er Jahren zurück, wurden aber, unterstützt durch neurochirurgische Kongresse, in den 1960er und 1970er Jahren wieder favorisiert. 1970 wurde mit dem *Zweiten internationalen Kongress für Psychochirurgie* in Kopenhagen, von Kjeld Værnet und Edward Hitchcock organisiert, eine Revitalisierung der Lobotomie mit stereotaktischen Mitteln angestrebt.[46] Allerdings gab es weltweit Proteste und kritische Forschungsberichte[47], die dann um 1990 vereinzelt zu staatlichen Untersuchungen (Deutschland, Norwegen) der Lobotomiepraxis führten.[48] Die Geschichte der Lobotomie ist nur vereinzelt aufgearbeitet, am besten in Skandinavien und in der Schweiz – für Deutschland fehlt sie gänzlich.

„Die Renaissance der Psychochirurgie" wurde auf dem *Dritten internationalen psychochirurgischen Kongress* 1972 vom schwedi-

---

45 Fotografien von lobotomierten Patienten sind in Deutschland nur vereinzelt überliefert, die Fälle nur selten erforscht. Gerda Engelbracht hat in ihrem Buch: Von der Nervenklinik zum Zentralkrankenhaus Bremen-Ost, Bremen 2004, auf 48 Patienten hingewiesen, die in der Bremer Nervenklinik zwischen 1951 und 1961 leukotomiert wurden. Fotografien, die denen von Freeman ähneln, sind in den Personalakten enthalten, werden aber aus Rücksicht auf Angehörige im Einvernehmen mit Gerda Engelbracht hier nicht veröffentlicht.

46 Siehe Edward Hitchcock/Lauri Laitinen/Kjeld Værnet (Hg.), Psychosurgery. Proceedings of the 2. International Conference on Psychosurgery held in Copenhagen, Denmark, [1970], Springfield 1972.

47 Die Forschungen des norwegischen Psychologen Joar Tranøy initiierten eine staatliche Untersuchungskommission: Joar Tranøy, Forfalskningen av lobotomiens historie på Gaustad sykehus, Oslo 1990; http://www.geocities.com/jordotradini; http://www.psychosurgery.org (30.03.10).

48 Siehe Kragh, Det hvide snit, 15; 346-350; Utredning om Lobotomi, 29: in Norwegen sind zwischen 1941 und 1990 mindestens 2.500 Personen lobotomiert worden.

schen Mediziner Rylander ausgerufen.[49] *Der Spiegel* berichtete 1975 in einer Titelreportage, dass Lobotomien an Homosexuellen, Depressionskranken, Schizophrenen und Zwangsneurotikern in West-Deutschland zunehmen würden.[50] Eine erneute weltweite Blütezeit der Psychochirurgie deutete sich an, gegen die der US-Amerikaner Vance Packard in seinem Sachbuch *Die große Versuchung* (*The People Shapers*) 1978 anschrieb. Er klärte über verhaltenswissenschaftliche und medizinische Versuche auf, die in dieser Zeit eine „Neugestaltung des Menschen" anstrebten.[51] Der Erfolg des Eingriffs wurde danach beurteilt, ob sich dic Patienten normgerecht in einer Gemeinschaft bewegen würden. Beispielhaft sei eine Dissertation von 1962 zitiert, die in der Nervenklinik der Universität München unter der Ägide des Psychiaters Kurt Kolle entstand:

„Der Erfolg soll nach folgenden Gesichtspunkten beurteilt werden:

I. Unauffällige arbeitsmäßige und soziale Eingliederung in das Gemeinschaftsleben
II. Leidliches soziales Verhalten und gutes bzw. gebessertes familiäres Zusammenleben
III. Verbesserte Lenkfähigkeit innerhalb der Anstalt
IV. Ungebessertes bzw. verschlechtertes Verhalten gegenüber der Gemeinschaft"[52]

Heilerfolge mit der Lobotomie wurden, wie in diesem Text, hierarchisch katalogisiert. An erster Stelle stand die Arbeitsfähigkeit gefolgt von Eigenschaften sozialer Anpassung und einem willfährigen Benehmen des Patienten in der Anstalt. Unter gutem, angepasstem Verhalten verstand man auch eine heterosexuelle Orientierung. In den 1960er Jahren operierten die deutschen Ärzte Fritz D. Röder und Hans Orthner unter dem Beifall von Sexualforschern und Neuroendokrinologen homosexuelle und pädophile Männer.[53] Erst ein

49 Siehe Adler/Saupe, Psychochirurgie, 49.

50 „Umschaltung ins Lammfromme", Der Spiegel, 33 (1975), 32-42.

51 Packard, Versuchung, 115.

52 Gisela Niebert, Erfolg u. Misserfolg der Leukotomie. Ein Erfahrungsbericht über 17 leukotomierte Patienten aus der Nervenklinik der Universität München, München 1962, 54.

53 Siehe Hans Orthner, Zur Therapie sexueller Perversionen. Heilung einer homosexuell-pädophilen Triebabweichung durch einseitigen stereotaktischen Eingriff im Tuber cinereum, Stuttgart 1969; Fritz

Zusammenschluss verschiedener Fach-gesellschaften verhinderte in den späten 1970er Jahren, dass Lobotomie als Standardtherapie bei sexueller „Abweichung", als welche die Homosexualität in jener Zeit galt, anerkannt wurde.[54]

Michel Foucault hat mit einem Schwerpunkt auf das klassische Zeitalter (des 17. und 18. Jahrhunderts) darauf hingewiesen, dass infame Menschen durch den Diskurs der Macht erzeugt werden.[55] Sie sind Produkte einer Machtausübung. Das bedeutet, dass in einer Gesellschaft einige Menschen alle juristischen und wissenschaftlichen Strategien in Bewegung setzen, um andere Menschen einzusperren und von ihnen eine Veränderung ihres Verhaltens zu erzwingen. Der Komplex *infame Menschen* ist nicht ohne den Diskurs über die oben angesprochene innerpsychiatrische Diskussion um Diagnose und Kriterien der Heilung zu verstehen. Die betroffenen Menschen waren schon in der Psychiatrie eingesperrt und wurden durch die Lobotomie abermals gedemütigt. Die Infamie bestand darin, dass die Patienten im Krankenhaus in gewisser Weise zu modernen Monstern wurden. Davon erzählt das folgende Beispiel.

Die weißen Schnitte

Ein Dokumentarfilm hat 1991 diese abstrakten Thesen zum Machtdispositiv Lobotomie in eine Anschauung überführt. *De hvide snit* (*Die weißen Schnitte*) von Alex Frank Larsen wurde von *Danmarks Radio* produziert und (bisher) nur im skandinavischen Fernsehen ausgestrahlt. Zeitgleich entstand die Studie des norwegischen Psychologen Joar Tranøy, in der Berichte zu psychochirurgischen Eingriffen in dänischen, schwedischen und norwegischen Krankenhäusern ausgewertet und eine umfassende Anwendung der Lobotomie konstatiert wurde.[56] Der Journalist und Filmemacher Larsen hat mit lo-

Roeder/D[ieter] Müller, The stereotaxic treatment of paedophilic homosexuality, in: German Medical Monthly 14, 6 (1969), 265-271.

54 Siehe Volkmar Sigusch, Organotherapien bei sexuellen Perversionen und sexueller Delinquenz, in: ders. (Hg.), Sexuelle Störungen und ihre Behandlung, 3., neubearb. Aufl., Stuttgart/New York 2001, 526 f.

55 Michel Foucault, Das Leben der infamen Menschen, Berlin 2001, 27.

56 Siehe Joar Tranøy, Lobotomi i skandinavisk psykiatri, (Institutt for kriminologi og strafferett, Universitetet i Oslo) KS-serien nr. 1-92, Oslo 1992.

botomierten Patienten, Pflegerinnen und Ärzten in dänischen Anstalten gesprochen und dabei ein deutliches Ausmaß an körperlicher und geistiger Verstümmelung bei Lobotomierten dokumentiert. Alle Patienten verspürten Zerstörungen, doch nicht alle konnten sie verbalisieren. Exemplarisch für die Anklage steht das, was Solveig Clemmens erlebt hat. Anlass für eine Lobotomie war, dass sie sich physisch gewehrt hat, als man ihr durch die Behörde ihr Kleinkind wegnehmen wollte, wie sie selbst vor der Kamera berichtete. Die darauffolgende Zwangseinweisung in die Psychiatrie, Elektroschocks und Lobotomie fanden in den 1970er Jahren statt. In Larsens Dokumentarfilm spricht die Patientin über ihr Schicksal in Versform, was frei übersetzt folgendermaßen lautet:

„Damals als ich in der Anstalt Vordingborg lag, da war der Umgang ziemlich rau. Ich bekam eine Menge Spritzen, sodass mein Gedächtnis versagte. Die Welt ist roh und kalt. Mein Gehirn wurde aufgeschnitten, Versuchskaninchen war ich. Deshalb war mein Leben so schwer. Ich weiß eigentlich gar nicht, wer ich bin, das Leben ist doch nichts wert. Weil ich die weißen Schnitte bekam, schlug alles fehl. Erst nach ihren brutalen Methoden bin ich nun in die tiefste Tiefe geraten.“[57]

Larsen versuchte die Infamie zu entschlüsseln, indem er betroffene Patienten vor der Kamera sprechen ließ. Erst seit den späten 1980er Jahren interessierten sich Ärzte und Pflegepersonal vereinzelt für die Geschichte der Patienten, deren Trepanationen Male am Kopf hinterlassen hatten. Sie berichteten von indolenten und destruktiven Verhaltensweisen teilweise noch Jahrzehnte nach der Lobotomie. Der Filmemacher konnte außerdem einen wichtigen Protagonisten der dänischen Neurochirurgie vor der Kamera interviewen: Kjeld Værnet war von 1957 bis 1986 Oberarzt am *Rigshospital* (Reichshospital) in Kopenhagen gewesen und verantwortlich für zahlreiche Lobotomien. Die Umstände bleiben, ebenso wie die klinische Dokumentation der Fälle, im Dunkeln. Der Vater Carl Værnet war als Arzt im KZ Buchenwald während des Krieges verantwortlich für medizinische Experimente an männlichen Homosexuellen.[58] Der

57 Alex Frank Larsen, De hvide snit, DR-Dokumentar, Dänemark 1991 (Übersetzung SR).

58 Hans Davidsen-Nielsen/Niels Højby/Niels-Birger Danielsen/Jakob Rubin, Carl Værnet. Der dänische SS-Arzt im KZ Buchenwald, Wien 2004.

Sohn leugnete die Versuche von Psychochirurgen an Homosexuellen und so genannten sexuell abweichenden Männern. Diese Versuche knüpften nicht nur an die Tradition der Vorkriegszeit an, sie waren auch in der medizinischen Fachpresse belegt.[59] Der Dokumentarfilm präsentiert Kjeld Værnet als bedenkenlos und ohne ethische Zweifel an seiner medizinischen Praxis. Im Film beschreibt er, wie das Lobotomieren im Reichshospital vor sich ging: Die Patienten wurden aus zumeist ferner gelegenen Psychiatrien des Landes eingeliefert. Sie waren dort von Ärzten als somatisch für gesund erklärt worden, was eine weitere Untersuchung in Kopenhagen offenbar überflüssig machte. Er sah die Patienten am Morgen der Einlieferung. Einer nach dem anderen wurde narkotisiert und operiert. Værnet zufolge handelte es sich im reine Routineeingriffe. Die Meinung oder der Wille der Patienten spielte zu dieser Zeit offenbar keine Rolle. Gegenüber Angehörigen und Rechtsvertretern wurde die Lobotomie oftmals als letzte Chance für Verbesserung oder Heilung des Kranken bezeichnet.[60] In den 1970er Jahren war besonders in der Bundesrepublik Deutschland die Kritik an der Lobotomie und an der Hypothalamotomie (stereotaktischer Eingriff in die Hypothalamusregion) bei sexuellen Deviationen kontrovers. 1977 wurde vom Bundesgesundheitsamt ein Expertengremium beauftragt, die stereotaktischen Hirnoperationen bei abweichendem Sexualverhalten zu beurteilen.[61] Im Februar 1979 schrieb *Die Zeit* über den kurz zuvor veröffentlichten Bericht:

> „Die Frage, ob wissenschaftlichmedizinische Entwicklungen wie die Psychochirurgie, verhindert, geduldet, gefördert oder in bestimmter Weise kanalisiert und überwacht werden sollen', ist nach Meinung von Georges Fülgraff, dem Vorsitzenden der Kommission und Präsidenten des Bundesgesundheitsamtes, kein wissenschaftliches, sondern ein politisches Problem – ‚eine Frage nach den Wertvorstellungen einer Gesellschaft, im vorliegenden Fall insbesondere nach den Risiken, die eine Gesellschaft für erträglich hält'."[62]

---

59 Siehe Orthner, Therapie; Roeder/Müller, Treatment.

60 Siehe Meier, Psychochirurgie, 269.

61 Siehe G[eorges]/Fülgraff/I[ilse] Barbey (Hg.), Stereotaktische Hirnoperationen bei abweichendem Sexualverhalten, Berlin 1978.

62 Egmont R. Koch, Stereotaktische Hirnoperationen bei abweichendem Sexualverhalten. Empfehlungen für Seelenschneider. Das Bundesgesundheitsamt legt den Abschlußbericht zur Psychochirurgie vor, in:

Eine einhellige Meinung und richtungsweisende Empfehlung allerdings gab der Bericht nicht. Man behauptete dort, dass der therapeutische Wert des Hirneingriffs noch nicht beurteilt werden könne und derartige Operationen sich noch in einem Versuchsstadium befänden. Volkmar Sigusch weicht als Einziger gänzlich vom Votum der Kommission ab:

„Nach meinem Dafürhalten sind sog. Psychochirurgische Hirneingriffe an seelisch und sozial gestörten Menschen kein ärztliches Therapieverfahren. Ich halte diese irreversiblen Eingriffe, die nachweislich am gesunden Gehirn vorgenommen werden, ethisch nicht für vertretbar. [...] Diesen Techniken darf wissend durch nichts – und sei es noch so behutsam formuliert – Vorschub geleistet werden. Aber ich weiß: Solche Techniken neigen dazu, sich zu verselbständigen. Die Medizingeschichte lehrt es.“[63]

Der Diskurs der Mediziner über Therapiemethoden – und das macht schließlich die Diskussion um Lobotomie und Hirnoperationen auch in der Gegenwart wieder deutlich – war und ist gespalten. Entweder wird Abweichung als körperlicher Defekt gesehen, der, wie im Fall der Lobotomie und Neurochirurgie operationell behoben werden kann, oder nicht-normgerechtes Verhalten wird als soziales und seelisches Problem gedeutet, das nur mit Psycho- und Soziotherapie behandelt werden kann. Der deutsche Sexualforscher Eberhard Schorsch legte 1985 einen Forschungsbericht über eine Langzeituntersuchung an straffällig gewordenen Männern mit sexuell perverser Symptomatik vor, die die Argumente der Psychochirurgen entkräftete.[64] 1996 wurde diese Arbeit unverändert veröffentlicht, die – wie der ehemalige Direktor des inzwischen geschlossenen *Institutes für Sexualwissenschaften* in Frankfurt am Main, Volkmar Sigusch, 2005 schrieb – „das psychoanalytische Grundverständnis der Patientenpersönlichkeit, ihrer Entwicklung, ihrer Störungen und Defizite“ zur Grundlage hatte.[65] Schorsch (gestorben 1991) und Sigusch wa-

Die Zeit, 02.02.1979, http://www.zeit.de/1979/06/Empfehlungen-fuer-Seelen-Schneider (30.03.10).

63 „Herr Prof. V. Sigusch begründet sein abweichendes Votum (s.S. I/52) wie folgt“, in: Fülgraff/Barbey, Hirnoperationen.

64 Eberhard Schorsch u.a., Perversion als Straftat. Dynamik und Psychotherapie, Berlin/Heidelberg, 1985.

65 Volkmar Sigusch, Neosexualitäten. Über den kulturellen Wandel von Liebe und Perversion, Frankfurt a.M./New York 2005, 121.

ren als Kritiker der Hypothalamotomie in der Expertenkommission des Bundesgesundheitsamtes gewesen. 2001 wurde von einem Mitglied dieser Kommission, dem Mediziner Dieter Müller, diese historische Diskussion in einer Publikation der Deutschen Gesellschaft für Neurochirurgie als eine „von Vertretern der Sexualforschung und der Psychotherapie erzeugte Emotionalisierung und Diffamierungskampagne“ abgetan.[66] Müller sah selbst zu diesem Zeitpunkt keine ethischen Bedenken in Bezug auf die zwischen 1962 und 1976 in Deutschland vorgenommenen Gehirn-Operationen bei Patienten mit der Indikation „sexuelle Triebstörung“. Dieter Müller (heute emeritiert) war noch 2002 als geschäftsführender Direktor der Klinik für Neurochirurgie am *Hamburger Universitätsklinikum Eppendorf* an der Beschaffung einer neuen Apparateeinheit für stereotaktische Operationen am Gehirn beteiligt. In den öffentlichen Verlautbarungen zu diesem staatlich finanzierten Projekt ist von Psychochirurgie keine Rede mehr.[67] Allerdings veröffentlichten Müller und sein Kollege Hanns-Dieter Timmann 2003 eine Studie, die die Diskussionen um die Kritik der stereotaktischen Hirnoperationen von 1976 noch einmal aufrollte. Hier wurden die historischen Fälle aus Hamburg (1973–1976) mit dem Krankheitsbild „sexuelle Perversion“ erneut vorgestellt und bewertet.[68] Das Fazit der Untersuchung lautete:

„Vergleicht man die Resultate nach chirurgischer Kastration mit denen von stereotaktischer vorderer Hypothalamotomie, so zeigt sich, dass der Hirneingriff der operativen Entmannung bei offenbar nur geringfügiger Rückfallquote signifikant überlegen ist hinsichtlich des Auftretens von Nebenwirkungen, der nachfolgenden gesellschaftlichen Rehabilitation

66 D[ieter] Müller, Psychiatrische Chirurgie (sog. Psychochirurgie), in: Deutsche Gesellschaft für Neurochirurgie (Hg.), Neurochirurgie in Deutschland. Geschichte und Gegenwart. 50 Jahre Deutsche Gesellschaft für Neurochirurgie, Berlin/Wien 2001, 258-266, hier: 263.

67 Siehe Innovationsreport: Neue Operationseinheit für schwierige Eingriffe am Kopf, 22.1.2002, unter: http://www.innovations-report.de/html/be richte/medizin_gesundheit/bericht-7161.html; Ärztenachrichtendienst: http://www.facharzt.de/a/a/9732/. (30.03.10)

68 H[anns]-D[ieter] Timmann/D[ieter] Müller, Stereotaktische Hirnoperationen bei sexuell Devianten. Darstellung und Interpretation der Ergebnisse einer katamnestischen Untersuchung, o.O., 2003.

und der psychischen Stabilisierung sowie, vermutlich auf all das bezogen, der Akzeptanz durch die Betroffenen.“[69]

Von den psychotherapeutischen Erfolgen ist hier nicht mehr die Rede, lediglich historische Befunde sollen offenbar rehabilitiert werden. Der Diskurs – so darf man vermuten – bringt heute mit einer Technik, die präzisere Operationsmöglichkeiten verspricht, Hirnoperationen unter psychiatrischer Indikation wieder ins Gespräch. Der Einsatz von so genannten Hirnschrittmachern bei Parkinson-Patienten brachte um 2003 die Neurochirurgie und ihren möglichen Einsatz in der Psychiatrie in die öffentliche Diskussion, unter anderem durch das oben schon erwähnte *Spiegel Special*-Heft.[70] In den Jahren 2004/05 diskutierten Mediziner den Hirnschrittmacher im *Deutschen Ärzteblatt*. Der Neurologe Meinhard Adler polemisierte gegen den Versuch, erneut eine Technik zu favorisieren, deren Einsatz schon in der Vergangenheit in der Fachwelt als sehr zweifelhaft galt: Die Befürworter moderner Stereotaxie würden jeden Bezug zur Vergangenheit vermeiden, man „hält sich lieber an die schönen, bunten Bilder der Kernspintomographie, um ja nicht den schlafenden Löwen des (damals) ‚fortschrittlichen öffentlichen Bewusstseins‘ zu wecken.“[71] Immer schon hat die Psychochirurgie soziale Prozesse biologisiert, ihre Theorie ist nur von „kurzer Reichweite“ und auf die Funktion von Hirnstrukturen beschränkt. Heute jedoch hat sie in wissenschaftlichem und ethischem Sinne eine größere Aufgabe: Die technologische Entwicklung erfordert eine stärkere Methodenkritik und vor allem die Einbeziehung soziologischer Erkenntnisse über abweichendes Verhalten bei der Analyse psychiatrischer Phänomene. Die Psychochirurgen – so Adler – müssen einsehen, dass diese Phänomene gesellschaftlich und kulturell prädisponiert sind und nicht durch eine Apparatemedizin allein gelöst werden können.[72]

Standen am Anfang dieses Buches Bilder von der Befreiung des psychisch Kranken von seinen physischen Ketten, die Gewalt gegen

69 Ebd., 194.

70 Siehe Lakotta, Schrittmacher.

71 Meinhard Adler, Stereotaxie. Rückschau, in: Deutsches Ärzteblatt 101, Ausgabe 45 vom 5.11.2004.

72 Das haben Adler/Saupe, Psychochirurgie, 235; 241, schon 1979 ausgeführt.

Patienten symbolisierten, so zeigt sich zum Schluss eine andere Metaphorik: „Ihr Arzt kann jetzt sehen, wie Sie denken", lautet die zeitgenössische Werbekampagne für ein elektromagnetisches chirurgisches Navigationssystem von *General Electric* (Abb. 15).

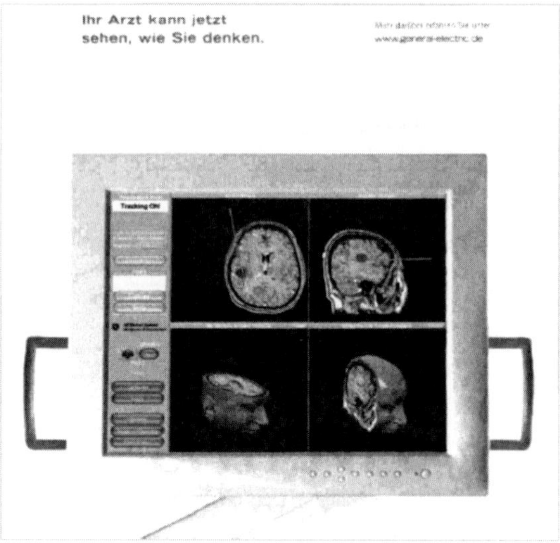

Abb. 15

Das ärztliche Auge, an das der Seh-Apparat angeschlossen ist, spürt gleichsam die Störungen im Innern des Gehirns auf. Mit neuesten bildgenerierenden Verfahren und einer postulierten Sichtbarkeitspräzision wird versucht, die alte Idee von der Beherrschbarkeit der Seele in neuen Bildern zu verkaufen. Visuelle Gewalt ist Chiffre für die Macht über das Wissen, wie diese bunten Bilder des Körperinneren gelesen werden.

VERZEICHNIS DER ABBILDUNGEN

Kapitel 1

Abb. 1: Charles Bell, „Madness“, nach: Sir Charles Bell, The Anatomy and Philosophy of Expression as connected with the Fine Arts, London, 1844, Wellcome Library, London

Abb. 2: „Abbildung 46, Diagnose: Depressive Hebephrenie“, Schwarz-Weiß-Fotografie (26 x 21 cm), aus: Mall 1967

Kapitel 2

Abb. 1: Charles Louis Lucien Muller, „Philippe Pinel Releasing Lunatics from Their Chains at the Bicêtre Asylum in Paris in 1793“, um 1849 (oil on canvas), im Original farbig, The Bridgeman Art Library

Abb. 2: Tony Robert-Fleury, „Pinel délivrant les aliénées“ (Salpêtrière), 1876, aus: Reiß 1929

Abb. 3: „Figures in front of Bethlem Hospital“. Engraving by C. Warren, 1808, after Caius Gabriel Cibber 1680, Wellcome Library, London

Abb. 4 a, b: „Melancholy“, „Raving Madness“, Lithografien aus: Morison 1840

Abb. 5: Lageplan der N.Ö. Landes-Heil- und Pflegeanstalten für Geistes- und Nervenkranke „Am Steinhof“, Wien um 1907, aus: Gröger u.a. 1997

Abb. 6: „Provinzialheilanstalt Warstein, Ende 1908“, aus: Hammerschmidt 1908

Abb. 7: „Versenkte Mauer bei Haus 8“, aus: Weygandt 1928

Abb. 8: „Wachsaal in Haus 12“, aus: Weygandt 1928

Abb. 9: „Fig. 24. Irrenraum aus alter Zeit mit Gitterzellen und Zwangsstuhl“, aus: Weygandt 1902

Abb. 10: „Fig. 23. Wachabteilung einer modernen Irrenklinik“, aus: Weygandt 1902

Kapitel 3

Abb. 1, Abb. 2: Kupferstiche, „Gravé par Ambroise Tardieu“, aus: Esquirol 1838

Abb. 3, Abb. 4: Lithografien, „Nach d. Leben lith. von C. Resener“, aus: Ideler 1841

Abb. 5: Jean Louis Théodore Géricault, „Irrsinniger Kleptomane“, 1822/23, im Original farbig, aus: Berger 1952

Abb. 6: Lithografie, „Tafel LXVI. Monomanie zu Brandstiftungstrieb“, aus: Morison 1853

Abb. 7: Lithografie, „Tafel IX. Puerperalmanie“, aus: Morison 1853

Abb. 8, Abb. 9: Fotografien, „Akute Manie“, „Genesung nach akuter Manie“, Hugh W. Diamond, ca. 1850, aus: Burrows/Schumacher 1979

Abb. 10: Lithografie nach Fotografien von Diamond, „Pueperal Mania in Four Stages. From a Photograph by Dr. Diamond“, 1858, aus: Burrows/Schumacher 1979

Abb. 11: Fotografie „Planche XX. Attitudes Passionelles. Supplication Amoureuse“, aus: Bourneville/Regnard 1878

Abb. 12: Zeichnung von Luigi Frigerio (Manicomio di Alessandria), ca. 1875, „Dementia“ aus der Serie „Fisinomia di delinquente Pazzi“ (No. 696), (16 x 21 cm), Slg. Museo di Antropologia Criminale, Torino

Abb. 13: Zeichnung von Luigi Frigerio, ca. 1875, „Paranoia“, aus der Serie „Fisinomia di delinquente Pazzi“ (No. 696), (16 x 21 cm), Slg. Museo di Antropologia Criminale, Torino

Abb. 14 a, b, c: Carte-de-Visite-Fotografien, Atelier Balelli Licurgo, Macerata, ca. 1885, aus der Sammlung von Enrico Morselli, (No. 1728), Slg. Museo di Antropologia Criminale, Torino

Abb. 15 a, b, c: Rückseiten von Abb. 14 a, b, c

Abb. 16 a, b, c: Carte-de-Visite-Fotografien, Atelier Balelli Licurgo, Macerata, ca. 1885, aus der Sammlung von Enrico Morselli (No. 1728), Slg. Museo di Antropologia Criminale, Torino

Abb. 17 a, b, c: Rückseiten von Abb. 16 a, b, c

Abb. 18: Ausschnitt einer Papptafel (45 x 31 cm) mit Cabinet- und Carte-de-Visite-Fotografie, Italien, ca. 1890 (No. 774), Slg. Museo di Antropologia Criminale, Torino

Abb. 19: Ausschnitt einer Papptafel (45 x 31 cm) mit Fotografie auf Pappe (15 x 20 cm), Italien, ca. 1890 (No. 774 und No. 737), Slg. Museo di Antropologia Criminale, Torino

Abb. 20 a, b: Anonym, Fotografien im Carte-de-Visite-Format, Italien (?), Rückseite mit der Beschriftung: „Laboratorio di Medicina Legale“, vorne: Nummern und Buchstaben, ca. 1880er Jahre (No. 1750/2), Slg. Museo di Antropologia Criminale, Torino

Abb. 21 a, b, c: Anonym, 3 Fotografien (7 x 7,5 cm), Spuren von Reißzwecken, „Imbecillita“, „Demenza senile“, „Demenza precoce“, ca. 1900 (No. 730, 732, 733), Slg. Museo di Antropologia Criminale, Torino

Abb. 22: Cabinet-Fotografie (11 x 16 cm), Atelier Filippo, Torino/Rivoli, Manicomio di Racconigi, 1893 (No. 1749), Slg. Museo di Antropologia Criminale, Torino

Abb. 23: Atelier Filippo, Torino, „Demenza senile con deliriomistico fastoso“, Fotografie im Boudoirformat (13,5 x 21 cm), 1890er Jahre (No. 1749), Slg. Museo di Antropologia Criminale, Torino

Abb. 24: Anonym, Cabinet-Fotografie, ca. 1890 (No. 727), Slg. Museo di Antropologia Criminale, Torino

Abb. 25: Anonym, England, Karteikarte mit Fotografie, 1877, aus: Witkin 1994

Abb. 26: Aus der Patientenakte von Constance Coddingto, 1889, Holloway Sanatorium Hospital for the Insane, Virginia Water, Surrey, Wellcome Library, London

Abb. 27: Sindssygehospitalet i Viborg, Ausschnitt aus Personalakte (Nr. 97), Fotografie (2 x 5 cm), 1905, Archiv Psykiatrisk Sygehus Viborg

Abb. 28: Sindssygehospitalet i Viborg, Fotografie (3 x 5,5 cm) aus Personalakte (Nr. 755), 1905, Archiv Psykiatrisk Sygehus Viborg

Abb. 29: Sindssygehospitalet i Viborg, Ausschnitt aus Personalakte (Nr. 723), Fotografie (2 x 5 cm), 1905, Archiv Psykiatrisk Sygehus Viborg

Abb. 30: Sindssygehospitalet i Viborg, Ausschnitt aus Personalakte (Nr. 905), Fotografie (3 x 4,5 cm), 1907, Archiv Psykiatrisk Sygehus Viborg

Abb. 31: Sindssygehospitalet i Viborg, Ausschnitt aus Personalakte (Nr. 2098), Fotografie (3,5 x 8 cm), 1917, Archiv Psykiatrisk Sygehus Viborg

Abb. 32: Sindssygehospitalet i Viborg, Ausschnitt aus Personalakte (Nr. 1480), Fotografie (4,5 x 5,5 cm), 1911, Archiv Psykiatrisk Sygehus Viborg

Abb. 33: Sindssygehospitalet i Viborg, Ausschnitt aus Personalakte (Nr. 716), 3 Fotografien verschiedener Größen, 1910-1918, Archiv Psykiatrisk Sygehus Viborg

Abb. 34: Paul Kemmler, Fotografie einer Patientin, zwischen 1903 und 1914, Kgl. Heil- und Pflegeanstalt Weinsberg, aus: Hohenlohe 1988

Abb. 35: Sindssygehospitalet i Viborg, Ausschnitt aus Personalakte (Nr. 1281), Fotografie (4,5 x 5,5 cm), 1917, Archiv Psykiatrisk Sygehus Viborg

Abb. 36: „Abb. 1. Asthenischer Typus. Frontal. (Schizoider Psychopath.)“, aus: Kretschmer 1922

Abb. 37: „Abb. 2. Asthenischer Typus. Profil. (Schizophrenie.)“, aus: Kretschmer 1922

Abb. 38: „Konstitutionsskema“, Seite 1 von 4 Seiten, Dänischer Fragebogen zum Körperbautypus, 1926, Sindssygehospital ved Aarhus, Archiv Psykiatrisk Hospital i Aarhus

Abb. 39 a, b: Polizeifotografien (Randers Arrest), Album Observation (No. 10265), 1923, Archiv Psykiatrisk Hospital i Aarhus

Abb. 40 a, b: Polizeifotografien (wahrscheinlich Såby Arrest), Album Observation (No. 12227), 1931, Archiv Psykiatrisk Hospital i Aarhus

Abb. 41: Polizeifotografien (Aarhus Arrest), Album Observation (No. 10693), 1925, Archiv Psykiatrisk Hospital i Aarhus

Abb. 42 a, b: Fotografien aus Personalakte, Provinzialheilanstalt Lengerich, 1939 (Ja 4776), Archiv Landschaftsverband Westfalen-Lippe (LWL), Klinik Lengerich

Abb. 43 a, b: Fotografien aus Personalakte, Provinzialheilanstalt Lengerich, 1940 (Be 7250), Archiv LWL, Klinik Lengerich

Abb. 44: Erste Seite aus einer Akte der Provinzialanstalt Warstein, 1936, Fotografien (4 x 5,5 cm), LWL, Archiv Münster

Abb. 45: Westfälische Provinzialheilanstalt Marsberg, Fotografien aus Personalakte (jeweils 5 x 8 cm), 1939, Archiv Westf. Klinik für Psychiatrie, Marsberg

Kapitel 4

Alle Abbildungen in diesem Kapitel stammen aus der *Landes-Heil- und Pflegeanstalt Weilmünster* aus der Zeit zwischen 1905 und

1914. Sofern nicht anders angegeben, sind sie Teil eines Konvolutes mit Fotoalben und einzelnen Aufnahmen, die im Landeswohlfahrtsverband Hessen (LWV-Archiv: Fotosammlung Weilmünster) archiviert sind. Die Reproduktionen wurden durch den LWV hergestellt. Alle Personennamen auf den Dokumenten wurden durch SR unkenntlich gemacht; Beschriftungen anderer Art sind in der folgenden Liste als Zitate aufgeführt. Die Fotografien haben jeweils eine Größe von ca. 7 x 10 cm.

Abb. 1, Abb. 2: Albumseiten, 1905-1906
Abb. 3: „Idiotie“, „Imbecillität“, aus dem Album „Für den Unterricht in [.] Psychiatrie, 1909-1912
Abb. 4: „Halluzinatorische Verwirrtheit, Schizophrenie“, aus dem Album „Für den Unterricht in [.] Psychiatrie, 1909-1912
Abb. 5: Albumseite, 1910
Abb. 6: Einzelaufnahme, 1905-06
Abb. 7: Einzelaufnahme, 1909
Abb. 8, Abb. 9: Albumseiten, 1909
Abb. 10: Albumseite, 1910-12
Abb. 11, Abb. 12: Einzelaufnahmen, 1909-1910
Abb. 13: Einzelaufnahme, 1905-1906
Abb. 14: Einzelaufnahme, 1909-1910
Abb. 15, Abb. 16: Albumseiten, 1909
Abb. 17: Seite aus dem Album „Imbecillität“, ca.1912
Abb. 18: Albumseite, 1912-1914

Kapitel 5

Die Abbildungen 1 bis 10 sind ganze Seiten aus dem Album „Für den Unterricht in [.] Psychiatrie“, *Landes-Heil- und Pflegeanstalt Weilmünster*, ca. 1911, Landeswohlfahrtsverband Hessen, LWV-Archiv: Fotosammlung Weilmünster. Die Größe der einzelnen Fotografien beträgt ca. 7 x 10 cm. Die Reproduktionen sind durch den LWV vorgenommen worden. Personennamen wurden durch mich unkenntlich gemacht, Beschriftungen anderer Art zitiert.

Abb. 1: „Senile Demenz“
Abb. 2: „Halluzinatorische Verwirrtheit Schizophrener, Halluzinieren“
Abb. 3: „Fremdenlegionär, Imbecillität, Conditor mit gezähmten Falken, Imbecillität“
Abb. 4: „Gefühlstäuschung, Sinnestäuschungen b. Schizophrenen“

Abb. 5: „Isolierungsfolgen, Kotschmieren, zerrrisenes Federbett. Wie man auf dem Dorf Geisteskranke behandelt“
Abb. 6: „Körperliche Erkrankungen bei Geisteskranken, Gangrän bei Diabetes, Ekzemo marginato (Frankfurter Ekzem), Myosarkom“
Abb. 7: „Schädelbruch durch Golf(?)schlag (posttraumat. Irresein), Agromegalie“
Abb. 8: „Entartungserscheinungen, Spitzohr, angewachsenes Ohrläppchen, Ohranhang“
Abb. 9: Einzelbild, Collage: „Schädeldelle“
Abb. 10: „periodische Manie“
Abb. 11: „Fig. 183. Hüpfender Kranker“ und „Fig. 184. Kranker in verschrobener Haltung“, aus: Kraepelin 1913
Abb. 12: „Tuberöse Sklerose mit Adenoma sebaceum“, im Original farbig, aus: Kraepelin 1915
Abb. 13: „Fig. 127. Stereobild: Katatonie“, aus: Sommer 1911
Abb. 14: „Abb. 47. Irrenbeschäftigung: Spitzenklöppeln“, aus: Weygand 1935
Abb. 15: „Nr. 113: Erfolg der aktiven Beschäftigungsbehandlung. Während der Mittagspause im Tagessaal der Wache für unruhige Frauen. Aufnahme Januar 1929. Die Mehrzahl der Kranken ist eifrig dem Brettspielen hingegeben; eine Kranke spielt Zither. Ein Bild, in dem man die Irrenanstalt nicht mehr erkennt“, aus: Reiß 1929
Abb. 16: „Fig. 104.“, aus: Wimmer 1936
Abb. 17: „Fig. 128. Unordnung im Zimmer eines Manikers“, aus: Ewald 1954
Abb. 18: „Drei schizophrene Jünglinge. Aufgenommen von A. WETZEL, Stuttgart, November 1928“, aus: Gruhle 1932
Abb. 19: „Fig. 53. Pubertas praecox hos 12aarig Aandssvag“, aus: Wimmer 1936
Abb. 20: „Fig 66. Hereditær-luisk Infantilisme“, aus: Wimmer 1936

Kapitel 6

Abb. 1: „Fig. 279. Gesichtsausdruck im hysterischen Anfalle.“ „Fig. 280. Ausstrecken der Zunge im hysterischen Anfalle.“, aus: Kraepelin 1915
Abb. 2: „Abb. 107. Manische Schizophrene [...]“, um 1910, aus: Bleuler 1979
Abb. 3: „Manische Schizophrene [...]“, um 1910, aus: Bleuler 1916

Abb. 4: Lithografie nach Fotografie, „Manische Kranke“, um 1903, aus: Kraepelin 1904
Abb. 5: Lithografie nach Fotografie, „Zerstörungssüchtige Patientin in festem Segeltuchkleid“, aus: Weygandt 1902
Abb. 6: „Imbecille Hysterica schmückt sich mit Blumen, schnitt sich die Haare kurz“, aus: Weygandt 1902
Abb. 7: Lithografie nach Fotografie, „Manica in ausgelassenem Lachen“, aus: Weygandt 1902
Abb. 8: „Hypomanische, hat sich als Iphigenie ausstaffiert“, aus: Weygandt 1902
Abb. 9: „Erregte katatonische Patientin, tanzt mit plumpen Bewegungen“, aus: Weygandt 1902
Abb. 10: „Manische, in lebhafter, heiterer Erregung die Hände klatschend“, aus: Weygandt 1902
Abb. 11 a, b: „Tanzende Patientin in flotter Manie“; „Dieselbe Patientin bei einem späteren Anfall in unproduktiver Manie. erregt. Einförmige rasche Bewegung der Hände“, aus: Weygandt 1902
Abb. 12: „Verblödete schizophrene Frau mit Bartwuchs“, aus: Weygandt 1935
Abb. 13: Lithografie nach Fotografie, „Melancholische Kranke, will sich ihrem Verwandlungswahn entsprechend als wildes Tier gebärden“, aus: Weygandt 1920
Abb. 14: Lithografie nach Fotografie, „Katatonische Pat., rennt plötzlich in eine Ecke, entkleidet sich und bleibt dann stuporös stehen“, aus: Weygandt 1902
Abb. 15: „Zirkuläre Kranke. Hat in schwerster Erregung Kleider und Bettzeug zerrissen, das Bett demoliert, den Strohsack entleert und sich nackt in das Stroh gewühlt“, aus: Ewald 1954

Kapitel 7

Abb. 1: „Scoville's orbital undercutting“, Zeichnung aus: Laitinen/Livingston 1973
Abb. 2: „Weitere Zergliederung, Partellierung und technische Verfeinerung. Nur noch der Kopf scheint von Interesse. Die Genauigkeit des Zielpunktes scheint das ausschlaggebende therapeutische Ziel zu sein“, aus: Adler/Saupe 1979
Abb. 3: Stereotaktische Operation (Ausschnitt), aus: Spiegel Special, Nr. 4/2003

Abb. 4: Filmstill aus Metropolis, R: Fritz Lang, D 1927 aus: http://www.guardian.co.uk/film/filmblog+worldcinema?gusrc=rss&feed=film (30.03.10)
Abb. 5: „Darstellung eines Patienten mit implantiertem Hirnschrittmachersystem Typ Kinetra und zwei Elektroden, Medtronic“, aus: Deutsche Parkinson Vereinigung 2002
Abb. 6: „Schematische Zeichnung eines Schädels mit den Koordinaten für die Trepanationsöffnung. (Seitenansicht)“, aus: Freeman/Watts 1949
Abb. 7: „Darstellung der Schnittführung in der weißen Substanz des Stirnlappens. Ein gleicher Schnitt wird auf der gegenüberliegenden Seite gelegt. (nach Freeman 1939)“, aus: Freeman/Watts 1949
Abb. 8: Screenshot aus der Dokumentarfilmserie „The Lobotomist“ von Barak Goodman/John Maggio für PBS/American Experience: http://www.pbs.org/wgbh/amex/lobotomist (30.03.10)
Abb. 9: „39jährige Hausfrau vor der Operation, Beobachtung 19“, aus: Freeman/Watts 1949
Abb. 10: „Röntgenbild: Leukotomieschnitte. Beobachtung 19“, aus: Freeman/Watts 1949
Abb. 11: „Patientin nach der Lobotomie. Beobachtung 19“, aus: Freeman/Watts 1949
Abb. 12: „Patientin vor der Operation, Diagnose Depression. Beobachtung 26“, aus: Freeman/Watts 1949
Abb. 13: „Röntgenaufnahme ihres Schädels mit gekennzeichneten Schnittführungen. Beobachtung 26“, aus: Freeman/Watts 1949
Abb. 14: „Patientin nach der Lobotomie: a) nach 2 Wochen, b) nach 5 Wochen. Beobachtung 26“, aus: Freeman/Watts 1949
Abb. 15: „Ihr Arzt kann jetzt sehen, was Sie denken“, Anzeige von General Electric, aus: Süddeutsche Zeitung, Nr. 63 (16.3.2004), im Original farbig

Verzeichnis der Archive

Ärztekammer Hamburg: Bibliothek des Ärztlichen Vereins, Hamburg

Allgemeines Krankenhaus Ochsenzoll, Hamburg, heute: Asklepios Klinik Nord: Ochsenzoll Psychiatrie und Psychotherapie

Bundesarchiv, Berlin (vormals Potsdam)

Byhistorisk Arkiv, Esbjerg (DK)

Den Gamle By, Aarhus (DK)

Det Kongelige Bibliotek, København (DK)

Deutsches Hygiene-Museum, Dresden

Institut für Geschichte der Medizin, Charité Berlin

Institut für Geschichte der Medizin (Josephinum), Wien (A)

Kriminalpolizeiliche Lehrmittelsammlung, Polizeipräsidium Hamburg

Københavns Stadsarkiv (DK)

Københavns Universitet: Institut for Arkæologi og Etnologi (vormals), Saxo-Instituttet (DK)

Landesmuseum Joanneum, Graz (A)

Landespolizeischule, Bibliothek, Hamburg

Landeswohlfahrtsverband Hessen, LWV-Archiv, Kassel

Landsarkivet for Nørrejylland, Viborg (DK)

Landsarkivet for Sjælland, Lolland-Falster og Bornholm, København (DK)

Landschaftsverband Westfalen-Lippe, Münster; Provinzialinstitut für westfälische Landes- und Volksforschung

Lokalhistorisk Samling, Aarhus Kommunes Biblioteker (DK)

Medicinisk Museion, København (DK)

Museo Criminologico, Roma (I)

Museo di Antropologia Criminale "Cesare Lomroso", Torino (I)

Pathologisch-anatomisches Bundesmuseum (Narrenturm), Wien (A)

Politigaarden, Aarhus (DK)

Polizeihistorische Sammlung, Polizeipräsident in Berlin

Politihistorisk Museum, København (DK)
Psykiatrisk Sygehus, Viborg (DK)
Psykiatrisk Hospital i Aarhus, Aarhus Universitetshospital Risskov (DK)
Sammlung Prinzhorn, Heidelberg
Staatliche Landesbildstelle Hamburg, Bibliothek
Staatsarchiv Bremen
Staatsarchiv Hamburg
The Bridgeman Art Library, London/New York/Berlin/Paris
Wellcome Library, London
Westfälische Klinik für Psychiatrie und Neurologie, Lengerich, heute: LWL-Klinik Lengerich
Westfälische Klinik für Psychiatrie, Marsberg
Wiener Kriminalmuseum (A)

Literatur und Quellen

Ackerknecht, Erwin H. (1967): Kurze Geschichte der Psychiatrie, 2., verbesserte Aufl., Stuttgart.

Adler, Meinhard/Saupe, Rolf (1979): Psychochirurgie. Zur Frage einer biologischen Therapie psychischer Störungen, Stuttgart.

Adler, Meinhard (2004): Stereotaxie. Rückschau, in: Deutsches Ärzteblatt 101, Ausgabe 45, 5.11.2004.

Adler, Meinhard/Röckerath, Klaus/Ehebald, Ulrich/Albrecht, Bernhard (2004): Operation gegen den inneren Zwang, in: Süddeutsche Zeitung, Nr. 69, 23.3.2004.

Ärztenachrichtendienst Online (2002): Hamburger Uniklinik entwickelte neue Methode für Gehirnoperationen, in: facharzt, 23.01.2002, unter: http://www.facharzt.de/a/a/9732/ [30.03.10].

Alber, A[ugust] (1902): Atlas der Geisteskrankheiten, im Anschluss an Sommer's Diagnostik der Geisteskrankheiten, Berlin/Wien.

Albrecht, Bernhard (2004): Stereotaxie/Hirnschrittmacher. Rückkehr der Psychochirurgie, in: Deutsches Ärzteblatt, PP 3, Oktober 2004, unter: http://www.aerzteblatt.de/v4/archiv/artikeldruck. asp?id=43803 [30.03.10].

Artelt, Walter/Rüegg, Walter (Hg.) (1967): Der Arzt und der Kranke in der Gesellschaft des 19. Jahrhunderts, Stuttgart, 50-69.

Bahnsen, Ulrich (2007): Bauteile für die Seele, in: Die Zeit, Nr. 34, 16.8.2007.

Barsch, Achim/Hejl, Peter M. (Hg.) (2000): Zur Verweltlichung und Pluralisierung des Menschenbildes im 19. Jahrhundert: Einleitung, in: dies. (Hg.), Menschenbilder. Zur Pluralisierung der Vorstellung von der menschlichen Natur (1850-1914), Frankfurt a.M., 7-90.

Basaglia, Franco (Hg.) (1981): Was ist Psychiatrie? Frankfurt a.M.

Baumgärtner, Karl Heinrich (1842): Kranken-Physiognomik, 2. vermehrte und verbesserte Aufl., Stuttgart (1. Aufl., 1838).

Becker, Peter Emil (1988): Zur Geschichte der Rassenhygiene. Wege ins Dritte Reich, Stuttgart/New York.

Becker, Werner (1911): Mein zehnstündiger Unterrichtskurs für das Pflegepersonal, in: Die Irrenpflege. Monatsschrift für Irrenpflege und Krankenpflege zur Belehrung und Fortbildung des Pflegepersonals an Heil- und Pflegeanstalten und zur Vertretung der Standesinteressen, 15. Jg., 107-112; 156-158; 171-173; 210-215; 236-239.

Bell, Charles (1806): Essays on the Anatomy of Expression, London.

Belting, Hans (2001): Bild-Anthropologie. Entwürfe für eine Bildwissenschaft, München.

Berger, Klaus (1952): Géricault und sein Werk, Wien.

Betriebsleitung der Westfälischen Klinik für Psychiatrie Dortmund (Hg.) (1995): Geschichte und Geschichten, 1895 bis 1995. Hundert Jahre Westfälische Klinik für Psychiatrie Dortmund, Dortmund.

Binding, Karl/Hoche, Alfred (1920): Die Freigabe der Vernichtung lebensunwerten Lebens, Leipzig.

Birket-Smith, Kaj (Hg.) (1945): Lægekunsten gennem tiderne, Odense.

Bitzel, Uwe (1995): Lebensunwert. Die Heilanstalt Aplerbeck und ihre Kranken während des Nationalsozialismus, Dortmund.

Blasius, Dirk (1980): Der verwaltete Wahnsinn. Eine Sozialgeschichte des Irrenhauses, Frankfurt a.M.

Blasius, Dirk (1991): Ambivalenzen des Fortschritts. Psychiatrie und psychisch Kranke in der Geschichte der Moderne, in: Bajohr, Frank/Johe, Werner/Lohalm, Uwe (Hg.): Zivilisation und Barbarei. Die widersprüchlichen Potentiale der Moderne. Detlev Peuckert zum Gedenken, Hamburg, 253-268.

Blasius, Dirk (1994): „Einfache Seelenstörung". Geschichte der deutschen Psychiatrie 1800-1945, Frankfurt a.M.

Bleuler, Eugen (1916): Lehrbuch der Psychiatrie, 1. Aufl., Berlin.

Bleuler, Eugen (1937): Ein Lehrbuch der Psychiatrie, 6. Aufl., Berlin.

Bleuler, Eugen (1969): Lehrbuch der Psychiatrie, 11. Aufl., umgearbeitet von Manfred Bleuler, New York.

Bleuler, Eugen (1979): Lehrbuch der Psychiatrie, 14. Auflage, neubearbeitet von Manfred Bleuler, Berlin/Heidelberg/New York.

Bohde, Daniela (2007): Rezension von Jutta Person: Der pathographische Blick. Physiognomik, Atavismustheorien und Kulturkritik 1870-1930, Würzburg 2006, in: sehepunkte 7, Nr. 9, www.sehepunkte.de/2007/09/12614. html [30.03.10].

Boissier de Sauvages, François (1772): Nosologie méthodique, Bd. 7, Lyon.

Bömelburg, Helen (2007): Der Arzt und sein Modell. Porträtfotografien aus der deutschen Psychiatrie 1880-1933, Stuttgart.

Bondio, Mariacarla Gadebusch (1995): Die Rezeption der kriminalanthropologischen Theorien von Cesare Lombroso 1880-1914, Husum.

Bopp, Jörg (1982): Antipsychiatrie. Theorien, Therapien, Politik, 2. Aufl., Frankfurt a.M.

Bormuth, Matthias/Podoll, Klaus/Spitzer, Carsten (Hg.) (1992): Kunst und Krankheit. Studien zur Pathographie, Göttingen.

Bosworth, Mary (2004): The U.S. Federal Prison System, Oxford.

Bourneville, Desire M./Regnard, Paul (1878): Iconographie photographique de la Salpêtrière, in: Université Pierre et Marie Curie, http://jubil.upmc.fr/sdx/pl/toc.xsp?id=CH_00000124&fmt=upmc &idtoc=CH_00000124-pleadetoc&base=fa [15.02.10].

Brandt-Claussen, Bettina (2001): Häßlich, falsch, krank. „Irrenkunst“ und „irre“ Kunst zwischen Wilhelm Weygandt und Carl Schneider, in: Mundt, Christoph/Hohendorf, Gerrit/Rotzoll, Maike (Hg.): Psychiatrische Forschung und NS-„Euthanasie“. Beiträge zu einer Gedenkveranstaltung an der Psychiatrischen Universitätsklinik Heidelberg, Heidelberg, 265-319.

Bredekamp, Horst in zwei Gesprächen mit Ulrich Raulff (2005): Handeln im Symbolischen. Ermächtigungsstrategien, Körperpolitik und die Bildstrategien des Krieges, in: Kritische Berichte. Zeitschrift für Kunst- und Kulturwissenschaften, Jg. 33, 5-11.

Broberg, Gunnar/Roll-Hansen, Nils (Hg.) (1996): Eugenics and the Welfare State. Sterilization Policy in Denmark, Sweden, Norway and Finland, Michigan.

Browne, William Alexander Francis (1837): What Asylums were, are, and ought to be. Five Lectures delivered before the Managers of the Montrose Royal Lunatic Asylum, Edinburgh.

Brüggemann, Rolf/Schmid-Krebs, Gisela (2007): Verortungen der Seele. Locating the Soul. Psychiatrie-Museen in Europa. Museums of Psychiatry in Europe, Frankfurt a.M.

Brush, Stephen G. (1987): Die Temperatur der Geschichte. Wissenschaftliche und kulturelle Phasen im 19. Jahrhundert, Braunschweig/Wiesbaden.

Bumke, Oswald (1929): An den Grenzen der Psychiatrie, Berlin.

Bumke, Oswald (1948): Lehrbuch der Geisteskrankheiten, 7. Aufl., München/Berlin/Göttingen/Heidelberg.

Burgmair,Wolfgang/Engstrom, Eric J./Weber, Matthias (Hg.) (2000): Emil Kraepelin, 7 Bde., München.

Burrows, Adrienne/Schumacher, Iwan (1979): Dr. Diamonds Bildnisse von Geisteskranken, Frankfurt a.M.

Canguilhem, Georges (1977): Das Normale und das Pathologische, Frankfurt a.M./Berlin/Wien.

Castel, Robert (1979): Die psychiatrische Ordnung. Das goldene Zeitalter des Irrenwesens, Frankfurt a.M.

Charcot, Jean-Martin (1878): Klinische Vorträge über Krankheiten des Nervensystems, 2. Abteilung, Stuttgart.

Charcot, Jean-Martin/Richer, Paul (Hg.) (1988): Die Besessenen in der Kunst, Göttingen [1. Ausgabe: Paris 1887].

Collins, Wilkie (1997): Jezebels Tochter. Criminal-Roman, 2. Aufl., München [Original: Jezebel's Daughter, London 1880].

Colombo, Giorgio (1975): La scienza infelice. Il museo di antropologia criminale di Cesare Lombroso, Torino.

Cranach, Michael von/Siemen, Hans-Ludwig (Hg.) (1999): Psychiatrie im Nationalsozialismus. Die Bayerischen Heil- und Pflegeanstalten zwischen 1933 und 1945, Oldenburg.

Crary, Jonathan (2002): Aufmerksamkeit. Wahrnehmung und moderne Kultur, Frankfurt a.M.

Dahlke, Karin (1998): Spiegeltheater, organisch. Ein Echo auf Charcots Erfindung der Hysterie, in: Schuller, Marianne/Reiche, Claudia/Schmidt, Gunnar (Hg.): BildKörper. Verwandlungen des Menschen zwischen Medium und Medizin, Hamburg, 213-242.

Davidsen-Nielsen, Hans/Højby, Niels/Danielsen, Niels-Birger/Rubin, Jakob (2002): Værnet. Den danske SS-læge i Buchenwald, København.

Davidsen-Nielsen, Hans/Højby, Niels/Danielsen, Niels-Birger/Rubin, Jakob (2004): Carl Vaernet. Der dänische SS-Arzt im KZ Buchenwald, Wien.

Dein, Erling (Hg.) (1966): Sct. Hans Hospital. 1816-1966, København.

Delgado, José M.R. (1969): Physical Control of the Mind. Toward a Psychocivilized Society, New York/Evanston/London.

Deutsche Gesellschaft für Neurochirurgie (Hg.) (2001): Neurochirurgie in Deutschland. Geschichte und Gegenwart. 50 Jahre Deutsche Gesellschaft für Neurochirurgie, Berlin/Wien.

Deutsche Parkinson Vereinigung (Hg.) (2002): „Hirnschrittmacher" gegen die Parkinson-Erkrankung. Eine Patientenaufklärung der dPV [d.i. Deutsche Parkinson Vereinigung], Riedstadt.

Didi-Huberman, Georges (1982): Invention de l'Hysterie. Charcot et l'Iconographie Photographique de la Salpêtrière, Paris.

Didi-Hubermann, George (1989): Ästhetik und Experiment bei Charcot. Die Kunst, Tatsachen ins Werk zu setzen, in: Clair, Jean/Pichler, Cathrin/Pirchner, Wolfgang (Hg.): Wunderblock. Eine Geschichte der modernen Seele, Wien, 281-296.

Didi-Huberman, Georges (1997): Die Erfindung der Hysterie. Die photographische Klinik von Jean-Martin Charcot, München.

Didi-Huberman, Georges (2007): Bilder trotz allem, München.

Die allgemeinen Krankenhäuser und Irrenanstalten der Freien und Hansestadt Hamburg (1976), Reprint [d. Ausg.] Hamburg 1901.

Dikovitskaja, Margaret (2006): Visual Culture. The Study of Visual Culture after the Cultural Turn, Cambridge/London.

Dobler, Jens (2008): Zwischen Duldungspolitik und Verbrechensbekämpfung. Homosexuellenverfolgung durch die Berliner Polizei von 1848 bis 1933, Frankfurt a.M.

Dörner, Klaus (1975): Bürger und Irre. Zur Sozialgeschichte und Wissenschaftssoziologie der Psychiatrie, Frankfurt a.M.

Dörner, Klaus (1975): Diagnosen der Psychiatrie. Über die Vermeidungen der Psychiatrie und Medizin, Frankfurt a.M.

Dörner, Klaus/Plog, Ursula (1978): Irren ist menschlich oder Lehrbuch der Psychiatrie/Psychotherapie, Wunstorf.

Dörner, Klaus (1991): Psychiatrie und Macht. Geschlechtsspezifisch betrachtet, in: Hoffmann, Dagmar (Hg.): Frauen in der Psychiatrie oder wie männlich ist die Psychiatrie?, Bonn, 75-81.

Dorgerloh, Annette (1994): „Sie wollen wohl Ideale klauen...?" Präfigurationen zu den Bildprägungen der „Neuen Frau", in: Sykora, Katharina/Dorgerloh, Annette/Noell-Rumpeltes, Doris (Hg.): Die neue Frau. Herausforderungen für die Bildmedien der Zwan-ziger Jahre, Marburg, 25-50.

Dubois, Philippe (1998): Der fotografische Akt. Versuch über ein theoretisches Dispositiv, hg. v. Herta Wolf, Amsterdam/Dresden.

Dully, Howard (2005): „My Lobotomy". Howard Dully's Journey, NPR: http://www.npr.org/templates/story/story.php?storyId=50 14080 [30.03.210].

Dupont, Marc (2002): Biologische und psychologische Konzepte im „Dritten Reich" zur Homosexualität, in: Jellonnek, Burkhard/ Lautmann, Rüdiger (Hg.): Nationalsozialistischer Terror gegen Homosexuelle. Verdrängt und ungesühnt, Paderborn/München/ Wien/Zürich, 189-207.

Dupont, Marc (2004): Homosexualität in der NS-Zeit. Dokumente einer Diskriminierung und Verfolgung, Frankfurt a.M.

Eder, Josef Maria (Hg.) (1887): Anleitung zur Herstellung von Moment-Photographien, 2., gänzlich umgearb. Aufl., Halle a.S.

Edwards, Elizabeth (2003): Andere ordnen. Fotografie, Anthropologien und Taxonomien, in: Wolf, Herta (Hg.): Diskurse der Fotografie. Fotokritik am Ende des fotografischen Zeitalters, Bd. 2, Frankfurt a.M., 335-355.

Ehrenstein, Herbert (o.J.): 100 Jahre Westfälisches Krankenhaus Lengerich, in: Landschaftsverband Westfalen-Lippe (Hg.): 1867/ 1967. Westfälisches Krankenhaus Lengerich. Fachkrankenhaus für Psychiatrie, Münster, 1-26.

Eller, Peter/Vanja, Christina/Landeswohlfahrtsverband Hessen (Hg.) (1993): Psychiatrie in Heppenheim. Streifzüge durch die Geschichte eines hessischen Krankenhauses 1866-1992, Kassel.

Engelbracht, Gerda/Tischer, Achim (1990): Das St. Jürgen-Asyl in Bremen. Leben und Arbeiten in einer Irrenanstalt 1904-1934, Bremen.

Engelbracht, Gerda (2004): Von der Nervenklinik zum Zentralkrankenhaus Bremen-Ost. Bremer Psychiatriegeschichte 1945-1977, Bremen.

Engstrom, Eric J. (2003): Clinical Psychiatry in Imperial Germany. A History of Psychiatric Practice, Ithaca.

Engstrom, Eric J. (1990/2004): Emil Kraepelin. Leben und Werk des Psychiaters im Spannungsfeld zwischen positivistischer Wissenschaft und Irrationalität, http://www.engstrom.de/index_home.htm [30.03.10].

Engstrom, Eric J./Burgmair, Wolfgang/Weber, Matthias M. (2006): Emil Kraepelin (1856–1926): Zwischen klinischen Krankheitsbildern und „psychischer Volkshygiene", in: Deutsches Ärzteblatt 103, Ausgabe 41, 13.10.2006, A-2685 / B-2333 / C-2244.

Engstrom, Eric J./M. Weber, Matthias (2007): Making Kraepelin History. A great Instauration?, in: History of Psychiatry 18, 267-273, sowie unter: www.hpy.sagepub.com/cgi/content/abstract/18/3/267 [02.06.2009].

Erb, Wilhelm (1908): Zur Einführung, in: Schoenborn, S[iegfried]/Krieger, Hans (Hg.): Klinischer Atlas der Nervenkrankheiten, Heidelberg, III f.

Esquirol, Jean Etienne Dominique (1827): Esquirol's Allgemeine und specielle Pathologie und Therapie der Seelenstörungen, frei bearbeitet von Karl Christian Hille, nebst einem Anhange kritischer und erläuternder Zusätze v. J. C. A. Heinroth, Leipzig.

Esquirol, Jean Etienne Dominique (1838): Maladies Mentales. Considérées sous les Rapports Médical, Hygiénique et Médico-Légal, Atlas de 27 Planches, Paris.

Esquirol, Jean Etienne Dominique (1838): Die Geisteskrankheiten in Beziehung zur Medizin und Staatsarzneikunde, 2 Bde., Berlin.

Ewald, François (1993): Der Vorsorgestaat, Frankfurt a.M.

Ewald, Gottfried (1944): Lehrbuch der Neurologie und Psychiatrie, München/Berlin.

Ewald, Gottfried (1954): Neurologie und Psychiatrie. Ein Lehrbuch für Studierende und Ärzte, 3. vermehrte und verbesserte Aufl., München/Berlin.

Ewald, Gottfried (1964): Neurologie und Psychiatrie. Ein Lehrbuch für Studierende und Ärzte, 5. vermehrte und verbesserte Aufl., München/Berlin.

Faulstich, Heinz (1999): Der Eichberg in der Nachkriegszeit, in: Vanja, Christina/Haas, Steffen/Deutschle, Gabriela/Eirund, Wolfgang/Sandner, Peter (Hg.): Wissen und Irren. Psychiatriegeschichte aus zwei Jahrhunderten – Eberbach und Eichberg, Kassel, 244-258.

Faulstich, Heinz (2003): Die Anstaltspsychiatrie unter den Bedingungen der „Zusammenbruchgesellschaft", in: Kersting, Franz-Werner (Hg.): Psychiatriereform als Gesellschaftsreform. Die Hypothek des Nationalsozialismus und der Aufbruch der sechziger Jahre, Paderborn, 21-61.

Fedde, R.A. (Editor)/Goodman, Barak/Maggio, John (Producers/ Directors) (2008): The Lobotomist, USA, http://www.pbs.org/wgbh/amex/lobotomist/program/ [30.03.210].

Fischer, Jens Malte (2000): Jahrhundertdämmerung. Ansichten eines anderen Fin de siècle, Wien.

Foucault, Michel (1973): Wahnsinn und Gesellschaft. Eine Geschichte des Wahns im Zeitalter der Vernunft, Frankfurt a.M.

Foucault, Michel (1988): Die Geburt der Klinik. Eine Archäologie des ärztlichen Blicks, Frankfurt a.M.

Foucault, Michel (2001): Worte und Bilder, in: ders.: Schriften in 4 Bänden. Dits et Ecrits, Bd. 1, 1954-1969, Frankfurt a.M., 794-797.

Foucault, Michel (2001): Das Leben der infamen Menschen, Berlin.

Foucault, Michel (2003): Die Anormalen. Vorlesungen am Collège de France (1974-75), Frankfurt a.M.

Foucault, Michel (2003): Gespräch zwischen Michel Foucault und David Cooper 1977 über Einsperrung, Psychiatrie, Gefängnis, in: Foucault, Michel: Dits et Ecrits, Schriften, Bd. 3, Frankfurt a.M., 434-467.

Foucault, Michel (2005): Die Macht der Psychiatrie. Vorlesung am Collège de France 1973-1974, hg. v. Jacques Lagrange, Frankfurt a.M.

Freeman, Walter Jackson/Watts, James Winston (1942): Psychosurgery. Intelligence, Emotion and Social Behaviour following Prefrontal Lobotomy for Mental Disorders, Springfield.

Freeman, Walter Jackson/Watts, James Winston (1949): Psychochirurgie. Intelligenz, Gefühlsleben und soziales Verhalten nach praefrontaler Lobotomie bei Geistesstörungen, mit besond. psychometrischen u. Persönlichkeitsstudien von Thelma Hunt [Deutsch von Anton Edler von Braunmühl], Stuttgart.

Freud, Sigmund (1969): Studienausgabe, Bd. X, Frankfurt a.M.

Freud, Sigmund (1969): Ansprache im Frankfurter Goethe-Haus (1930), in: ders.: Studienausgabe, Bd. X, Frankfurt a.M., 292-296.

Freud, Sigmund (1969): Psychoanalyse und Psychiatrie, in: Studienausgabe, Bd. 1, Frankfurt a.M., 245-267.

Fritsch, Gustav (1911): Anthropologie, in: Wolf-Czapek, Karl Wilhelm (Hg.): Angewandte Photographie in Wissenschaft und Technik, Teil 4, Berlin, 17-33.

Fröhlich-Thierfelder, Marie-Elisabeth (1999): Heil- und Pflegeanstalt Mainkofen, in: Cranach, Michael von/Siemen, Hans-Lud-wig (Hg.): Psychiatrie im Nationalsozialismus. Die bayerischen Heil- und Pflegeanstalten zwischen 1933 und 1945, München, 231-248

Fülgraff, G[eorges]/Barbey, I[ilse] (Hg.) (1978): Stereotaktische Hirnoperationen bei abweichendem Sexualverhalten. Abschlußbericht der Kommission beim Bundesgesundheitsamt, Berlin.

Georget, [Etienne Jean] (1821): Ueber die Verücktheit: ihren Sitz, ihre Zufälle, ihre Ursachen, ihre Verschiedenheit vom hitzigen Delirium; ihre Behandlung; nebst Resultaten von Leichen-Oeffnungen, Leipzig (De la folie, Paris 1820, übersetzt von Johann Christian August Heinroth).

Germann, Urs (2006): Arbeit, Ruhe und Ordnung. Die Inszenierung der psychiatrischen Moderne – Bildmediale Legitimationsstrategien der schweizerischen Anstaltspsychiatrie im Kontext der Arbeits- und Beschäftigungstherapie in der Zwischenkriegszeit, in: Fangerau, Heiner/Nolte, Karen (Hg.): „Moderne“ Anstaltspsychiatrie im 19. und 20. Jahrhundert. Legitimation und Kritik, Stuttgart, 283-310.

Gerste, Ronald D. (2008): Die Lobotomie. Wie ein Relikt aus finsterer Zeit, in: Deutsches Ärzteblatt 105 (H. 18), A-945 f.

Gilman, Sander L. (1978): Zur Physiognomie des Geisteskranken in Geschichte und Praxis 1800-1900, in: Sudhoffs Archiv, 62, 209-234.

Gilman, Sander L. (1981): Wahnsinn, Text und Kontext. Die historischen Wechselbeziehungen der Literatur, Kunst und Psychiatrie, Frankfurt a.M./Bern.

Gilman, Sander L. (Reprint 1996): Seeing the Insane [Original New York 1982], New York.

Gilman, Sander L. (1988): Disease and Representation. Images of Illness from Madness to AIDS, Ithaca/London.

Gilman, Sander L./King, Helen/Porter, Roy/Rousseau, George S./ Showalter, Elaine (1993): Hysteria Beyond Freud, Berkeley/Los Angeles/Oxford.

Goffman, Erving (1973): Asyle. Über die soziale Situation psychiatrischer Patienten und anderer Insassen, Frankfurt a.M. [Original: Asylums. Essays on the Social Situation of Mental Patients and Other Inmates, New York 1961].

Grau, Günter (2004): Verfolgung, „Umerziehung“ oder „Ausmerzung“ homosexueller Männer 1933 bis 1945. Folgen des rassehygienischen Konzepts der Reproduktionssicherung, in: ders. (Hg.): Homosexualität in der NS-Zeit. Dokumente einer Diskriminierung und Verfolgung, Frankfurt a.M., 29-34.

Griesinger, Wilhelm (1861): Die Pathologie und Therapie der psychischen Krankheiten für Aerzte und Studirende, 2., umgearb. Aufl., Stuttgart.

Griesinger, Wilhelm (1868-69): Ueber Irrenanstalten und deren Weiterentwicklung in Deutschland, in: Archiv für Psychiatrie und Nervenkrankheiten, 1, 8-43.

Gröbner, Valentin (2002): Der Schein der Person. Bescheinigung und Evidenz, in: Belting, Hans/Kamper, Dietmar/Schulz, Martin (Hg.): Quel corps? Eine Frage der Repräsentation, München, 309-323.

Gröbner, Valentin (2003): Ungestalten. Die visuelle Kultur der Gewalt im Mittelalter, München/Wien.

Gröger, Helmut/Gabriel, Eberhard/Kasper, Siegfried (Hg.) (1997): Zur Geschichte der Psychiatrie in Wien, Wien.

Gruhle, Hans W. (1918): Psychiatrie für Ärzte, Berlin.

Gruhle, Hans W. (1932): Die Psychopathologie, in: Bumke, Oswald (Hg.): Handbuch der Geisteskrankheiten, 9. Bd. (= Spezieller Teil 5: Die Schizophrenie), Berlin, 135-210.

Günther, Hans F. K. (1933): Rassenkunde des deutschen Volkes, 17. Aufl., München.

Hägele, Ulrich (1996): Optische Internierung des Menschen. Patientenfotos aus der Tübinger Nervenklinik 1920 bis 1950, in: Pretsch, Hermann J. (Hg.): Euthanasie. Krankenmorde in Südwestdeutschland, Zwiefalten.

Hagenbeck, Carl (1956): Von Tieren und Menschen, 3. Aufl., Leipzig [1. Aufl. 1928].

Hagner, Michael (1997): Homo Cerebralis. Der Wandel vom Seelenorgan zum Gehirn, Berlin.

Hahn, Thorsten u.a. (Hg.) (2002): Grenzgänge zwischen Wahn und Wissen. Zur Koevolution von Experiment und Paranoia 1850-1910, Frankfurt a.M./New York.

Haiko, Peter/Leupold-Löwenthal, Harald/Reissberger, Mara (1981): „Die weisse Stadt" – der „Steinhof" in Wien. Architektur als Reflex der Einstellung zur Geisteskrankheit, in: Kritische Berichte, Jg. 9, H. 6, 3-37.

Hamerton, Philip (1980): Die Beziehungen zwischen Fotografie und Malerei (1862), in: Kemp, Wolfgang (Hg.): Theorie der Fotografie I. 1839-1912, München, 143-151.

Hammerschmidt, Wilhelm (1909): Die provinzielle Selbstverwaltung Westfalens, Münster.

Heinroth, F.G.A. [d. i. Johann Christian August] (1818): Lehrbuch der Störungen des Seelenlebens oder der Seelenstörungen und ihrer Behandlung, 2 Theile, Leipzig.

Hermann, [...] (1911): Die pathologischen Persönlichkeiten im Lichte neuer Forschungen, in: Monatsschrift für Kriminalpsychologie und Strafrechtsreform 7, 220-228.

Hess, Volker (Hg.) (1997): Normierung der Gesundheit. Messende Verfahren der Medizin als kulturelle Praktik um 1900 [= Abhandlungen zur Geschichte der Medizin und der Naturwissenschaften, 82], Husum.

Hill, Jürgen (1992): Der frontale Griff in das Gehirn und die Entwicklung der Psychochirurgie, Münster/Hamburg.

Hitchcock, Edward/Laitinen, Lauri/Vaernet, Kjeld (Hg.) (1972): Psychosurgery. Proceedings of the 2. International Conference on Psychosurgery held in Copenhagen, Denmark [1970], Springfield.

Hoffmann, Dagmar (Hg.) (1991): Frauen in der Psychiatrie oder wie männlich ist die Psychiatrie?, Bonn.

Hohenlohe, Marie-Gabrielle (Hg.) (1988): Die vielen Gesichter des Wahns. Patientenportraits aus der Psychiatrie der Jahrhundertwende, Bern/Stuttgart/Toronto.

Hüppauf, Bernd/Weingart, Peter (2009): Wissenschaftsbilder – Bilder der Wissenschaft, in: dies. (Hg.), Frosch und Frankenstein. Bilder als Medium der Popularisierung von Wissenschaft, Bielefeld, 11-43.

Ideler, Karl Wilhelm (1835): Grundriß der Seelenheilkunde, 1. Theil, Berlin.

Ideler, Karl Wilhelm (1838): Grundriß der Seelenheilkunde, 2. Theil, Berlin.

Ideler, Karl Wilhelm (1841): Biographieen Geisteskranker in ihrer psychologischen Entwickelung, Berlin.

Jäger, Jens (2006): Verfolgung durch Verwaltung. Internationales Verbrechen und internationale Polizeikooperation 1880-1933, Konstanz.

Jankau, Ludwig (1894): Die Photographie im Dienste der Medizin, in: Internationale Medizinisch-photographische Monatsschrift, 1. Jg., 1-8.

Jeggle, Utz (1986): Der Kopf des Körpers. Eine volkskundliche Anatomie, Weinheim/Berlin.

Jellonnek, Burkhard/Lautmann, Rüdiger (Hg.) (2002): Nationalsozialistischer Terror gegen Homosexuelle. Verdrängt und ungesühnt, Paderborn/München/Wien/Zürich.

Jensen, Morten Lundby (1987): Fra landsbytosse til psykiatrisk patient. Holdningsændringer overfor galskaben og behandling af gale i Danmark 1700-1900, in: Den Jyske Historiker, Nr. 40, 24-40.

Jensen, Jörgen (1994): Das goldene Zeitalter der Museen, in: Kunst- und Ausstellungshalle der BRD (Hg.): Wunderkammer des Abendlandes, Bonn, 160-169.

Jetter, Dieter (1981): Grundzüge der Geschichte des Irrenhauses, Darmstadt.

Just, Günter (Hg.) (1940): Handbuch der Erbbiologie des Menschen, 2 Bde, Berlin.

Kaschuba, Wolfgang (2004): Die Überwindung der Distanz. Zeit und Raum in der europäischen Moderne, Frankfurt a.M.

Kaufmann, Doris (2002): Kunst, Psychiatrie und schizophrenes Weltgefühl in der Weimarer Republik. Hans Prinzhorns Bildnerei der Geisteskranken, in: Bormuth, Matthias/Podoll, Klaus/ Spitzer, Carsten (Hg.): Kunst und Krankheit. Studien zur Pathographie, Göttingen, 57-72.

Kaupen-Haas, Heidrun (1994): Die Veränderung des Blicks: Biologisierung gesellschaftlicher Gewaltverhältnisse durch die Psychiatrie Emil Kraepelins, in: dies./Rothmaler, Christiane (Hg.): Naturwissenschaften und Eugenik. Sozialhygiene und Public Health, Frankfurt a.M., 15-39.

Keller, Christoph (1995): Der Schädelvermesser. Otto Schlaginhaufen – Anthropologe und Rassenhygieniker. Eine biographische Reportage, Zürich.

Kelstrup, Anders (1983): Galskab, psykiatri, galebevægelse – en skitse af galskabens og psykiatriens historie, København.

Kemp, Wolfgang (1980): Theorie der Fotografie 1839-1912, in: Kemp, Wolfgang (Hg.): Theorie der Fotografie I. 1839-1912, München, 13-45.

Kersting, Franz-Werner/Teppe, Karl/Walter, Bernd (Hg.) (1993): Nach Hadamar. Zum Verhältnis von Psychiatrie und Gesellschaft im 20. Jahrhundert, Paderborn.

Kersting, Franz-Werner (Hg.) (2003): Psychiatriereform als Gesellschaftsreform. Die Hypothek des Nationalsozialismus und der Aufbruch der sechziger Jahre, Paderborn.

Kersting, Franz-Werner/Schmuhl, Hans-Walter (Hg.) (2004): Quellen zur Geschichte der Anstaltspsychiatrie in Westfalen, Bd. 2: 1914-1955, Paderborn/München/Wien/Zürich.

Kirchhoff, Theodor (1892): Lehrbuch der Psychiatrie für Studirende und Aerzte, Leipzig/Wien.

Klee, Ernst (1994): „Euthanasie" im NS-Staat. Die „Vernichtung unwerten Lebens", 2. Aufl., Frankfurt a.M. [1. Aufl. 1985].

Klee, Ernst (2001): Deutsche Medizin im Dritten Reich. Karrieren vor und nach 1945, Frankfurt a.M.

Koch, Egmont R. (1979): Stereotaktische Hirnoperationen bei abweichendem Sexualverhalten. Empfehlungen für Seelenschneider. Das Bundesgesundheitsamt legt den Abschlußbericht zur Psychochirurgie vor, in: Die Zeit, 02.02.1979, http://www.zeit.de /1979/06/Empfehlungen-fuer-Seelen-Schneider [30.03.10].

Koch, Lene (2000): Tvangssterilisation i Danmark 1920-67, København.

Koelsch, Adolf (1929): Hände und was sie sagen, Zürich/Leipzig.

Köstler, Leopold (1839): Bemerkungen über Irrenanstalten von England, Frankreich und Belgien, Wien.

Kolle, Kurt (1955): Psychiatrie. Ein Lehrbuch für Studierende und Ärzte, 4., neu bearbeitete Aufl., München/Berlin [1. Aufl. 1939; 2. Aufl. 1949].

Kraepelin, Emil (1901): Einführung in die psychiatrische Klinik, Leipzig.

Kraepelin, Emil (1903-1904): Psychiatrie. Ein Lehrbuch der Psychiatrie für Studierende und Ärzte, 2 Bde, 7., vielf. umgearb. Aufl., Leipzig.

Kraepelin, Emil (1909-1915): Psychiatrie. Ein Lehrbuch für Studierende und Ärzte, 4 Bde, 8., vollst. umgearb. Aufl., Leipzig.

Kraepelin, Emil (1918): Hundert Jahre Psychiatrie. Ein Beitrag zur Geschichte menschlicher Gesittung, Berlin.

Kraepelin, Emil (1921): Einführung in die psychiatrische Klinik, Bd. 2, 4. Aufl., Leipzig [1. Aufl. 1901].

Krafft-Ebing, Richard von (1897): Lehrbuch der Psychiatrie auf klinischer Grundlage für practische Ärzte und Studirende, 6. Aufl., Stuttgart.

Kragh, Jesper Vaczy (2010): Det hvide snit. Psykokirurgi og dansk psykiatri 1922-1983, København.

Kretschmer, Ernst (1922): Körperbau und Charakter. Untersuchungen zum Konstitutionsproblem und zur Lehre von den Temperamenten, 3., gegenüber der zweiten unveränderte Aufl., Berlin [1. Aufl. 1921].

Kretschmer, Ernst (1925): Physique and Character. An Investigation of the Nature of Constitution and of the Theory of Temperament, London.

Kretschmer, Ernst (1934): Konstitutionslehre und Rassenhygiene, in: Rüdin, Ernst (Hg.): Erblehre und Rassenhygiene im völkischen Staat, München,184-193.

Kretschmer, Ernst (1940): Körperbau und Charakter. Untersuchungen zum Konstitutionsproblem und zur Lehre von den Temperamenten, 13.+14. Aufl., Berlin.

Kretschmer, Ernst (1940): Körperbau und Charakter, in: Just, Günter (Hg.): Handbuch der Erbbiologie des Menschen, Bd. 2, Berlin, 730-753.

Kretschmer, Ernst (1977): Körperbau und Charakter. Untersuchungen zum Konstitutionsproblem und zur Lehre von den Temperamenten, 26. Aufl., neu bearb. u. erw. v. Wolfgang Kretschmer, Berlin/Heidelberg/New York.

Krupinski, Martin (1991): Zum Konzept der Schizophrenie bei Emil Kraepelin. Ein Beitrag zu Entstehungsbedingungen, Entwicklung und Auswirkungen der Kraepelinschen Dementia Praecox, München.

Küster, Thomas (Hg.) (1998): Quellen zur Geschichte der Anstaltspsychiatrien in Westfalen. 1800-1914, Bd. 1, Paderborn.

Kuhn, Jens/Gründler, Theo O. J./Lenartz, Doris/Sturm, Volker/Klosterkötter, Joachim/Huff, Wolfgang (2010): Tiefe Hirnstimulation bei psychischen Erkrankungen, in: Deutsches Ärzteblatt, 7, 105-113.

Lafferton, Emese (2002): Hysteria and Hypnosis as ongoing Processes of Negotiation. Ilma's Case from the Austro-Hungarian Monarchy. Part 1 & 2, in: History of Psychiatry 13, 177-196, 305-326.

Laitinen, Lauri V./Livingston, Kenneth E. (Hg.) (1973): Surgical Approaches in Psychiatry. Proceedings of the Third Internatio-nal Congress of Psychosurgery, August 14th-18th, 1972, Cambridge, England, Lancaster.

Lakotta, Beate (2004): Schrittmacher für die Seele, in: Spiegel Special: Die Entschlüsselung des Gehirns, Nr. 4, 134-137.

Landeswohlfahrtsverband Hessen (Hg.) (1989): Psychiatrie im Nationalsozialismus, Kassel.

Landeswohlfahrtsverband Hessen (Hg.) (1991): Euthanasie in Hadamar. Die nationalsozialistische Vernichtungspolitik in hessischen Anstalten, Kassel.

Landschaftsverband Westfalen-Lippe (Hg.) (o.J.): 1867/1967 Westfälisches Krankenhaus Lengerich. Fachkrankenhaus für Psychiatrie, Münster.

Larsen, Alex Frank (1991): De hvide snit, DR-Dokumentarfilm, Danmark.

Leibbrand, Werner/Wettley, Annemarie (1961): Der Wahnsinn. Geschichte der abendländischen Psychopathologie, Erftstadt

Leibbrand-Wettley, Annemarie (1967): Die Stellung des Geisteskranken in der Gesellschaft des 19. Jahrhunderts, in: Artelt, Walter/Rüegg, Walter (Hg.): Der Arzt und der Kranke in der Gesellschaft des 19. Jahrhunderts, Stuttgart, 50-69.

Leidesdorf, Max (1877): Psychiatrische Studien aus [seiner] Klinik, Wien.

Lepenies, Wolf (1974): Normalität und Anormalität. Wechselwirkungen zwischen den Wissenschaften vom Leben und den Sozialwissenschaften im 19. Jahrhundert, in: Kölner Zeitschrift für Soziologie und Sozialpsychologie, 26, H. 3, 492-506.

Löffler, Petra (2004): Affektbilder. Eine Mediengeschichte der Mimik, Bielefeld.

Lombroso, Cesare (1864): Genio e follia, Milano.

Lombroso, Cesare (1887): L'uomo delinquente studiato in rapporto alla Antropologia alla Medicina Legale e alla discipline carceracie, Milano.

Lombroso, Cesare (1887-1898): Der Verbrecher, in anthropologischer, ärztlicher und juristischer Beziehung, 3 Bde, Hamburg.

Lombroso, Cesare (1893): La donna delinquente, la prostituta e la donna normale, Torino.

Lombroso, Cesare/Ferrero, Guglielmo (1894): Das Weib als Verbrecherin und Prostituierte, Hamburg.

Lombroso, Cesare (1887-1898): Der Verbrecher. In anthropologischer, ärztlicher und juristischer Beziehung, 3 Bde, Hamburg.

Maasen, Sabine/Mayerhauser, Torsten/Renggli, Cornelia (2006): Bild-Diskurs-Analyse, in: dies. (Hg.): Bilder als Diskurse. Bilddiskurse, Weilerswist, 7-26.

Maio, Giovanni (2004): Zum Bild der Psychiatrie im Film und dessen ethischen Implikationen, in: Gaebel, Wolfgang/Möller, Hans-Jürgen/Rössler, Wulf (Hg.), Stigma – Diskriminierung – Bewältigung. Der Umgang mit sozialer Ausgrenzung psychisch Kranker, Stuttgart, 99-121.

Maio, Giovanni (2006): Welches Bild von Wissenschaft und Ethik vermitteln die Medien?, in: Engelhardt, Dietrich von (Hg.): Ästhetik und Ethik in der Medizin, Weimar, 187-197.

Maisel, Albert Q. (1946): Bedlam 1946. Most U.S. Mental Hospitals are a shame and a disgrace, in: Life Magazine, May 6, http://www.mnddc.org/parallels2/prologue/index.htm [30.03.10].

Mall, Gerhard (1967): Das Gesicht des seelisch Kranken, Konstanz.

Meier, Marietta (2004): „Soziale Heilung" als Ziel psychochirurgischer Eingriffe. Leukotomie im Spannungsfeld von Individuum, Anstalt und Gesellschaft, in: Schweizerische Zeitschrift für Geschichte, Vol. 54, 410-425.

Meier, Marietta (2007): Psychochirurgie: Eingriffe am Gehirn als Massnahme gegen „asoziales" Verhalten 1945-1970, in: Meier, Marietta/Bernet, Brigitta/Dubach, Roswitha/German, Urs (Hg.): Zwang zur Ordnung. Psychiatrie im Kanton Zürich 1870-1970, Zürich, 235-270.

Merrem, G[eorg] (1964): Lehrbuch der Neurochirurgie, 2., verbesserte und erweiterte Aufl., Berlin [Ost].

Metzner, Joachim (1984): Geschichte und Ästhetik des therapeutischen Augenblicks, in: Thomsen, Christian W./Holländer, Hans (Hg.): Augenblick und Zeitpunkt. Studien zur Zeitstruktur und Zeitmetaphorik in Kunst und Wissenschaften, Darmstadt, 93-120.

Mitchell, W[illiam] J. T[homas] (2003): Interdisziplinarität und visuelle Kultur, in: Wolf, Herta (Hg.): Diskurse der Fotografie. Fotokritik am Ende des fotografischen Zeitalters, Bd. 2, Frankfurt a.M., 38-50.

Mödl, Gudrun (1995): Das Konzept der affektiven Psychosen bei Emil Kraepelin. Struktur und Rezeption des Manisch-depressiven Irreseins im Wirkungsfeld von Melancholie und Depression, München.

Morison, Alexander (1840): The Physiognomy of Mental Diseases, London.

Morison, Sir Alexander (1853): Physiognomik der Geisteskranken. Mit 102 Tafeln Portraits von Geisteskranken, Leipzig.

Mosse, George L. (1978): Geschichte des Rassismus in Europa, Königstein/Ts.

Müller, Christian (1998): Wer hat die Geisteskranken von den Ketten befreit? Skizzen zur Psychiatriegeschichte, Bonn.

Müller, Max (1949): Über die präfrontale Leukotomie, unter besonderer Berücksichtigung eines Falles von Zwangskrankheit, in: Der Nervenarzt, 19. Jg., H. 3/4, 97-107.

Müller, D[ieter]. (2001): Psychiatrische Chirurgie (sog. Psychochirurgie), in: Deutsche Gesellschaft für Neurochirurgie (Hg.): Neurochirurgie in Deutschland. Geschichte und Gegenwart. 50 Jahre Deutsche Gesellschaft für Neurochirurgie, Berlin/Wien, 258-266.

Mundt, Christoph/Hohendorf, Gerrit/Rotzoll, Maike (Hg.) (2001): Psychiatrische Forschung und NS-„Euthanasie". Beiträge zu einer Gedenkveranstaltung an der Psychiatrischen Universitätsklinik Heidelberg, Heidelberg.

Niebert, Gisela (1962): Erfolg u. Misserfolg der Leukotomie. Ein Erfahrungsbericht über 17 leukotomierte Patienten aus der Nervenklinik der Universität München, München.

Norges offentlige utredninger (1992): Utredning om lobotomie, hg. v. Statens Forvaltingstjeneste, NOU 25, Oslo.

Nunner-Winkler, Gertrud (2004): Überlegungen zum Gewaltbegriff, in: Heitmeyer, Wilhelm/Soeffner, Hans Georg (Hg.), Gewalt. Entwicklungen, Strukturen, Analyseprobleme, Frankfurt a.M., 21-61.

Ochsner, Beate (1998): Iconographie photographique de la Salpetrière. Photographie als Nosographie, in: Fuchs, Volker (Hg.): Von der Unklarheit des Wortes in die Unklarheit des Bildes, Tübingen, 73-87.

Oettermann, Stephan (1979): Zeichen auf der Haut. Die Geschichte der Tätowierung in Europa, Frankfurt a.M.

Orthner, Hans (1969): Zur Therapie sexueller Perversionen. Heilung einer homosexuell-pädophilen Triebabweichung durch einseitigen stereotaktischen Eingriff im Tuber cinereum, Stuttgart.

Ostenfeld, Ib (1945): Psykiatriens og neurologiens udvikling siden aar 1800, in: Birket-Smith, Kaj (Hg.): Lægekunsten gennem tiderne, Odense, 183-211.

Packard, Vance (1978): Die große Versuchung. Eingriff in Körper und Seele, Düsseldorf/Wien [Original: The People Shapers, Boston 1977].

Person, Jutta (2006): Der pathographische Blick. Physiognomik, Atavismustheorien und Kulturkritik 1770-1930, Würzburg.

Pethes, Nicolas (2002): L'aliéné ne raisonne plus expérimentalement? Ludwig Staudenmaiers Experimentalmagie zwischen Okkultismus und Psychoanalyse, in: Hahn, Thorsten/Person, Jutta/Pethes, Nicolas (Hg.): Grenzgänge zwischen Wahn und Wissen. Zur Koevolution von Experiment und Paranoia 1850-1910, Frankfurt a.M./New York, 293-314.

Photography in Medical Science (1859), in: The Lancet, Vol. I, 89.

Pinel, Philippe (1801): Philosophisch-Medicinische Abhandlung über Geistesverirrungen oder Manie, Wien.

Pirella, Agostino/Casagrande, Domenico (1981): John Conolly –Von der Philanthropie zur Sozialpsychiatrie, in: Basaglia, Franco (Hg.): Was ist Psychiatrie?, Frankfurt a.M., 141-157.

Pörksen, Uwe (2005): Weltmarkt der Bilder. Eine Philosophie der Visiotype, Stuttgart.

Pretsch, Hermann J. (Hg.) (1996): Euthanasie. Krankenmorde in Südwestdeutschland, Zwiefalten.

Pritchard, James Cowles (1837): A Treatise on Insanity and Other Disorders Affecting the Mind, Philadelphia.

Raz, Mical (2008): Between the Ego and the Icepick: Psychosurgery, Psychoanalysis, and Psychiatric Discourse, in: Bulletin of the History of Medicine 82, 387-420.

Redlich, F. C. (1967): Der Gesundheitsbegriff in der Psychiatrie, in: Mitscherlich, Alexander/Brocher, Tobias, Mering, Otto von/ Horn, Klaus (Hg.): Der Kranke in der modernen Gesellschaft, Köln/Berlin, 88-110.

Reemtsma, Jan Philipp (2009): Vertrauen und Gewalt. Versuche über eine besondere Konstellation der Moderne, Hamburg.

Regener, Susanne (1988): Das verzeichnete Mädchen. Zur Darstellung des bürgerlichen Mädchens in Photographie, Puppe, Text im ausgehenden 19. Jahrhundert, Marburg.

Regener, Susanne (1990): Ausgegrenzt. Die optische Inventarisierung des Menschen im Polizeiwesen und in der Psychiatrie, in: Fotogeschichte, H. 38, 23-38.

Regener, Susanne (1996): Frauen, Phantome und Hellseher. Zur Geschichte der Physiognomik des Weiblichen, in: Schmölders, Claudia (Hg.): Der exzentrische Blick. Gespräch über Physiognomik, Berlin, 187-212.

Regener, Susanne (1999): Fotografische Erfassung. Zur Geschichte medialer Konstruktionen des Kriminellen, München.

Regener, Susanne (2001): Bartfrauen – Fotografien zwischen Jahrmarkt und Psychiatrie, in: Keck, Annette/Pethes, Nicolas (Hg.): Mediale Anatomien. Menschenbilder als Medienprojektionen, Bielefeld, 81-96.

Regener, Susanne (2003): Criminological Museums and the Visualization of Evil, in: Crime, History & Societies, vol. 7, 1, 43-56.

Regener, Susanne (2004): Mediale Codierung. Die Figur des Serienmörders Bruno Lüdke, in: Robertz, Frank J./Thomas, Alexandra (Hg.): Serienmord. Kriminologische und kulturwissenschaftliche Skizzierungen eines ungeheuerlichen Phänomens, München, 442-460.

Regener, Susanne (2006): Bildgedächtnis, Blickkultur. Fotografie als intermediales Objekt, in: Historische Anthropologie. Kultur – Gesellschaft – Alltag, 14. Jg., 119-132.

Regener, Susanne (Hg.) (2009): Amateure. Laien verändern die visuelle Kultur, Fotogeschichte, H. 111.

Reich, Eduard (1875): Studien über die Frauen, Jena.

Reiß, Paul [1929]: Im roten Hause. Von der Behandlung des Irren, Straubing.

Reiter, Paul I. (1928): Irrenfürsorge und Psychiatrie in Dänemark, in: Der Nervenarzt, 1. Jg., 362-366.

Riechert, Traugott (1949): Der heutige Stand der Psychochirurgie, zugleich ein Bericht über den Internationalen Kongreß für Psychochirurgie (Lissabon 1948), in: Der Nervenarzt, 20. Jg., 14-20.

Riess, Volker (1989): Auswirkungen der NS-Psychiatrie auf Einrichtungen im ehemaligen Gebiet Hessen-Darmstadt, in: Landeswohlfahrtsverband Hessen (Hg.), Psychiatrie im Nationalsozialismus, Kassel, 95-105.

Rodenwaldt, Ernst (1940): Allgemeine Rassenbiologie des Menschen, in: Just, Günther (Hg.): Handbuch der Erbbiologie des Menschen, Bd. 1, Berlin, 645-678.

Roeder, Fritz/ Müller, D[ieter] (1969): The Stereotaxic Treatment of Paedophilic Homosexuality, in: German Medical Monthly, Vol. 14, No. 6, 265-271.

Roelcke, Volker (2000): „Gesund ist der moderne Culturmensch keineswegs...“. Natur, Kultur und Entstehung der Kategorie „Zivilisationskrankheit“ im psychiatrischen Diskurs des 19. Jahrhunderts, in: Barsch, Achim/Hejl, Peter (Hg.): Menschenbilder. Zur Pluralisierung der Vorstellung von der menschlichen Natur (1850-1914), Frankfurt a.M., 215-236.

Rönn, Peter von (1991): Von der gesundheitspolitischen Marginalisierung zur „Euthanasie“. Die Anstalt Langenhorn und ihre Patienten im NS-Staat, in: Bajohr, Frank/Johe, Werner/Lohalm, Uwe (Hg.): Zivilisation und Barbarei. Die widersprüchlichen Potentiale der Moderne. Detlev Peukert zum Gedenken, Hamburg, 269-284.

Rogoff, Irit (1998): Studying Visual Culture, in: Nicholas Mirzoeff (Hg.): Visual Culture Reader, London/New York, 14-26.

Rose, Wolfgang (2005): Anstaltspsychiatrie in der DDR. Die brandenburgischen Kliniken zwischen 1945 und 1990, Berlin-Brandenburg.

Roth, Karl Heinz (Hg.) (1984): Erfassung zur Vernichtung. Von der Sozialhygiene zum „Gesetz über Sterbehilfe", Berlin.

Rüdin, Ernst (Hg.) (1934): Erblehre und Rassenhygiene im völkischen Staat, München.

Sandner, Peter (1999): Eichberg im Nationalsozialismus. Die Rolle einer Landesheilanstalt zwischen Psychiatrie, Gesundheitsverwaltung und Rassenpolitk, in: Vanja, Christina/Haas, Steffen/ Deutschle, Gabriela/Eirund, Wolfgang/Sandner, Peter (Hg.): Wissen und Irren. Psychiatriegeschichte aus zwei Jahrhunderten – Eberbach und Eichberg, Kassel, 164-220.

Schade, Sigrid (1993): Charcot und das Schauspiel des hysterischen Körpers. Die „Pathosformel" als ästhetische Inszenierung des psychiatrischen Diskurses, in: Baumgart, Silvia/Birkle, Gotlind/Götz, Bettina/Klier, Andrea/Uppenkamp, Bettina (Hg.): Denkräume. Zwischen Kunst und Wissenschaft. 5. Kunsthistorikerinnentagung in Hamburg 1991, Berlin, 461-484.

Schafft, Marion (2002): Neue Operationseinheit für schwierige Eingriffe am Kopf, in: Innovationsreport. Forum für Wissenschaft, Industrie und Wirtschaft, 22.01.2002, www.innovations-report.de/html/berichte/medizin_gesundheit/bericht-7161.html [13.08.2009].

Schepermann, Karin/Dilling, Horst (2005): Schicksale psychiatrischer Patienten der Lübecker Heilanstalt Strecknitz im Dritten Reich, Lübeck.

Schmidt, Gunnar (1993): Eingriffe, in: Wiener Zeitung/Extra, 9.7.1993.

Schmidt, Gunnar (2001): Anamorphotische Körper. Medizinische Bilder vom Menschen im 19. Jahrhundert, Köln/Weimar/Wien.

Schmidt, Gunnar (2003): Das Gesicht. Eine Mediengeschichte, München.

Schmiedebach, Heinz-Peter (1997): „Abweichung vom Durchschnitt im Sinne der Zweckwidrigkeit". Der psychiatrische Blick auf die psychische „Normalität", in: Hess, Volker (Hg.): Normierung der

Gesundheit. Messende Verfahren der Medizin als kulturelle Praktik um 1900, Husum, 39-56.

Schmölders, Claudia (1995): Das Vorurteil im Leibe. Eine Einführung in die Physiognomik, Berlin.

Schnalke, Thomas (1995): Diseases in Wax. The History of the Medical Moulage, Berlin.

Schneider, Manfred (1988): Nachwort, in: Charcot, Jean-Martin/ Richer, Paul (Hg.): Die Besessenen in der Kunst, Göttingen.

Schnurr, Eva-Maria (2008): Wer ist noch normal? In: Zeit Wissen, Nr. 2, Februar/März, 12-23

Schoenborn, S[iegfried]/Krieger, Hans (Hg.) (1908): Klinischer Atlas der Nervenkrankheiten, Heidelberg.

Scholz, Friedrich (1892): Lehrbuch der Irrenheilkunde. Für Aerzte und Studirende, Leipzig.

Schorsch, Eberhard (1985): Perversion als Straftat. Dynamik und Psychotherapie, Berlin/Heidelberg [2. Aufl., 1996; engl. Ausgabe: Sex Offenders. Dynamics and Psychotherapeutic Strategies, Berlin 1990].

Schott, Heinz/Tölle, Rainer (2006): Geschichte der Psychiatrie. Krankheitslehren, Irrwege, Behandlungsformen, München.

Schulte, Walter (1962): Klinik der „Anstalts"-Psychiatrie, Stuttgart.

Schultze-Naumburg, Paul (1928): Kunst und Rasse, München.

Scull, Andrew (Hg.) (1991): The Asylums as Utopia. W. A. F. Browne and the Mid-Nineteenth Century Consolidation of Psychiatry, London/New York.

Seitter, Walter (2001): Nachwort, in: Foucault, Michel: Das Leben der infamen Menschen, Berlin, 49-75.

Shorter, Edward (2003): Geschichte der Psychiatrie, Reinbek b. Hamburg.

Shorter, Edward (2005): A Historical Dictionary of Psychiatry, Oxford, „Lobotomy", 163-164.

Showalter, Elaine (1985): The Female Malady. Women, Madness, and English Culture, 1830-1980, London.

Sigusch, Volkmar (1977): Medizinische Experimente am Menschen. Das Beispiel Psychochirurgie [= Jahrbuch für Kritische Medizin, Argument Sonderband 17], Berlin.

Sigusch, Volkmar (Hg.) (2001): Sexuelle Störungen und ihre Behandlung, 3. neubearb. Aufl., Stuttgart/New York.

Sigusch, Volkmar (2001): Organotherapien bei sexuellen Perversionen und sexueller Delinquenz, in: ders. (Hg.): Sexuelle Störungen und Ihre Behandlung, 3., neubearbeitete und erweiterte Aufl., Stuttgart/New York, 517-537.

Sigusch, Volkmar (2005): Neosexualitäten. Über den kulturellen Wandel von Liebe und Perversion, Frankfurt a.M./New York.

Simmel, Georg (1903): Die Großstädte und das Geistesleben, in: ders.: Die Großstadt. Vorträge und Aufsätze zur Städteausstellung, hg. v. Th. Petermann, Bd. 9, Dresden, 185-206.

Sommer, Robert (1901): Diagnostik der Geisteskrankheiten für praktische Ärzte und Studierende, 2., umgearbeitete und vermehrte Aufl., Berlin/Wien.

Sommer, Robert (1902): Vorwort, in: Alber, August: Atlas der Geisteskrankheiten, im Anschluss an Sommer's Diagnostik der Geisteskrankheiten, Berlin/Wien.

Sommer, Robert (1907): Familienforschung und Vererbungslehre, Leipzig.

Sommer, Robert (1911): Neurologie und Psychiatrie, in: Wolf-Czapek, Karl Wilhelm (Hg.): Angewandte Photographie in Wissenschaft und Technik, 2. Teil, Berlin, 101-119.

Sontag, Susan (2003): Das Leiden anderer betrachten, München/ Wien.

Spiegel Special (2004): Die Entschlüsselung des Gehirns, Nr. 4, Hamburg.

Starl, Timm (1991): Im Prisma des Fortschritts. Zur Fotografie des 19. Jahrhunderts, Marburg.

Starl, Timm (1995): Knipser. Die Bildgeschichte der privaten Fotografie in Deutschland und Österreich von 1880 bis 1980, München/Berlin.

Stifter, Adalbert (1997): Brigitta [Original 1847], München.

Stingelin, Martin (1988): Die Seele als Funktion des Körpers. Zur Seelenpolitik der Leipziger Psychiatrie unter Paul Flechsig, in: Kulturrevolution, 19, 19-23.

Stone, J. L. (2001): Dr. Gottlieb Burckhardt. The Pioneer of Psychosurgery, in: Journal of the History of Neuroscience, 10 (1), 79-92.

Stratz, Carl Heinrich (1898): Die Schönheit des weiblichen Körpers. Den Müttern, Ärzten und Künstlern gewidmet, Stuttgart.

Stratz, Carl Heinrich (1901): Die Rassenschönheit des Weibes, Stuttgart.

Strömgren, Erik (Hg.) (1952): Sindssyghospitalet ved Aarhus, Risskov.

Strömgren, Erik (1967): Psykiatri, 9. udgave, København.

Stumpfhaus, Bernhard (2006): Wissenschaftliches Pathos – humanes Ethos. Die Anstaltsfotografien von Paul Kemmler, in: Gundel, Marc (Hg.): Klimt – Schiele – Kokoschka. Akt – Geste – Psyche, Heilbronn, 102-127.

Stumpfhaus, Bernhard (Hg.) (2008): Das schöne Bild vom Wahn. Weinsberger Patientenfotografien aus dem frühen 20. Jahrhundert, Stuttgart.

Szasz, Thomas (1978): The Myth of Psychotherapy. Mental Healing as Religion, Rhetoric, and Repression, New York.

Talbot, Henry Fox (1980): Der Stift der Natur (1844), in: Kemp, Wolfgang (Hg.): Theorie der Fotografie I. 1839-1912, München, 60-63.

Tagg, John (1980): A Mean of Surveillance. The Photograph as Evidence in Law, in: Screen Education, 36, 17-55.

Timmann, H[anns]-D[ieter]/Müller, D[ieter] (2003): Stereotaktische Hirnoperationen bei sexuell Devianten. Darstellung und Interpretation der Ergebnisse einer katamnestischen Untersuchung, Books on Demand.

Topp, Leslie (2009): Erwin Pendl. Modell der Niederösterreichischen Landes-Heil- und Pflegeanstalten für Geistes- und Nervenkranke „Am Steinhof", um 1907, in: Blackshaw, Gemma/Topp, Leslie (Hg.): Madness & Modernity. Kunst und Wahn in Wien um 1900, Wien, 102-111.

Tranøy, Joar (1990): Forfalskningen av lobotomiens historie på Gaustad sykehus [The falsification of the history of lobotomy at Gaustad Hospital] Oslo.

Tranøy, Joar (1992): Lobotomi i skandinavisk psykiatri, KS-serien nr. 1-92, Oslo.

Ude-Koeller, Susanne/Fuchs, Thomas/Böhme, Ernst (Hg.) (2007): Wachs, Bild, Körper. Moulagen in der Medizin, Göttingen.

Uhl, Karsten (2003): Das „verbrecherische Weib". Geschlecht, Verbrechen und Strafen im kriminologischen Diskurs 1800-1945, Münster/Hamburg/Berlin/London.

Ullrich, Wolfgang (2002): Die Geschichte der Unschärfe, Berlin.

Valenstein, Elliot S. (1986): Great and Desperate Cures. The Rise and Decline of Psychosurgery and Other Radical Treatments for Mental Illness, New York.

Valenstein, Elliot S. (1998): Blaming the Brain.The Truth About Drugs and Mental Health, New York.

Vanja, Christina (Hg.) (1991): Euthanasie in Hadamar. Die nationalsozialistische Vernichtungspolitik in hessischen Anstalten, Kassel.

Vanja, Christina (1997): „eitel Lust und Freude herrscht wirklich nicht darin". Die Landes-Heil- und Pflegeanstalt Weilmünster 1897-1921, in: dies. (Hg.): Heilanstalt – Sanatorium – Kliniken. 100 Jahre Krankenhaus Weilmünster 1897-1997, Kassel, 15-60.

Walter, Bernd (1993): Fürsorgepflicht und Heilungsanspruch. Die Überforderung der Anstalt? (1870-1930), in: Kersting, Franz-Werner/Teppe, Karl/Walter, Bernd (Hg.): Nach Hadamar. Zum Verhältnis von Psychiatrie und Gesellschaft im 20. Jahrhundert, Paderborn, 66-97.

Wernicke, Carl (1906): Grundriss der Psychiatrie in klinischen Vorlesungen, 2. Aufl., Leipzig.

Weygandt, Wilhelm (1902): Atlas und Grundriss der Psychiatrie, München.

Weygandt, Wilhelm (1920): Erkennung der Geistesstörungen (Psychiatrische Diagnostik), München.

Weygandt, Wilhelm (1925): Zur Frage der pathologischen Kunst, in: Zeitschrift für die gesamte Neurologie und Psychiatrie, 94, 421-429.

Weygandt, Wilhelm (1928): Die Staatskrankenanstalt Friedrichsberg und die psychiatrische Universitätsklinik, Düsseldorf.

Weygandt, Wilhelm (Hg.) (1935): Lehrbuch der Nerven- und Geisteskrankheiten, Halle an der Saale.

Weygandt, Wilhelm (1935): Behandlung der Nerven- und Geisteskrankheiten, in: ders. (Hg.): Lehrbuch der Nerven- und Geisteskrankheiten, Halle a.S., 150-185.

Wimmer, August (1936): Speciel klinisk Psykiatri for Studerende og Læger, København.

Winter, Bettina (1991): Die Geschichte der NS-„Euthanasie"-Anstalt Hadamar, in: Winter, Bettina/Landeswohlfahrtsverband Hessen (Hg.): „Verlegt nach Hadamar". Die Geschichte einer NS-„Euthanasie"-Anstalt, Kassel, 29-165.

Witkin, Joel-Peter (Hg.) (1994): Harms Way. Lust & Madness, Murder & Mayhem. A Book of Photographs, Santa Fe.

Witzmann, Pia (1995): „Dem Kosmos zu gehört der Tanzende". Der Einfluß des Okkulten auf den Tanz, in: Schirn Kunsthalle Frankfurt (Hg.): Okkultismus und Avantgarde. Von Munch bis Mondrian 1900-1915, Ostfildern, 600-624.

Wulf, Erich (1978): Psychiatrie und Herrschaft. Politische Indienstnahme der Psychiatrie in West und Ost (I), in: Das Argument 110, 503-517.

Wulff, Hans J. (1985): Konzeptuelle Modelle, semantische Analyse und Wissen. Ein Beitrag zur „strukturalen Lerngeschichte" am Beispiel von Konzeptionen der psychischen Krankheit im Film, Münster [Neuaufl. als Psychiatrie im Film, Münster 1995].